U0868200

中医152证候辨证论治辑要

赵春杰◎编著

中医古籍出版社
Publishing House of Ancient Chinese Medical Books

图书在版编目（CIP）数据

中医152证候辨证论治辑要 / 赵春杰编著. -- 北京：中医古籍出版社, 2025. 6. -- ISBN 978-7-5152-3023-8

Ⅰ. R241

中国国家版本馆CIP数据核字第20255BD308号

中医152证候辨证论治辑要

赵春杰　编　著

责任编辑　李　洪
封面设计　王青宜
出版发行　中医古籍出版社
社　　址　北京市东城区东直门内南小街 16 号（100700）
电　　话　010-64089446（总编室）010-64002949（发行部）
网　　址　www.zhongyiguji.com.cn
印　　刷　水印书香（唐山）印刷有限公司
开　　本　710mm × 1000mm　1/16
印　　张　20.25
字　　数　291 千字
版　　次　2025 年 6 月第 1 版　2025 年 6 月第 1 次印刷
书　　号　ISBN 978-7-5152-3023-8
定　　价　89.00 元

前言

中医辨证是对四诊获取的病情资料，运用辨别、分析、综合等思维方法作出证名判断的过程。辨证的结果，决定了治疗方法，而处方与治法密切联系。辨证论治的过程，就是认识疾病和解决疾病的过程。因此，采用正确的中医临床辨证思维方法是中医临床诊断的关键。

证是中医学的一个特有概念，是对疾病过程中所处一定（当前）阶段的病位、病因、病性以及病势等所作的病理性概括，是对致病因素与机体反应状态的综合归纳，是对疾病当前本质所作的结论。证实际包括证名、证候、证型等概念。将疾病当前阶段的病位、病性等本质概括成一个诊断名称，这就是证名。如肺气上逆证、肝郁气滞证、痰火扰神证、脾肾阳虚证、肾精不足证、膀胱湿热证等。证候是指每个证所表现的具有内在联系的症状及体征，即证的外候。临床较常见、典型、名称规范的证，可称为“证型”。

中医在长期临床实践中，创造了许多辨证方法，如病性辨证、病位辨证等，这些辨证方法从不同角度总结、认识病证的规律，且各有侧重，各有特点，又相互联系和补充。在诸多方法中，病性辨证是辨别病证本质属性的一种辨证方法；病位辨证是在辨病性的同时辨别疾病所在病变部位的方法。

本书选取了中医最常见的152个证候，从概念、临床表现、辨证要点、病因、病机、发展与转归、类证鉴别、治法、主方、方解、加减、治疗要点等方面叙述其辨证论治的内容。为了突出实用性强的特点，本书重点从以下几个方面进行阐述：其一，将临床表现分为症状、舌象、脉象，以此为主线，作为审证的依据和辨证论治的关键；其二，因为证候是动态变化的，在“发展与转归”中，分析了该证候的发展和传变规律；其三，将与本证疑似的证候进行“类证鉴别”，以助于掌握证候的鉴别诊断；其四，每一证候，提供了代表方剂，且药物剂量都已折成今制，用法用量简明扼要，方解解析其组方原理和用药特点，使读者明其理、晓其用、知其效，能更好地对证用药提高疗效；其五，提出“治疗要点”，探讨该证候的基本法则和治疗思路。可作为基层中医师、院校学生及中医爱好者的参考用书。

本书在编写过程中查阅和参考了众多文献资料，从中获益并获得启发。由于编者水平有限，书中难免存在错漏和不足之处，恳请读者提出宝贵的建议，以便今后修订和完善。

编者

第一章 病性辨证

阴阳失调证候

六淫证候

辨气血证候

津液辨证

第二章 脏腑辨证

辨心病证候

辨肺病证候

辨脾病证候

辨肝病证候

辨肾病证候

辨腑病证候

辨脏腑兼病证候

第三章 六经辨证

太阳病候

阳明证候

少阳病证候

太阴病证候

少阴病证候

厥阴蛔厥证候

第四章 卫气营血辨证

卫气证候

营血证候

第一章

病性辨证

阴阳失调证候

阳虚证

阳虚证是指体内阳气亏损，温养、推动作用减弱，以畏冷肢凉为主要表现的虚寒证。

临床表现

症状： 畏寒肢冷，口淡不渴，或渴喜热饮，自汗，小便清长，或尿少浮肿，大便稀溏，面色㿠白。可兼有神疲，乏力，气短等表现。

舌象： 舌淡胖嫩，苔白滑。

脉象： 沉迟无力。

辨证要点

久病体弱，以畏寒肢凉、小便清长、面白、舌淡等。

病因

- 久病损伤，阳气亏虚，或气虚进一步发展；
- 久居寒凉之处，或过服寒凉清苦之品，阳气逐渐耗伤；
- 年高而命门之火渐衰。

病机

阳气亏虚，温煦、推动、气化等作用减弱而致本证。阳虚而温煦失职，则畏寒肢冷；阳虚不能固摄，则见自汗；阳虚不能温化津液，则见口淡不渴，或渴喜热饮、大便稀溏、小便清长，或尿少；阳虚不能输布津液，水气泛溢，则见面色㿠白、浮肿、舌淡胖嫩、苔白滑；阳虚而推动无力，则脉沉迟无力；阳气亏虚，则见神疲、乏力、气短等症。

发展与转归

阳虚常与气虚同存，阳虚易感寒邪，也可导致气滞、血瘀、水泛、痰饮等病理变化。

类证鉴别

证名	共同症状	鉴别症状
心阳虚证	畏寒肢凉，小便清长，面白，舌淡，脉沉迟无力	心慌，易汗出，精神疲惫，嗜卧，胸闷疼痛
肺阳虚证		咳喘无力，痰白清稀量多如泡沫状，胸闷气短，神疲乏力，或面浮肢肿
脾阳虚证		水肿，腹中疼痛，发凉，覆温物或用手捂则疼痛减轻，呕吐涎液
肝阳虚证		胁肋胀闷或隐痛，或肢体拘急不舒，头晕目眩
肾阳虚证		头晕眼花，面色苍白或灰黑色，腰膝酸软而痛，男性阳痿早泄，妇女宫寒不孕
胃阳虚证		胃痛绵绵、喜温喜按，食少脘痞，食后缓解，泛吐清水或夹有不消化食物，口淡不渴，倦怠乏力

治 法 益气温阳。

主方

附子理中汤（《三因极一病证方论》）。

组成：党参15克，白术、炮附子（先煎）各10克，干姜8克，炙甘草6克。

用法：水煎，每日1剂，分2～3次温服。

方解：方以炮附子温阳散寒为主药，配以党参、炙甘草益气健脾，佐以干姜温运中焦，以促进脾阳健运。诸药合用，使中阳重振，脾胃健运，升清降浊，机能恢复。

加减：腹中冷痛较甚，为寒凝气滞，可加高良姜、香附或丁香、吴茱萸温中散寒，理气止痛；食后腹胀及呕逆，为胃寒气逆，加砂仁、半夏、陈皮温中和胃降逆；腹泻较甚，为阳虚湿甚，加肉豆蔻、补骨脂、薏苡仁温补脾肾，涩肠除湿止泻。

治疗要点

本证为阳气不足，治以温阳益气为法。肾藏元气，宅命门之火，为全身阳气之本，因此治疗本证应以温补肾阳为根本。

阴虚证

阴虚证是指体内阴液亏少无以制阳，滋润、濡养等作用减弱，以咽干、五心燥热、盗汗、脉细数等为主要表现的虚热证候。

临床表现

症状： 形体消瘦，口咽干燥，两颧潮红，五心烦热，潮热盗汗，小便短少，大便干结。

舌象： 舌红少津或少苔。

脉象： 细数。

辨证要点

久病体弱，以五心烦热、潮热盗汗、尿黄便结、颧红、舌红少津、脉细数等。

病因

- 先天禀赋不足，元精亏虚；
- 久病、热病、烦劳所伤；
- 阳损及阴，而致阴阳俱虚。

病机

多因热病后期，或杂病日久，耗伤阴液；情志过极火邪伤阴；房事不节，耗伤阴精；过服温燥之品，暗耗阴液；年高体衰，阴液亏虚所致。

发展与转归

阴虚可与气虚、血虚、阳虚、阳亢、精津亏虚以及外感燥邪等同存，或互为因果；阴虚可导致动风、气滞、血瘀、水停等病理变化。

类证鉴别

证名	共同症状	鉴别症状
心阴虚证	口咽干燥、五心烦热、潮热盗汗、两颧潮红、舌红少苔、脉细数	心悸心烦，失眠多梦，头晕健忘
肺阴虚证		干咳少痰，或痰黏不易咯出，或痰中带血，声音嘶哑
脾阴虚证		食欲不振，腹胀便结，体瘦倦怠
肝阴虚证		头晕眼花，两目干涩，视力减退，胁肋灼痛
肾阴虚证		腰膝酸软而痛，遗精经闭，齿松发脱，眩晕耳鸣
胃阴虚证		胃脘嘈杂、痞胀，隐隐灼痛，干呕便结

治法

滋阴降火。

主方

六味地黄丸（《小儿药证直诀》）。

组成：熟地黄24克，山茱萸、山药各20克，泽泻、牡丹皮、茯苓（去皮）9克。

用法：上为末，炼蜜为丸，如梧桐子大，空心温水化下3丸。

方解：方中重用熟地黄滋阴补肾，填精益髓，为君药。山茱萸补养肝肾，并能涩精，取“肝肾同源”之意；山药补益脾阴，亦能固肾，共为臣药。三药配合，肾肝脾三阴并补，是为“三补”，但熟地黄用量多于山茱萸与山药，仍以补肾为主。泽泻利湿而泄肾浊，并能减熟地黄之滋腻；茯苓淡渗脾湿，并助山药之健运，与泽泻共泻肾浊，助真阴得复其位；牡丹皮清泄虚热，并制山茱萸之温涩。三药称为“三泻”，均为佐药。

加减：若肝肾阴虚，两目干涩，视物昏花，加枸杞子、菊花；肺肾阴虚之喘咳，加麦冬、五味子。

治疗要点

本证与五脏均有密切关系，尤以肾阴虚为主，治疗时注意滋补肾阴，以壮水之主。阴虚易从热化，应适当配伍清热之药，阴阳互根，在补阴同时佐以助阳。滋阴药多滋腻，当酌加一些理气之品。

阴虚火旺证

阴虚火旺证是指阴液亏虚，虚火亢盛所表现的虚热证候。

临床表现

症状：头晕眼花，耳鸣，失眠，两胁隐痛，腰膝酸软，五心烦热，潮热，盗汗，女子月经量少，男子遗精。

舌象：舌红少苔。

脉象：弦细。

辨证要点

身热，心烦躁扰，夜寐不安，口干舌燥，舌红苔燥少津，脉细数等。

病因

- 五志过极而生郁火，火灼伤阴，阴不制阳而火旺；
- 久病阴分亏损，阴虚而内热化火；
- 温热病后期，邪热灼伤阴津，阴液亏耗，火热上炎。

病机

阴液亏少，机体失于濡养，则形体消瘦，口燥咽干，小便短黄，大便干结，舌质少津、少苔，脉细；阴不制阳，虚热内生，则见两颧潮红，五心烦热，潮热盗汗，舌红，脉数等症。

发展与转归

本证大多表现为慢性病程。其进一步发展，阴愈虚则火易旺，火更旺则阴更伤，形成恶性循环，则病情日益加重，往往导致肾阴、肾精耗竭，甚至出现阴竭阳越的危象。

类证鉴别

阴虚火旺证与阴虚内热证：两证都是在阴虚的基础上出现内热的症状，临床上容易混淆。阴虚火旺属虚火，多由精亏血少，机体失去濡润滋养，阴液大伤，阴虚阳亢，则虚热虚火内生，其临床火热征象往往较集中于脏腑，比如肝脏，而一般阴虚内热多见全身性的虚热征象。很多情况下，两证是同时存在的，整体上有阴虚内热，可是又带有某个脏器的火旺。

治法

滋阴降火。

主方

知柏地黄丸（《景岳全书》）。

组成：熟地黄24克，山茱萸、山药各12克，泽泻、牡丹皮、茯苓各9克，知母、黄柏各6克组成。

用法：水煎，每日1剂，分2～3次温服。

方解：方中熟地黄滋肾阴，益精髓；山茱萸滋肾益肝，山药滋肾补脾；泽泻泻肾降浊；牡丹皮泻肝火；茯苓渗脾湿；知母、黄柏清肾中伏火，清肝火。

加减：阴虚热甚者，加胡黄连、银柴胡、地骨皮、白薇；阳亢较盛者，加龙骨、牡蛎、珍珠母；下焦湿热者，加车前子、萹蓄、黄柏、苍术。

治疗要点

由于肝肾阴虚多见，临床以滋补肝肾为主要治疗原则。本证之虚火，有心、肝、肺、肾的偏亢不同，应以区别施治，但肾宅真阴，是本证治疗的重点。

阴阳两虚证

阴阳两虚证是指人体阴阳俱不足，脏腑机能与阴精均虚弱的证候。

临床表现

症状：眩晕耳鸣，神疲，畏寒肢凉，五心烦热，心悸腰酸。

舌象：舌淡少津。

脉象：弱而数。

辨证要点

既怕冷又怕热，形体羸弱，神疲，少气懒言，心悸，腰膝酸软，眩晕耳鸣，舌淡少津，或有齿痕，或光剥，脉微细而数等。

病因

- 久病不复，阴阳俱损；
- 阳损及阴；
- 阴损及阳。

病机

阳气虚损，心神、清窍失养，故神疲，心悸，眩晕耳鸣；阳虚不得温煦，阴寒内生，故畏寒肢冷；阴精亏虚，机体失养，则腰酸；阴不制阳，虚火内生，则五心烦热；舌淡少津，脉弱而数，为阴虚阳弱之象。

发展与转归

本证多发生于久病患者，往往由于阴虚及阳，或阳虚及阴所致。阴阳两虚进一步发展，则阴阳俱竭，其表现为既有水肿、少气喘逆、声音低微、目光迟钝，又有潮热、舌上脱液、呃逆、汗出如珠、四肢厥冷、脉微数欲绝等危重证候。

类证鉴别

证名	共同症状	鉴别症状
心阴阳两虚证	畏冷肢凉，五心烦热，头晕	心悸，怔忡，胸闷，舌黯红，脉结代或弱
肾阴阳两虚证		口干咽燥，但喜热饮，耳鸣，腰膝酸软，小便清长或余沥不尽，男子阳痿遗滑，女子不孕、带下，舌根苔白，舌体胖，迟脉细弱

治法

滋阴补阳。

主方

金匮肾气丸（《金匮要略》）。

组成：干地黄24克，怀山药、山茱萸各12克，茯苓、泽泻、牡丹皮各9克，桂枝、炮附子各3克。

用法：上药研末，蜜丸，每服6克，每日2次，白酒或淡盐汤送下。

方解：方中炮附子大辛大热，温阳补火；桂枝辛甘而温，温通阳气，二药相合，补肾阳，助气化，共为君药。肾为水火之脏，内舍真阴真阳，阳气无阴则不化，“善补阳者，必于阴中求阳，则阳得阴助，而生化无穷”，故重用干地黄滋阴补肾生精，配伍山茱萸、山药补肝养脾益精，阴生则阳长，同为臣药。泽泻、茯苓利水渗湿，配桂枝又善温化痰饮；牡丹皮活血散瘀，伍桂枝可调血分之滞，此三味寓泻于补，俾邪去而补药得力，并制诸滋阴药碍湿之虞，俱为佐药。诸药合用，助阳之弱以化水，滋阴之虚以生气，使肾阳振奋，气化复常，则诸症自除。

治疗要点

《景岳全书》说：“善补阳者，必于阴中求阳，则阳得阴助而生化无穷；善补阴者，必于阳中求阴，则阴得阳升而泉源不竭。”本证治疗为阴阳双补，但应分清主次，对于阳损及阴导致的以阳虚为主的阴阳两虚证，当在补阳的基础上兼以补阴，可选用左归丸。对阴损及阳导致的以阴虚为主的阴阳两虚证，当在补阴的基础上兼以补阳，可选用右归丸。本证病程较长，病情复杂，难取速效，贵在坚持治疗及生活调养。

阳盛格阴证

阳盛格阴证是指邪热过盛，深伏于里，阳气被遏，郁闭于内，不能外透布达于肢体，从而形成阴阳格拒、排斥，而格阴于外的一种病理状态。

临床表现

症状： 胸腹灼热，神昏谵语，口臭息粗，渴喜冷饮，小便短黄，四肢厥冷，身热。

舌象： 舌红，苔黄而干。

脉象： 有力或迟。

辨证要点

面红目赤，口臭息粗，口渴喜冷饮，四肢厥冷，舌红苔黄而干，脉有力或迟等。

病因

- 外感六淫，如寒邪或风寒之邪，所谓六气之邪，皆从火化；
- 温热病邪引起。

病机

温热病邪，热毒内盛，阳气郁闭，不能外达四肢而致手足逆冷；里热外蒸，则发热；热伤津液，故口渴、小便短赤；舌红苔黄、脉有力或迟，乃里热内盛之象。

发展与转归

本证发生于来势凶猛或已发展到极期的外感热病，由于阳气失于宣通，故本证往往是实热证向内闭外脱证急剧转化的征兆。如果诊断正确，治疗得当，邪热被清泻或清解，阳气通达，热厥可愈。

类证鉴别

阳盛格阴证与真寒证：本证由于阳气郁闭于内而不能布达于肢体，以致肢体失于温煦，出现肢体厥冷、恶寒、脉迟等，类似于寒证，故必须与真寒证加以鉴别。假寒证四肢厥冷，却不欲近衣被，且有身热恶热、烦渴喜冷饮、咽干、小便短赤、大便燥结、舌红苔黄而干等里热之象。而真寒证为恶寒，或畏寒喜暖，肢冷蜷卧，局部冷痛，口淡不渴，小便清长，大便溏薄，面白，舌淡、苔白而润等。

治法

寒因寒用，清里泻热。

主方

白虎汤（《伤寒论》）。

组成：生石膏（碎）50克，知母18克，炙甘草6克，粳米9克。

用法：水煎，每日1剂，分2～3次温服。

方解：方中君药生石膏，辛甘大寒，入肺胃二经，功善清解，透热出表，以除阳明气分之热。臣药知母，苦寒质润，一以助石膏清肺胃之热，一以滋阴润燥救已伤之阴津。石膏与知母相须为用，可增强清热生津之功。佐以粳米、炙甘草益胃生津，亦可防止大寒伤中之弊；炙甘草兼以调和诸药为使。四药相配，共奏清热生津、止渴除烦之功，使其热清津复诸症自解。

加减：若气血两燔，引动肝风，见神昏谵语、抽搐者，加羚羊角、水牛角以凉肝息风；若兼阳明腑实，见谵语、大便秘结、小便短赤者，加大黄、芒硝以泻热攻积。

治疗要点

本证是邪热深伏于里，阳气郁闭于内，不能外透布达于肢体，应及早采用泻热通腑之法。热易耗气伤津，甚至气津暴脱，转化为脱证，所以治疗上要顾护津液，可加人参、麦冬、五味子等益气、养阴、生津之药，以先安未受邪之地。

阴盛格阴证

阴盛格阴证指本为阴寒内盛，但由于阴盛于内，而格阳于外，既见真寒症状，同时又见假热症状的一类证候。

临床表现

症状：自觉发热，面色发红，神志躁扰不宁，口渴，咽痛，四肢厥冷，小便色清，便质不燥甚至下利清谷。

舌象：舌淡，苔白。

脉象：浮大无根或微细欲绝。

辨证要点

面红烦躁，口渴欲热饮，身热而欲加衣被，小便清长，舌淡苔白，脉浮大无根或微细欲绝等。

病 因

阳气大衰，阴寒内盛，虚阳浮越于外。

病 机

脾肾阳虚，温运无力，故久泻久痢，下利清谷；神失温养，则精神不振；阳虚气弱，机能衰减，则倦怠乏力；阴寒内盛，格阳于外，故身虽热，但喜加衣被而手足冷，面颊时而泛红如妆；阳虚寒盛，故小便清；舌淡胖嫩，乃阳虚寒盛之象；脉浮大无力，乃虚阳外浮之象。

发展与转归

本证通常出现在体弱、年高之人及病情危重阶段。证候发展有两种情况，一为疾病向好的方面发展，阴阳相敛，证候转为阴寒内盛证，手足渐温，浮阳得敛，为顺证；另一方面为疾病转重，阴阳离决，为死证、逆证。

类证鉴别

阴盛格阴证与真热证：阴盛格阴证为真寒假热证，真寒可见精神萎靡，形体倦怠，形寒肢冷，小便清长，大便稀溏。假热之格阳于上，可见面红、口渴；假热格阳于外，可见身热、脉大。仔细分辨可见面虽红，但如妆，或游移不定；口虽渴，但喜热饮，饮量不多；身虽热，但喜近衣取暖；脉虽大，但无力。而真热证表现为发热，恶热喜冷，口渴欲饮，面赤，烦躁不宁，痰涕黄稠，小便短黄，大便干结，舌红少津，苔黄燥，脉数等。

治法

回阳救逆，通达内外（热因热用）。

主方

白通加猪胆汁汤（《伤寒论》）。

组成：葱白6克，干姜3克，附子（生、去皮、破）15克，人尿25毫升，猪胆汁5毫升。

用法：水煎，每日1剂，分2～3次温服。

方解：方用大辛大热的附子温肾壮阳，祛寒救逆，为君药。干姜助君温阳散寒；葱白辛温，宣通上下阳气，以通阳散寒，共为臣药。阴寒太盛会格拒阳药，所以又佐以苦寒猪胆汁、咸寒人尿为引导，使热药能入里发挥作用，此为反佐之用（即是热因寒用妙义深）。除此，两药咸寒苦降，可滋阴和阳，引虚阳下入阴中，共为佐药。诸药合用，共奏破阴回阳，宣通上下，兼反佐之功。

加减：寒甚者，加桂枝、吴茱萸；气虚明显者，加人参、白术；心烦者，加五味子、桂枝；血虚者，加当归、白芍；喘咳甚者，合葶苈大枣泻肺汤；血瘀重者，加丹参、当归、砂仁、檀香。

治疗要点

本证是最危重的证候，且表现的多是假象，必须认真辨证，抓住本质，切不可妄投清热之剂，当用大剂回阳救逆，通达内外之剂。

亡阳证

亡阳证是指体内阳气极度衰微而欲脱，以冷汗肢厥、面白、脉微等为主要表现的危重证候。

临床表现

症状： 冷汗淋漓、汗质稀淡，神情淡漠，肌肤不温，手足厥冷，呼吸气弱，面色苍白。

舌象： 舌淡而润。

脉象： 微欲绝。

辨证要点

有长期阳虚病史，或有导致阳气暴亡的因素，以四肢厥冷、面色苍白、冷汗淋漓、气息微弱、脉微欲绝等。

病因

- 一般是在阳气由虚而衰的基础上进一步发展，但亦可因阴寒之邪极盛而致阳气暴伤；
- 大汗、失精、大失血等阴血消亡而阳随阴脱；
- 剧毒刺激、严重外伤、瘀痰阻塞心窍等而使阳气暴脱。

病机

由于阳气极度衰微而欲脱，失去温煦、固摄、推动之能，则见冷汗、肢厥、面色苍白、神情淡漠、气息微弱、脉微等垂危病状。

发展与转归

临床所见的亡阳证，一般是指心肾阳气虚脱。由于阴阳互根之理，故阳气衰微欲脱，可使阴液亦消亡。本证可见于各种疾病的危重阶段，无论何种疾病，一旦出现亡阳证，应立即将抢救欲脱之阳放在首位。

类证鉴别

亡阳证与阳虚证：两者均有一派寒象，如怕冷喜卧，面色苍白，肢体不温，自汗等，应予以鉴别。阳虚证是由先天禀赋不足，久病体虚，或寒邪伤阳所致，主要表现为倦怠乏力，少气懒言，自汗，畏寒肢冷，面色㿠白，口淡不渴，小便清长，大便溏稀，舌质淡白，脉虚弱或沉弱，病程较长，病情较缓。亡阳证是由汗、吐、下过度，或由亡阴证发展而来，病程一般较短，病情较急，阳气亏损程度远较阳虚证为甚，有欲脱之势，表现除虚寒外，特点为大汗淋漓，汗出如珠，呼吸微弱，脉微欲绝。

治法

益气固脱，回阳救逆。

主方

参附汤（《重订严氏济生方》）。

组成：人参10克，附子4克。

用法：水煎，每日1剂，分2～3次温服。

方解：方中人参大补元气、益气固脱；附子回阳救逆、补火助阳、散寒止痛。参附配伍，能上助心阳，下补肾阳，中健脾气，气阳同救，起到温而兼润、补而能固的功效，可峻补阳气以救暴脱之效。

加减：汗出不止者加山茱萸、黄芪、煅龙骨、煅牡蛎、五味子以敛汗固脱；兼有瘀象者，加丹参、赤芍。

治疗要点

本证可见于各种疾病的危重阶段，无论何种疾病，一旦出现亡阳证，应立即抢救欲脱之阳。参附汤为峻补阳气以救暴脱之剂，但一见阳气来复，病情稳定，便当辨证调治，不可多服，免纯阳之品过剂，反致助火伤阴耗血。

亡阴证

亡阴证指体内阴液严重耗损而欲竭，以汗出如油、身热虚烦、脉数疾等为主要表现的危重症。

临床表现

症状： 汗热而黏、如珠如油，身温恶热，虚烦躁扰，口渴饮冷，目眶凹陷，皮肤皱瘪，小便极少，面赤唇焦，呼吸急促。

舌象： 舌干燥。

脉象： 细数疾。

辨证要点

汗出如油，身热烦渴，舌干燥，脉数疾等。

病 因

- 阴虚发展为阴竭；
- 壮热不退、大吐、大泻、大汗、大出血、严重烧伤致阴液暴失外亡。

病 机

津不上承，则口渴欲饮；失于濡润，故目眶凹陷、皮肤皱瘪、唇舌干燥；化源不足，故小便极少；阴竭阳浮，上扰心神，故虚烦躁扰；阴液亡脱，阴不制阳，故见汗热而黏、如珠如油、身温恶热、面赤唇焦、呼吸急促、脉细数疾等。

发展与转归

亡阴所涉及的脏腑，常与心、肝、肾等有关。亡阴若救治不及，势必阳气亦随之而衰亡。病情较轻，抢救及时，治疗得当的患者，症状可缓解，预后较好。

类证鉴别

亡阳和亡阴均出现于疾病的危重阶段，故必须及时、准确地辨识。

证名	汗	面色	四肢	神志	呼吸	口渴	舌象	脉象
亡阳证	冷汗淋漓、汗质稀淡	苍白	厥冷	神情淡漠	气弱	口淡不渴	舌淡而润	脉微欲绝
亡阴证	汗热而黏、如珠如油	面赤	温和	躁扰不安	急促	口渴饮冷	干燥	脉细数疾

治法

救阴固脱。

主方

生脉散（《医学启源》）。

组成：人参、麦冬各9克，五味子6克。

用法：水煎，每日1剂，分2～3次温服。

方解：方中人参补肺益气以生津，麦冬养阴清热、润肺生津，两证合用，益气养阴之功益彰。五味子敛肺止汗，生津止渴。用药虽仅三味，但一补养（人参）、一清润（麦冬）、一收敛（五味子），于是，气复津回，汗止阴存，气阴充于脉道，其脉可生可复。

加减：方中人参性味甘温，若属阴虚有热者，可用西洋参代替；病情急重者全方用量宜加重。气虚甚者，可合四君子汤健脾益气；眠差者，加酸枣仁、夜交藤养心安神；纳差者，加神曲、麦芽、谷芽开胃健脾。

治疗要点

亡阴证出现于疾病的危重阶段，必须及时、准确地辨识，若贻误诊疗，极易导致死亡。由于阴阳互根，阴竭则阳无所依附而散越，因此，在救阴的同时，佐以参附龙牡以固其阳。

六淫证候

风寒束表证

风寒束表证是指风寒之邪侵袭肤表，腠理闭塞，壅遏卫气所致的表实寒证候。

临床表现

症状：咳嗽，痰稀色白，微有恶寒发热，鼻塞，流清涕，喉痒，或见身痛无汗。

舌象：舌苔薄白。

脉象：浮紧。

辨证要点

恶寒发热，身痛无汗，舌苔薄白，脉浮紧等。

病因

外感寒邪，客于肌表，郁遏卫阳，肺气失宣。

病机

风寒袭表，卫气被遏，故恶寒发热；肺合皮毛，且为娇脏，外感风寒，袭表犯肺，肺气被束，失于宣降，故咳嗽；肺津不布，聚成痰饮，随肺气逆于上，故咳吐痰液清稀；肺窍不利，则鼻流清涕；风寒上扰清窍，则头痛身痛；苔薄白，脉浮紧，均为风寒束表之象。

发展与转归

本证大致有以下几方面的趋势：一为寒邪入里，郁久化热，从而转为表热证或入里成为表寒里热证；一为汗、下太过，损伤津液，外邪入里，化热化燥，以致脾胃津液损伤，而致大便秘结；一为平素中气虚弱，重感于寒，每易转为脾胃虚寒的证候；一为素禀阳虚，始病即见虚寒。

类证鉴别

风寒表实证与风寒束表证：两证均为风寒袭表、营卫失和的外感表证，皆可见到发热恶风寒，头项强痛，鼻流清涕，苔薄白，脉浮等症。由于患者体质不同，抗病能力有别，故临床表现有异。表实者，风寒束表，腠理闭塞，故恶寒无汗，脉浮紧；束表者，腠理疏松，营卫不和，故恶风有汗，脉浮缓。

凉燥证：凉燥证发于深秋，为燥气寒化所致，有明显的时令性；而风寒表实证多见于冬春两季。凉燥证多见口咽鼻唇干燥之象，且痰少而黏；而风寒表实证咳痰清稀，又无干燥的表现。

治法

辛温解表。

主方

荆防败毒散（《摄生众妙方》）。

组成：荆芥、防风、茯苓、独活、柴胡各10克，前胡、川芎、枳壳、羌活、桔梗各6克，甘草3克。

用法：水煎，每日1剂，分2～3次温服。

方解：方中以荆芥、防风解表散寒；柴胡解表疏风；羌活、独活散寒除湿，为治肢体疼痛之要药；川芎活血散风止头痛；枳壳、前胡、桔梗宣肺利气；茯苓、甘草化痰和中。诸药协同，具有疏风解表、败毒消肿、祛痰止咳作用。

加减：若恶寒严重，可加麻黄、桂枝；若鼻塞流涕重者，加辛夷、苍耳子；若周身酸痛，加独活；若头项强痛，加白芷、葛根；若咽痒，咳嗽明显，加细辛、金沸草。

治疗要点

本证治宜汗法，常用荆芥、防风、紫苏叶、豆豉、葱白、生姜等解表散寒；杏仁、延胡索、桔梗、甘草、橘红宣通肺气。风寒之证慎用辛凉，因辛凉之品可致不易汗出，病邪难以外达，反致不能速解，甚或发生变证。

风热犯表证

风热犯表证是指风热之邪侵袭肤表，致使卫气不宣的证候。

临床表现

症状：发热，微恶风寒，少汗，全身不适，头痛，口微渴，或有咽痛。

舌象：舌边尖红，苔薄黄。

脉象：浮数。

辨证要点

发热，微恶风寒，咳嗽咽痛，口渴，舌边尖红，苔薄黄，脉浮数等。

病因

风热之邪，热郁肌腠，卫表失和，肺失清肃。

病机

风热之邪侵袭体表，正邪相争于肌表，故发热；腠理开合失司，营卫失和，故微恶风寒，全身不适而少汗；风热之邪耗伤津液，故口渴；风热之邪炎上，易袭阳位，故头痛，咽痛；舌边尖红，苔薄黄，脉浮数为邪在卫表，病性属热；脉浮数为风热侵于肺卫之象。

发展与转归

风热之邪继续入里，出现寒热往来、口苦咽干等症状，转为半表半里证；风热损肺，即火邪克金，肺失宣降，出现咳嗽剧烈、口渴、舌质红苔黄等转为肺热咳嗽证。

类证鉴别

风寒表实证与风热证：两证同为病邪在表、肺卫受邪的证候，其初起均有恶寒发热、鼻塞流涕、苔白脉浮等表证表现，但由于病因有风热与风寒之别，其临床表现就有明显不同。风热证为风热郁表，肺失清肃，故以发热重、恶寒轻、汗出口渴、脉浮数为特征；风寒表实证则为风寒郁遏、肺卫受病，故以恶寒重、发热轻、无汗、口不渴、脉浮紧为特征。另外，风热证咳嗽，痰多黄稠，多有咽喉肿痛；而风寒表实证咳嗽，痰多清稀，一般咽不肿痛。

治法 辛凉解表，疏风散热。

主方

银翘散（《温病条辨》）。

组成：连翘、金银花各30克，桔梗、薄荷、牛蒡子各18克，竹叶、荆芥穗各12克，生甘草、淡豆豉各15克。

用法：水煎，每日1剂，分2～3次温服。

方解：方中金银花、连翘、竹叶、芦根以疏风清热；桔梗、生甘草、牛蒡子清宣肺气，化痰止咳；荆芥穗、淡豆豉、薄荷疏风解表，透热外出。

加减：发热甚，加黄芩、石膏、大青叶清热；头痛重，加桑叶、菊花、蔓荆子清利头目；咽喉肿痛，加板蓝根、玄参利咽解毒；咳嗽痰黄，加黄芩、知母、浙贝母、杏仁、瓜蒌壳清肺化痰；口渴重，重用芦根，加天花粉、知母清热生津。

治疗要点

本证治疗以辛凉解表为主法，常用牛蒡子、薄荷、菊花之类解表疏风。邪为热性，故常配金银花、连翘等清热解毒之药。邪在肺，故常配伍桔梗、杏仁等宣肺降气之药。热易伤津，可加葛根、天花粉等甘寒生津之品。

风湿袭表证

风湿袭表证是指风湿之邪侵袭肤表，阻遏卫气，以全身酸胀困重、头晕且重为主症的证候。

临床表现

症状：全身酸胀困重，头晕且重，恶寒发热，有汗而热不解，胸闷，口不渴。

舌象：苔白滑。

脉象：濡缓。

辨证要点

全身酸胀困重，恶寒发热，口不渴，舌淡苔白滑，脉濡缓等。

病因

- 气候潮湿，正气虚弱，风邪挟湿，内侵袭表；
- 涉水冒雨，居住潮湿，湿从外侵，风湿相合侵犯人体，郁阻经脉，不通则痛。

病机

湿为阴邪，其性重着，易阻滞气机，困遏清阳，故其为病常致全身酸胀困重；清阳不升，故头晕且重；湿性黏腻，客于肌表，营卫失和，故见恶寒发热，有汗而热不解；湿邪遏阻气机，则见胸闷；津液未伤，故口不渴；湿阻在表，故舌苔白滑、脉濡缓。

发展与转归

本证病情轻浅，病程短且易愈，但若迁延日久，湿郁化热，成湿热胶结证，病程缠绵；或湿热由表入里，多犯中焦，为中焦湿热证。

类证鉴别

风湿袭表证与寒湿证：寒湿证为寒邪与湿邪相合而侵犯脏腑经络，有头痛、身体疼痛、肢节拘束等症状，与本证有相似之处。本证兼有风邪，可见恶风、汗出等伤风之症；而寒湿证有明显的寒象，恶寒而无汗。

治法

疏风解表，散寒祛湿。

主方

羌活胜湿汤（《脾胃论》）。

组成： 羌活、独活各6克，藁本、防风、炙甘草各3克，蔓荆子2克，川芎1.5克。

用法： 水煎，每日1剂，分2～3次温服。

方解： 方中羌活、独活共为君药，两证皆为辛苦温燥之品，其辛散祛风，味苦燥湿，性温散寒，故皆可祛风除湿、通利关节。其中羌活善祛上部风湿，独活善祛下部风湿，两药相合，能散一身上下之风湿，通利关节而止痹痛。臣以防风、藁本，入太阳经，祛风胜湿，且善止头痛。佐以川芎、蔓荆子，活血祛风，以治头痛。以炙甘草调和诸药。综观全方，以辛苦温散之品为主组方，共奏祛风胜湿之效，使客于肌表之风湿随汗而解。

加减： 若湿浊中阻，症见胸闷纳呆、便溏，可加苍术、厚朴、陈皮等燥湿宽中；若恶心呕吐，可加生姜、半夏、藿香等芳香化浊，降逆止呕。

治疗要点

本证是风与湿邪合而为病，侵袭肌肤、经络，以致头痛身重。治疗要祛风除湿，祛风常选用防风、蔓荆子、藁本等祛风散寒之品，祛湿常选用独活、羌活、苍术等燥湿之品。祛风湿药多辛温燥烈，可佐少量寒凉药以防其害。

寒湿证

寒湿证是指寒湿之邪外侵，或素体脾阳不振而致水湿内停所引起的证候。

临床表现

症状： 头身困重，关节疼痛并屈伸不利，无汗，神疲畏寒，或面浮身肿，腰以下尤甚，胃脘疼痛，大便多溏，或下利白多赤少，小便不利。

舌象： 舌淡，苔白润。

脉象： 濡弱。

辨证要点

腰重冷痛，阴雨天加重，舌淡苔白润，脉濡弱等。

病因

- 冒受雨露；
- 坐卧湿地；
- 饮食生冷。

病机

寒为阴邪，湿亦为阴邪、易伤人阳气，故为病易见形寒之症；寒主收引，故关节疼痛并屈伸不利；湿性重浊，泛溢肢体，遏郁清阳，则头身困重；脾阳受损而便溏或下利清谷；寒湿伤阳，致气化障碍而小便不利；舌淡苔白腻皆为寒湿伤阳之象。

发展与转归

本证因损伤阳气而成一般阳虚证或心阳虚、脾阳虚、肾阳虚等证。也可因湿聚而转变为痰饮证、寒痰证。若郁而化热则可转化为湿热证。

类证鉴别

寒湿证与湿热证：两者均属湿邪致病范畴。寒湿多属脾阳不振，不能运化水湿而致湿从寒化，内生寒湿，见腹满、便泄等，或为痰饮、水肿等。湿热多由直接感受湿热外邪，或过食肥腻，胃火炽盛，而湿从热化。寒湿证与湿热证的区别在于寒湿证有寒象，而湿热证有热象。

寒湿证与风湿证：风湿证虽有身体关节疼痛，但多为一身尽痛，游走不定，并兼有恶风、自汗等伤风症状。本证寒象明显，如腰部冷痛、形寒肢冷等。

治法

散寒除湿。

主方

甘姜苓术汤（《金匮要略》）**或藿香正气散**（《太平惠民和剂局方》）。

组成：甘姜苓术汤由甘草、白术各6克，茯苓、干姜各12克组成。

藿香正气散由藿香90克，炙甘草75克，半夏曲、白术、陈皮、厚朴、桔梗各60克，白芷、紫苏、茯苓、大腹皮各30克组成。

用法：甘姜苓术汤水煎，每日1剂，分2～3次温服。

藿香正气散中11味药共为细末，每次6克，加生姜3片、大枣1枚煎汤热服。

方解：甘姜苓术汤方中以辛热的干姜温脾散寒，为君药。白术甘苦温以健脾燥湿，茯苓健脾渗湿，共为臣药。以甘草调和诸药，且又能补气健脾。

藿香正气散方中藿香、紫苏、白芷芳香化浊，疏邪解表；厚朴、大腹皮理气除满；白术、茯苓、炙甘草健脾化湿；陈皮、半夏曲和胃降逆；桔梗宣肺利膈；煎加生姜、大枣，内调脾胃，外和营卫。

治疗要点

无论寒邪还是湿邪都属于阴邪，而且容易损伤人体的阳气，治疗时，应当以温化寒湿为主。而温化寒湿大部分以温阳的药物与祛湿的药物为主要成分，因此具有温阳化气、通行经脉、祛寒除湿的作用。其临床组方经常使用桂枝、附子、肉桂、干姜、吴茱萸、茯苓、薏苡仁、白术等。由于温化寒湿剂大部分含有温阳的药物，而温阳的药物多是性热，又容易损伤人体的阴液，所以温化寒湿剂不适宜过量使用、多用，以免助阳伤阴，节外生枝。

湿热证

湿热证是指外感湿热秽浊之邪，或脾胃不健，湿热内蕴所形成的一种证候。

临床表现

症状： 身热不扬，头身困重，口干不欲饮，胸闷腹胀，不思饮食，或面目周身发黄，皮肤发痒，小便赤而不利，女子带下黄稠、秽浊有味。

舌象： 舌苔腻。

脉象： 濡缓或濡数。

辨证要点

身热不扬，头身困重，渴不多饮，脘腹胀闷，苔黄腻，脉濡数或濡缓等。

病因

- 外感湿热，湿邪侵袭人体，留注经络，日久化热；
- 饮食内伤，脾胃不能及时运化，湿热内生；
- 平素体质虚弱，或病后失于调理，特别是脾胃虚弱，运化饮食和水液代谢功能失常，湿热内生。

病机

湿热内蕴，津不上承故渴而不多饮；湿热阻滞，气机不畅故脘腹胀闷；热盛则汗出，汗出则热随汗减，而湿邪不易速去，故既而复热；里热偏盛故小便短赤；若湿阻中焦，胃气上逆则恶心呕吐；若湿热下迫肠道，湿性黏滞故便溏不爽；若湿热蕴毒上壅则咽肿或目黄；苔黄腻、脉滑数或濡数皆为湿热内盛之象。

发展与转归

本病积极治疗，一般预后良好。若失治误治，可化热或化寒，发展为燥热证或寒湿证。

类证鉴别

证型	主要表现	治法	治疗方剂
湿热阻肺证	恶寒，发热轻或不发热，身热不扬，无汗，身重痛，头蒙沉重，咳嗽，胸闷，或有肠鸣便泻，舌苔白腻，脉濡缓	温散表湿，清热化湿	藿朴夏苓汤或甘露消毒丹加减
中焦湿热证	发热，汗出热不解，脘腹闷胀，面色萎黄，饮食减少，恶心呕吐，心中烦闷，大便不爽，尿短色黄，舌苔黄腻，脉濡数	宣化湿浊、清热利湿	三仁汤加减
膀胱湿热证	小便不利，或尿频、尿急、尿痛，小腹痛，头昏胀痛，脘腹胀闷，大便不爽，舌苔黄腻，脉濡数	清热泻火，利水通淋	茯苓皮汤或八正散加减
大肠湿热证	大便不通，小腹结满，头胀脘闷，小便短赤，舌苔黄腻，脉濡数	清热燥湿，调气活血	宣清导浊汤加减

治法

清热利湿。

主方

甘露消毒丹（《医效秘传》）。

组成：飞滑石45克，黄芩30克，绵茵陈33克，石菖蒲180克，川贝母、木通各15克，藿香、连翘、白豆蔻、薄荷、射干各12。

用法：蜜丸，每服9～12克。

方解：方中飞滑石利水渗湿，清热解暑；绵茵陈善清利湿热而退黄；黄芩清热燥湿，泻火解毒。三药相合，正合湿热并重之病机，共为君药。湿热留滞，易阻气机，故臣以石菖蒲、藿香、白豆蔻行气化湿，悦脾和中，令气畅湿行；木通清热利湿通淋，导湿热从小便而去，以益其清热利湿之力。佐以连翘、射干、川贝母、薄荷，合以清热解毒、散结消肿而利咽止痛。

加减：若黄疸明显者，宜加栀子、大黄清泄湿热；咽颐肿甚，可加山豆根、板蓝根等以解毒消肿利咽。

治疗要点

湿热阻肺证热象不显者宜温散表湿，热象显著者宜清热化湿；中焦湿热证宜宣化湿浊；膀胱湿热证和大肠湿热证治宜淡渗利湿，清热行气。

暑热证

暑热证是指感受暑热病邪而引起的急性热病，有明显的季节性，发生于夏暑当令之时。

临床表现

症状：恶热壮热，气粗，息高，汗出，面赤，口渴多饮，心烦头晕，小便短黄，神疲体倦。

舌象：舌红，苔黄干。

脉象：洪大而芤，或虚数。

辨证要点

本证发生在夏季，以壮热、心烦、口渴、汗多等气分大热及神疲体倦为辨证要点。

病因

夏令天气炎热，暑气流行，人体正气不足，感受暑邪而患病。

病机

暑性酷烈，直入阳明，胃热亢盛则壮热，热气上蒸则气粗、息高、面赤；热扰于内则心烦，热迫津泄则口渴、汗多，邪热在里故溲黄；暑邪升散，伤人津气，元气受损则肢倦、息促；脉洪大而芤或虚数，舌红苔黄干，是暑热内盛、津气受伤的表现。

发展与转归

暑热深入心营可见营热证，或入血分而成血分证，也有内陷心包而成心包证，或深入肝经而转变为热盛动风证（暑厥证）；暑邪易损津气，可以导致津液亏虚，甚至造成津气欲脱或内闭外脱等证。

类证鉴别

暑热证与阳明热盛证：两证均为里热炽盛，可见壮热、大汗、大渴、脉洪大等阳热症状。但暑热证有明显的季节性，有感受暑热病史，且发病迅速，多很快伴有津气虚损之证。

治法

祛暑清热。

主方

清络饮（《温病条辨》）。

组成：鲜荷叶边、鲜金银花、丝瓜皮、西瓜翠衣、鲜竹叶心各6克，鲜白扁豆花1枚（或6克）。

用法：水煎，每日1剂，分2～3次温服。

方解：本方常用治暑伤肺经气分之轻证。方中西瓜翠衣清热解暑，生津利尿，有涤暑解渴之效，为君药。鲜白扁豆花解暑化湿，鲜金银花辛凉清暑，共为臣药。丝瓜皮清肺络，解暑热，鲜荷叶边升清阳，散暑湿，鲜竹叶心清心利水，令暑湿从下而泄，共为佐使药。合而用之，共奏解暑清肺之功。

治疗要点

本证治疗以清暑泻热、益气生津为基本法则。暑之伤气耗津者，治应寒凉清热，以清解其邪；益气生津应当养肺胃、助中气，需选用甘润之品，不可多用滋腻，以防碍滞；也不可纯用峻补气阳，以免助热。上盛下虚者病位在心肾，治应温肾阳、清心火，温下清上，并佐以潜阳。

暑湿证

暑湿证是指暑邪挟湿损伤脾胃、阻滞气机的证候。

临床表现

症状： 身热，面赤口渴，神疲倦怠，肢体困重，关节酸痛，心烦面垢，汗出不彻。

舌象： 舌红，苔腻或黄滑。

脉象： 滑数。

辨证要点

发生于夏令酷暑湿盛季节，发热，身重酸痛，面赤口渴，苔腻等。

病因

夏季气候炎热，湿气盛行，天暑下逼，地湿上蒸，湿气与暑热相合，侵犯人体，损伤脾胃，阻滞气机。

病机

暑湿阻中，气机不畅，升降失调，故胸脘痞闷；暑邪上扰，则目赤咽痛；卫气同病，肺气失宣，故咳嗽；舌红苔黄腻，脉滑数，乃暑湿之邪在卫气之象。

发展与转归

本证若湿从热化则因暑热而伤津耗气，可有与暑热证相同的后果。湿从寒化，则可转变为寒湿证或脾阳虚证。

类证鉴别

暑湿证与暑热证：暑热证和暑湿证一样发生在夏季，均有汗出热不退、心烦、口干苔腻等症，然因病因、病机、病位有别，临床表现特点亦不同，当鉴别之。暑热证为感受暑热之邪，病在肌表，发热较甚，口渴，苔黄，脉浮大而数。而暑湿证为暑与湿邪相兼致病，病在肌表与中焦脾胃，具有湿邪内困、气机阻滞的症状，外则发热不扬、头身困重，内则胸脘痞闷、纳呆、口虽干而饮不多，苔虽腻而少黄。由于病因的夹湿与否，决定了两证的病位差异和症状的区别。

治法

祛暑利湿。

主方

新加香薷饮（《温病条辨》）。

组成：香薷、鲜扁豆花、厚朴各6克，金银花、连翘各9克。

用法：水煎，每日1剂，分2～3次温服。

方解：方用辛凉的金银花、鲜扁豆花、连翘以清热祛暑，又配辛温的香薷以疏散表寒，兼助金银花、连翘以宣达上焦郁热。里湿停滞，需苦温芳化，芳香的香薷能化其湿浊，更配苦温的厚朴能理气燥湿。香薷、厚朴之温，正合湿为阴邪、非温不化之旨。诸药共成寒温同用之方。

加减：若无鲜扁豆花，可用扁豆皮；暑热重者，加青蒿、滑石；湿偏重者，加藿香、芦根。

治疗要点

本证乃暑湿为患，暑为阳邪，治以寒凉；湿为阴邪，治以温化，故本证治疗多为寒温并用。利水既可清心解暑，又可淡渗利湿，为治疗暑湿的重要途径。湿邪最易困阻中焦，治疗时要注意调理脾胃。

外燥证

外燥证是指外界气候干燥，耗伤津液，以皮肤干燥，口鼻、咽喉干燥等为常见症的证候。

临床表现

症状： 口燥咽干唇裂，鼻燥少涕，干咳少痰，痰黏难咯，痰中带血，口渴欲饮，皮肤干燥，大便干结，小便短黄，恶寒发热，无汗或少汗。

舌象： 舌苔干燥。

脉象： 浮。

辨证要点

秋季有口、鼻、咽、唇、皮肤干燥，舌苔干燥，脉浮等。

病因

秋令气候干燥，或居气候干旱少雨之处而感受外界燥邪。

病机

燥邪易伤肺脏。燥邪外侵，损伤肺津，肺失滋润，清肃失职，故见干咳少痰、痰黏难咯；燥伤肺络，则痰中带血；肺系失润，则见口燥咽干、鼻燥少涕；燥邪伤津，津伤失润，故见口渴欲饮、唇裂、皮肤干燥、大便干结、小便短黄、舌苔干燥等一派干燥少津之象；燥邪袭表，肺卫失和，则见恶寒发热、脉浮等卫表之象。

发展与转归

燥邪侵犯人体后，其转归与其性质和致病特点密切相关，不外乎津液耗伤，肺胃等脏腑功能失调，导致脏腑筋脉、皮肤孔窍等组织器官失于濡润，津亏燥热变证百出。

类证鉴别

证型	症状	治法	方剂
外燥袭表证	皮肤干涩甚至皲裂、脱屑，口唇、鼻孔、咽喉干燥，口渴饮水，或见干咳少痰，小便短黄，大便燥结	轻宣润燥	杏苏散或桑杏汤
燥邪犯肺证	干咳无痰，或痰少而黏、不易咯出，甚则胸痛，痰中带血，或见鼻衄，口、唇、鼻、咽、皮肤干燥，尿少，大便干结，舌苔薄而干燥少津	清肺润燥	清燥救肺汤
燥干清窍证	两目干涩、少泪，鼻燥或鼻衄，干咳少痰或咯血，口渴欲饮，咽干喉痒，龈肿，咽痛，皮肤干燥，大便干结，舌干少津，苔薄黄，脉浮缓	轻宣外燥	桑杏汤

治法

清宣润燥。

主方

桑杏汤（《温病条辨》）。

组成：桑叶3克，杏仁5克，沙参6克，浙贝母、香豆豉、栀皮、梨皮各3克。

用法：水煎，每日1剂，分2～3次温服。

方解：方中主药桑叶轻宣燥热，杏仁宣肺润燥止咳；辅以香豆豉辛凉解表，助桑叶轻宣透热；浙贝母清化痰热止咳；沙参润肺生津止咳；佐以栀皮清泄肺热；梨皮清热润燥，止咳化痰。

加减：若兼见发热、头痛、咳嗽、喉痒、咽痛等外感风热者，可加金银花、连翘、牛蒡子以辛凉解表，清热利咽；燥伤津液较甚，症见口干鼻燥，咳痰不爽，舌红，少津，苔干者，可加天冬、麦冬、石斛、玉竹等生津润燥。

治疗要点

本证为外燥化火上干之证，而无内实症状，因此病势轻浅，治疗当轻清宣透，以清宣上焦燥热为主。

火毒证

火毒证是指火热壅盛成毒，蕴结肌肤或者内陷营血所表现的证候。

临床表现

症状： 肌肤等处生疮疖疔痈，红肿灼痛，化脓溃烂，发热口渴。

舌象： 舌红，苔黄。

脉象： 数。

辨证要点

肌肤疮疖疔痈，舌红，苔黄，脉数等。

病因

- 感受火热毒邪，蕴结肌肤，血肉腐败成脓；
- 正气不足，疔疮走黄，疽毒内陷，毒入营血。

病机

气不通则肿，血不通则痛，甚至热胜肉腐，血败为脓故可见局部红肿疼痛，酿脓成痈；由于热毒炽盛，伤津耗液，故伴发热口渴、舌红苔黄、脉数有力等；重者还可能发生恶心呕吐、烦躁不安、神昏谵语等热毒内陷之危候。

发展与转归

疔毒走散入血，内攻脏腑，引起全身性危候，称为走黄。热毒内蕴，损伤阴血，致阴伤胃败，出现舌光如镜、口舌生糜、舌红绛等。

类证鉴别

证型	症状	治法	方剂
火毒流窜证	多处生疮疖疔痈，红肿灼痛，溃烂流脓，发热口渴，便秘，尿黄，舌红苔黄，脉数	清热解毒	清瘟败毒饮
火毒蕴结证	壮热烦渴，尿赤苔黄，患处赤肿热痛，成脓外溃	清热解毒	仙方活命饮
火毒外泄证	头面、四肢皮肤散在脓疱，瘙痒疼痛，发热口渴，舌苔黄，脉数	泻火解毒	五味消毒饮加减
火毒炽盛证	局部肿胀，发热，舌红，苔黄，脉数	凉血清热解毒	普济消毒饮
火毒凝结证	局部红肿热痛，舌红，苔黄，脉数	清热解毒	黄连解毒汤加减

治法

清热解毒。

主方

仙方活命饮（《校注妇人良方》）。

组成：白芷3克，贝母、防风、赤芍、当归、甘草、皂角刺（炒）、穿山甲（炙）、天花粉、乳香、没药各6克，金银花、陈皮各9克。（注：现已不用穿山甲入方。）

用法：水煎，每日1剂，分2～3次温服。

方解：方中金银花性味甘寒，最善清热解毒疗疮，为君药；当归、赤芍、乳香、没药行气活血通络，消肿止痛，共为臣药；白芷、防风散风祛湿，使热毒从外透解，陈皮、贝母、天花粉清热化痰散结，可使脓未成即消，穿山甲、炒皂角刺活血软坚散结，可使脓成即溃，均为佐药；甘草清热解毒，并调和诸药，为使药。前人称本方为“疮疡之圣药，外科之首方”，适用于阳证而体实的各类疮疡肿毒。

加减：红肿痛甚，热毒重者，可加蒲公英、连翘、紫花地丁、野菊花等以加强清热解毒之力；血热盛者加牡丹皮以凉血；气虚者加黄芪以补气。

治疗要点

火毒证以解毒泻火为治疗大法，常用蒲公英、金银花、黄连、黄芩、连翘等药。热在气分，用泻火药，热在血分，用马齿苋、白茅根、紫草等凉血药。

辨气血证候

气虚证

气虚证指元气不足，脏腑功能减退，以气短、神疲、脉虚等为主要表现的虚弱证。

临床表现

症状： 气短懒言，神疲乏力，或头晕目眩，自汗，动则诸症加重。

舌象： 舌淡嫩。

脉象： 虚。

辨证要点

神疲乏力，少气懒言，舌淡嫩，脉虚，动则诸症加剧等。

病因

- 久病、重病、劳累过度等，使元气耗伤太过；
- 先天不足，后天失养，致元气生成匮乏；
- 年老体弱，脏腑机能减退而元气自衰。

病机

元气不足，脏腑功能减退，故气短懒言、神疲乏力；气虚推动乏力，营血不能上荣，则头晕目眩、舌淡嫩；卫气虚弱，不能固摄津液，则自汗；气虚鼓动无力，故脉虚；劳则气耗，故活动劳累后诸症加重。

发展与转归

气虚可导致多种病理变化，如气虚而机能减退，运化无权，推动无力，可导致营亏、血虚、阳虚、生湿、生痰、水停、气滞、血瘀，以及易感外邪等。同时气虚可与血虚、阴虚、阳虚、津亏等相互为病，成为气血两虚证、气阴两虚证、阳气亏虚证、津气亏虚证等。

类证鉴别

证名	共有症状	鉴别症状
心气虚证	神疲乏力，气短懒言，语音低弱，头晕目眩，自汗，舌淡，脉虚	心悸，怔忡
肺气虚证		呼吸短促，咳嗽多痰，懒言音低
脾气虚证		食欲减退，脘腹胀闷，大便溏薄
肾气虚证		耳鸣，听力减退，腰酸膝软，夜间多尿或淋漓不尽，男性阳痿或遗精早泄，女性带下清稀、滑胎
胃气虚证		胃脘隐痛或痞胀、按之觉舒，食欲不振，或得食痛缓，食后胀甚，嗳气口淡不渴

治法 益气补虚。

主方

四君子汤（《太平惠民和剂局方》）。

组成：人参、茯苓、白术各9克，炙甘草6克。

用法：水煎，每日1剂，分2～3次温服。

方解：方中人参为君，甘温益气，健脾养胃；臣以苦温之白术，健脾燥湿，加强益气助运之力；佐以甘淡茯苓，健脾渗湿，苓术相配，则健脾祛湿之功益著；以炙甘草益气和中，调和诸药。四药配伍，共奏其功效。

加减：若心悸失眠者，加酸枣仁以宁心安神；若畏寒肢冷，脘腹疼痛者，加干姜、附子以温中祛寒；脾弱腹胀，不思饮食，加白扁豆、粟米；伤食，加炒神曲；胸满喘急，加白豆蔻。

治疗要点

气虚证的治疗，根据“虚则补之”“损者益之”的理论，以补气为基本治疗原则。在补气时，通常需要根据脏腑病位的不同选方用药，从而加强治疗的针对性。例如肺气虚证者，治以补益肺气；脾气虚证者，治以益气健脾；心气虚证者，治以补气养心；肾气虚证者，治以益气补肾。

气陷证

气陷证指气虚无力升举，反而下陷，以气坠、内脏下垂为主要表现的虚弱证。

临床表现

症状： 头晕眼花，耳鸣，神疲气短，气坠，或内脏下垂，或脱肛、阴挺。

舌象： 舌质淡嫩。

脉象： 弱。

辨证要点

气坠，或脏器下垂等与气虚症状共见。

病因

正气亏虚时间较长，导致清阳下陷升举无力。

病机

清阳不升，头目耳失养，故见头晕眼花、耳鸣；元气不足，脏腑功能衰退，故见神疲气短；气虚无力升举，内脏位置不能维固而下坠，故见气坠，或内脏下垂，或有脱肛、阴挺；舌质淡嫩、脉弱为气虚之象。

发展与转归

本证多为慢性过程，反复难愈，应坚持治疗和注意调养。中气下陷进一步发展可造成气不摄血，也可以影响于肾，致肾气不固。

类证鉴别

气陷证与气脱证：两证都由气虚发展而来，其病变的基础是气虚。气陷证主要见于慢性疾病，而气脱证不仅见于慢性病晚期，还可见于急性疾病，如大失血时的气随血脱证，或中风病变中的脱证。气脱证病机是元气衰竭，正气虚脱；气陷证病机是元气不足，脾气不升，中气下陷。气脱证病势危急，病情严重，主要为全身性正气衰竭，可见大汗淋漓，面色苍白，精神萎靡，口张手撒，二便失禁等；气陷证病势缓慢，病情迁延，主要为中、下焦元气升举无力的表现，可见胃脘小腹胀坠，脱肛下利等。

治法

补中益气，升阳举陷。

主方

补中益气汤（《内外伤辨惑论》）。

组成：黄芪、人参（党参）、炙甘草各15克，白术、当归各10克、陈皮、升麻各6克，柴胡12克，生姜9片，大枣6枚。

用法：水煎，每日1剂，分2～3次温服。

方解：方中重用黄芪，补中益气，升阳固表，为君药。人参、白术补气健脾为臣，与黄芪合用，以增强其补益中气之功。当归养血和营，协人参、黄芪以补气养血；陈皮理气和胃，使诸药补而不滞，共为佐药。并以少量升麻、柴胡升阳举陷，协助君药以升提下陷之中气，共为佐使。炙甘草调和诸药，亦为使药。诸药合用，使气虚得补、气陷得升则诸症自愈。气虚发热者，亦借甘温益气而除之。

加减：若气滞者，加枳壳、木香以理气解郁。

治疗要点

本证的治疗以补中益气、升阳举陷为主要原则。治疗上，以益气、升举、固涩为主，气虚下陷所致的脱肛、子宫脱垂，还可外用熏洗收涩药，以促进疗效。

气脱证

气脱证是指元气亏虚已极，急骤外泄，以气息微弱、汗出不止等为主要表现的危重证候。

临床表现

症状： 呼吸微弱而不规则，昏迷，汗出不止，肢厥身凉，面色苍白，口开目合，手撒身软，二便失禁。

舌象： 舌淡，苔白润。

脉象： 微欲绝。

辨证要点

气息微弱，或昏仆，汗出不止，舌淡苔白润，脉微欲绝等。

病因

- 气脱证可由气虚证、气不固证发展而来；
- 在大汗、大吐、大泻或大失血、出血中风等情况下，出现“气随津脱”“气随血脱”；
- 长期饥饿、极度疲劳、暴邪骤袭等状态下发生。

病机

元气欲脱，脏气衰微，肺无力司呼吸，则呼吸微弱而不规则；津随气泄则汗出不止；气脱下元失固，则二便失禁；神失所主故昏迷或昏仆；脾气外泄，则口开目合、手撒身软；心气欲绝，无力鼓动血脉，则肢厥身凉、面色苍白、脉微欲绝。

发展与转归

本证乃多种疾病发展的危重阶段，此时患者元气衰惫，阴阳欲离，危及生命，应迅速抢救。待元气来复，找出各病症的病因及出现的临床症状，或后遗症，进行针对性治疗，否则，气脱证会再度出现，病情会更趋危重。

类证鉴别

气脱证与亡阳证：两证均为危急证候，都有大汗淋漓的表现。亡阳证多为真阳衰微，或汗出过多、下利不止等造成阳气衰竭，阳不恋阴，阴阳离决，表现为昏迷不醒、汗出肤冷、目合口张、手撒肢厥、二便失禁、鼻息低微、舌质淡、脉微细欲绝，而气脱证因大汗淋漓，致使气虚欲脱，但未出现昏迷，只是精神困乏，故气脱证可为亡阳证的先驱证候。

治法

益气固脱。

主方

独参汤（《校注妇人大全良方》）。

组成：人参9～80克。

用法：水煎，每日1剂，分2～3次温服。

方解：人参性温，味甘、微苦、微温，归脾、肺经，有大补元气、复脉固脱、补脾益肺、生津、安神的功效。本方药仅1味，却能挽回性命于瞬息之间。人参的用量临床实际应用上要加大，根据名医焦树德教授经验，一般要用25～60克，病情较轻者则可用30～40克，病情较重者用50～80克，极危重者则可用至100克。浓煎顿服，或急煎灌服或鼻饲，待元气渐回，再随证加减。人参有野山参、园参和移山参的区别。根据炮制加工，人参又可分为生晒参、红参。白人参、白糖参较上述品种药力小，性平和，适用于一般补益，独参汤则不选用。另有大力参、高丽参，选其上品可用于独参汤。最适宜用于独参汤者，为野山参。若遇经济条件较差者，则一般用红参30克，加党参60克、白术30克同时煎服，以加强补气固脱的力量。

治疗要点

本证治疗以益气固脱为主要原则。本证常为危重证候，应迅速抢救，对不能口服汤剂而鼻饲又困难患者，可采用人参针剂或人参复方针剂。在抢救气脱的同时，应兼顾到其他疾病，治病求本，采取相应的综合措施。

气滞证

气滞证是指某些脏腑或局部气机阻滞的证候。

临床表现

症状： 胸胁脘腹或损伤部位胀闷、胀痛、窜痛，症状时轻时重，部位不固定，痛胀常随嗳气、肠鸣、矢气等减轻，或症状随情绪变化而增减。

舌象： 无明显变化。

脉象： 弦。

辨证要点

局部痞闷胀满或胀痛或窜痛，并随情志波动而变化，脉弦等。

病因

- 外邪入侵阻滞气机；
- 抑郁、悲伤、思虑过度，而致情志不舒，气机郁滞。

病机

气机运行不畅，不通则痛，故胀闷疼痛；因气滞聚散无常，故疼痛多见胀痛、窜痛、攻痛，按之无形，症状时轻时重；气机以通畅为贵，气机得畅，则症状减轻，故胀闷疼痛常在嗳气、矢气、太息后减轻，或随情绪变化而加重或减轻；气机不利、脉气不舒故见脉弦。

发展与转归

气滞常可导致血行不畅而形成瘀血，若与瘀血相兼为病，则成气滞血瘀证；气机郁滞日久可化热、化火，而形成火热证；气机不利，影响水液代谢而生痰、生湿、水停，可形成痰气互结、气滞湿阻、气滞水停等证。

类证鉴别

证名	共同症状	鉴别症状	治法	方剂
肝气壅滞证	胀闷疼痛呈窜痛、攻痛，症状时轻时重，部位不固定，病情随情绪变化而加重或减轻	胁肋胀痛，或胸胁串痛，以及乳房作胀，叹气则舒	疏肝解郁	柴胡疏肝散
肺气壅滞证		胸满而闷痛，咳嗽喘促	宣肺通气	三拗汤
胃脘气滞证		胃脘胀痛，嗳气频作	调理肠胃	香砂六君丸
肠道气滞证		腹胀、走窜疼痛，矢气则舒	行气宽肠	枳实散

治法

理气导滞。

主方

越鞠丸（《丹溪心法》）。

组成：香附、川芎、苍术、栀子、神曲各6～10克。

用法：水煎，每日1剂，分2～3次温服。

方解：方中以香附开气郁；川芎行血郁；苍术除湿郁，湿化则痰除，痰除则胸闷得解；栀子清火邪；神曲消食郁。

加减：食郁偏重者，重用神曲；痰郁偏重者，酌加瓜蒌、半夏以助祛痰；湿郁偏重者，重用苍术；火郁偏重者，重用栀子；气郁偏重者，可重用香附；血郁偏重者，重用川芎。

治疗要点

气滞证治疗以理气导滞为基本原则。临床还应根据病因病位的不同，辨证施治，可分别采用宣肺通气、调胃降气、疏肝理气、通肠理气等方法。

气逆证

气逆证指气机升降失调，气上冲逆的证候。

临床表现

症状： 咳嗽、喘促，呃逆、嗳气、恶心、呕吐，或头痛、眩晕，甚至昏厥、呕血。

舌象： 不同病位、病因、病机出现不同舌象。

脉象： 不同病位、病因、病机出现不同脉象。

辨证要点

咳喘，或呕恶，或头痛、眩晕等。

病因

- 外感六淫导致气机上逆；
- 七情内伤导致气机上逆。

病机

肺气失于肃降而上逆则咳嗽、喘息；胃气失于和降而上逆则呃逆、嗳气、恶心、呕吐；肝气失调，升发太过而无制，气血上冲头目则头痛、眩晕、昏厥；肝气循经上冲则气从小腹上逆胸咽，血随气逆，并走于上，络破血溢，则见呕血。

发展与转归

若因胃气上逆，呕吐不止，津液亏损，元气大伤，又可出现正气虚脱的危象。亦可因气机逆乱，邪气壅盛，上蒙清窍，出现神昏、牙关紧闭、两手握固等气闭证。

类证鉴别

证名	病机	临床表现
肺气上逆	肺失肃降，气逆于上	咳嗽，喘息，痰多，舌红，脉滑数
胃气上逆	胃失和降，胃气逆上	呃逆，嗳气，恶心，舌淡红、苔厚，脉弦
肝气上逆	肝升无制，气逆上冲	头痛，眩晕，昏厥，脉弦

治法

行气降逆。

主方

肺气上逆证方选苏子降气汤（《太平惠民和剂局方》）；**胃气上逆证方选旋覆代赭汤**（《伤寒论》）；**肝气上逆方选五磨饮子**（《医方考》）。

组成：苏子降气汤由紫苏子、制半夏各75克，炙甘草60克，当归、肉桂各45克，前胡、厚朴各30克组成；旋覆代赭汤由旋覆花、代赭石、制半夏各9克，人参（党参）、炙甘草各6克，生姜10克，大枣4枚组成；五磨饮子由木香、沉香、槟榔、枳实、乌药各等分组成。

用法：水煎，每日1剂，分2~3次温服。

方解：苏子降气汤方中紫苏子降气平喘，祛痰止咳；制半夏燥湿化痰降逆，厚朴下气宽胸除满，前胡下气祛痰止咳；肉桂温补下元，纳气平喘，以治下虚；当归既治咳逆上气，又养血补肝润燥，同肉桂以增温补下虚之效；略加生姜、紫苏叶以散寒宣肺；炙甘草、大枣和中调药，是为使药。

旋覆代赭汤方中旋覆花性温而能下气消痰，降逆止嗳，为君药。代赭石质重而沉降，善镇冲逆，但味苦气寒，故用量稍小为臣药。以生姜、制半夏之辛，而散逆气，除痞散硬为佐；人参、大枣、炙甘草之甘，而调缓其中，以补胃气而除噫。

五磨饮子方中主药沉香、乌药降气调肝；辅以槟榔、枳实、木香行气破滞。

治疗要点

本证治疗以平逆降气为主。临床辨证时要注意其病变脏腑的不同，一般来说，肺气以肃降为顺，胃气以降为和，肝气以疏泄为宜。

气闭证

气闭证是指气机闭塞不通，以脘腹绞痛，或阵发走窜剧痛，无肠鸣矢气，二便不通，或突然昏厥，牙关紧闭，肢体强直等为主要表现的证候。

临床表现

症状： 突然昏仆或神昏，喘急窒息，头、胸、腰、腹等处剧痛或绞痛，四肢厥冷，胸闷腹胀，二便不通。

舌象： 舌暗苔厚。

脉象： 沉实或涩、伏。

辨证要点

发病突然，常以突然昏仆、窒息、绞痛、肢冷、二便不通、舌暗苔厚、脉沉实为主症，病程较短，病情重笃而危急。

病因

- 大怒、暴惊、忧思过极；
- 因瘀血、砂石、蛔虫、痰浊等邪气闭阻气机。

病机

气机闭塞，神失所主则神昏、晕厥；有形实邪闭阻气机故脏器绞痛；气机闭阻不通则二便闭塞；邪气阻闭，肺气不通，故呼吸气粗、声高；实邪内阻故脉沉实有力。

发展与转归

本证为病势凶险之证候，应及时救治，否则可形成内闭外脱之证，如经抢救后热减神清者，则成为热灼伤阴之证，需再根据证型调理。

类证鉴别

证名	共同之处	病机	主要表现	病位	治法
气逆证	两证均为气机升降出入功能失常的病变，且与情绪波动，肝失疏泄，气机逆乱有关	气机逆上，有升无降	咳喘、呕逆、眩晕、头痛	主要在肺、胃、肝	平逆降气
气闭证		气机逆乱造成气道闭塞不通	神志昏迷，牙关紧闭，二便不通	九窍	启闭通窍

治法

开窍启闭，疏通气机。

主方

通关散（《中华人民共和国药典》）、**六磨汤**（《世医得效方》）。

组成： 通关散由猪牙皂、鹅不食草、细辛组成。

六磨汤由沉香、木香、槟榔、乌药、枳实、大黄各等分组成。

用法： 通关散每用少许，吹鼻取嚏。六磨汤每日1剂，水煎服。

方解： 通关散方中猪牙皂辛温燥烈，入鼻则有取嚏之功，祛痰、宣壅导滞，为君药。鹅不食草通鼻窍，祛风痰；细辛辛温，以开清窍，两药共为臣药。诸药配伍，具有通关开窍、祛痰复苏之功效。

六磨汤方中木香、乌药行气止痛；沉香降逆调中；枳实、槟榔、大黄导滞通便。诸药合用，共奏行气降逆、通便导滞之功。

治疗要点

本证病起病突然，病情危重，须立即采取抢救措施，治疗以行气开窍为基本原则。

血虚证

血虚证是指血液亏虚，脏腑百脉失养，表现全身虚弱的证候。

临床表现

症状： 面色淡白或萎黄，眼睑、口唇、爪甲色淡，头晕眼花，心悸，失眠多梦、健忘，肢体麻木，妇女经血量少色淡、愆期甚或闭经。

舌象： 舌淡、苔白。

脉象： 细无力。

辨证要点

面、睑、唇、舌、爪甲色淡，舌淡苔白，脉细无力等。

病因

- 禀赋不足，或后天失养，脾胃虚弱，生化乏源；
- 各种急慢性出血；
- 思虑过度，暗耗阴血；
- 瘀血阻络，新血不生。

病机

血液亏虚，脉络空虚，形体组织缺乏濡养荣润，故面色淡白或萎黄，口唇、眼睑色淡，头晕眼花；血不养神，心神不宁故心悸多梦；血少不能濡养筋脉、肌肤，故手足麻木、爪甲色淡；血海空虚，冲任失调，故妇女月经量少色淡、愆期甚或闭经；脉细无力为血虚脉失充盈之象。

发展与转归

血虚可与气虚、阴虚、血瘀等兼并存在，而为气血两虚证、阴血亏虚证、血虚夹瘀证。血虚发展可致血脱。

类证鉴别

证名	共同之处	病位兼证	治法	方剂
心血虚证	两证都是以血液亏虚为基本病理变化，都有血虚的症状与体征	心悸、怔忡、不寐、多梦、健忘等	补血养心	归脾汤
肝血虚证		胁肋隐痛、夜盲目干、肢体麻木、筋脉拘急等	补血养肝	补肝汤或四物汤加味

治法

益气补血。

主方

四物汤（《仙授理伤续断秘方》）。

组成：当归、川芎、白芍、熟地黄各90克。

用法：上为末，每次9克，用水220毫升，煎至150毫升，空腹时热服。

方解：方用当归引血归肝经，川芎引血归肺经，白芍引血归脾经，熟地黄引血归肾经；熟地黄、白芍静养营血，合以当归、川芎活血养营，四药相配，动静结合，补中有通，使营血恢复而周流无阻。

加减：血虚甚者，加制何首乌、枸杞子、鸡血藤增强补血养肝的作用；胁痛，加丝瓜络、郁金、香附理气通络；目失所养，视物模糊，加楮实子、枸杞子、决明子养肝明目。

治疗要点

血来源于脾胃运化的水谷精微和肾藏之精，故补血要注意健脾与益肾。气能生血，补血应兼以益气，达补气以生血之意。另外，配用一些活血之药，有利于新血的生成。

血瘀证

血瘀证是指脉管内血液运行迟滞，或血溢脉外而停蓄体内所引起的证候。

临床表现

症状： 有疼痛、肿块、出血、瘀血色脉征等方面的证候。其疼痛特点为痛如针刺或刀割，疼痛部位固定不移，夜间疼痛明显，压痛拒按；肿块的性状是在体表者包块色青紫，腹内者触及质硬而推之不移；出血的特征是出出停停，反复不已；瘀血色脉征主要有唇舌爪甲紫暗，也可见面色黧黑，皮肤粗糙如鳞甲。

舌象： 舌紫暗，有瘀点。

脉象： 涩。

辨证要点

疼痛或如针刺，肿块，出血，舌紫暗有瘀点，脉涩等。

病因

- 外伤、跌仆及其他原因造成的体内出血，离经之血未及时排出或消散，瘀积于内；
- 寒邪使血液凝滞，火热之邪灼伤津血致瘀，气机阻滞血行不畅致瘀；
- 气虚、阳虚而运血无力，血行迟缓。

病机

瘀血内积，气血运行受阻，不通则痛，故有刺痛、固定、拒按等特点；夜间阳气内藏，阴气正行，血行较缓，瘀滞益甚，故夜间痛增；血液瘀积不散而凝结成块，则见肿块紫暗、出血紫暗成块；血不循经而溢出脉外，则见各种出血并反复不止；血行障碍，气血不能濡养肌肤，则见皮肤干涩、肌肤甲错；血行瘀滞，则血色变紫变黑，故见面色黧黑、唇甲青紫；脉络瘀阻，则见络脉显露、舌现瘀点、脉涩等症。

发展与转归

可转为气滞血瘀证或血瘀气滞证或瘀痰互结证、瘀热互结证。

类证鉴别

证名	共有症状	鉴别症状
气滞血瘀证	身体局部刺痛，痛处固定不移、拒按、肿块质硬及面、唇、舌的色泽改变等	胸胁胀闷，走窜疼痛或有明显刺痛
气虚血瘀证		面色淡白无华，倦怠乏力，少气懒言
寒凝血瘀证		肢体、肌肤畏寒冷痛，得温痛减，肢冷色青，妇女月经后期、痛经
热结血瘀证		小腹坚满胀痛，身热烦躁，头痛头胀，便结尿赤

治法

活血化瘀。

主方

血府逐瘀汤（《医林改错》）。

组成：桃仁12克，红花、当归、生地黄、牛膝各9克，川芎、桔梗各4.5克，赤芍、枳壳、甘草各6克，柴胡3克。

用法：水煎，每日1剂，分2～3次温服。

方解：方中桃仁破血行滞而润燥，红花活血祛瘀以止痛，共为君药。赤芍、川芎助君药活血祛瘀；牛膝活血通经，祛瘀止痛，引血下行，共为臣药。生地黄、当归养血益阴，清热活血；桔梗、枳壳，一升一降，宽胸行气；柴胡疏肝解郁，升达清阳，与桔梗、枳壳同用，尤善理气行滞，使气行则血行，以上均为佐药。桔梗能载药上行，兼有使药之用；甘草调和诸药，亦为使药。合而用之，使血活瘀化气行，则诸症可愈。

加减：若瘀痛入络，可加全蝎、穿山甲、地龙、三棱、莪术等以破血通络止痛；气机郁滞较重，加川楝子、香附、青皮等以疏肝理气止痛；血瘀经闭、痛经者，可去桔梗，加香附、益母草、泽兰等以活血调经止痛；胁下有痞块，属血瘀者，可酌加丹参、郁金、䗪虫、水蛭等以活血破瘀，消癥化滞。

治疗要点

气能行血，活血化瘀常配理气法以行气活血。瘀血成因较多，病机有寒、热、虚、实的不同，故遣药组方应针对病因治其本。使用活血方药时，常辅以扶正之品，使化瘀而不伤正。

血热证

血热证是指脏腑火热炽盛，热迫血分所表现的证候。

临床表现

症状： 身热夜甚，或潮热，口渴，面赤，心烦，失眠，躁扰不宁，甚或狂乱、神昏谵语，或见各种出血、色深红，或斑疹显露，或为疮痈。

舌象： 舌红绛。

脉象： 滑数或弦数。

辨证要点

出血或疮疖、舌红绛、脉滑数等与实热症状共见。

病因

- 外感火热之邪，或感受他邪化热，传入血分；
- 情志过激，气郁化火，或过食辛辣燥热之品，火热内生，侵扰血分。

病机

热在血分，血行加速，脉道扩张，则见面红目赤，舌绛，脉滑数或弦数；血热迫血妄行，可见各种出血；血热内扰心神，而见心烦，失眠，躁扰不宁，甚则狂乱、神昏谵语；热邪内犯营血，灼肉腐血，可为疮痈脓疡；身热夜甚，口渴，为热邪升腾，耗伤津液之象。

发展与转归

血分证的病机演变过程常伴有两种情况，一是热邪在血，消耗肝血肾精，真阴亏耗，津液枯竭，出现亡阴证；二是由于阴损及阳，邪热亦可伤阳耗气，亡阳常继亡阴之后发生。

类证鉴别

血热证与阴虚火旺证：阴虚内热可灼伤血络而引起咳血、咯血、衄血、尿血等，且血色鲜红，应与本证鉴别。本证是实热证，病情急，出血量多，伴有实火内炽的全身症状；而阴虚火旺证是虚热证，病程较长，伴有潮热、颧红、盗汗、消瘦、脉细等虚热之象。

治法

清热凉血。

主方

犀角地黄汤（《外台秘要》）。

组成：犀角（水牛角代替）30克，生地黄24克，赤芍12克，牡丹皮9克。

用法：水煎，每日1剂，分2~3次温服。

方解：方用苦咸寒之水牛角为君，凉血清心而解热毒，使火平热降，毒解血宁。臣以甘苦寒之生地黄，凉血滋阴生津，可助水牛角清热凉血，又能止血；又可复已失之阴血。用苦微寒之赤芍与辛苦微寒之牡丹皮共为佐药，清热凉血，活血散瘀，可收化斑之功。

加减：若见郁怒而夹肝火者，加柴胡、黄芩、栀子以清泻肝火；热迫血溢之出血证，可酌加白茅根、侧柏炭、小蓟等，以增强凉血止血之功。

治疗要点

血热证的治疗大法为清热凉血止血，常用药有生地黄、赤芍、牡丹皮、丹参、紫草、白茅根、黄芩、黄连、生石膏、知母、板蓝根等。

血寒证

血寒证指寒邪客于血脉，凝滞气机，血行不畅的证候。

临床表现

症状： 手足或局部冷痛、肤色紫暗发凉，形寒肢冷，得温则减；或小腹拘急冷痛，或为痛经，或月经愆期，经色紫暗，夹有血块。

舌象： 舌淡紫，苔白润或滑。

脉象： 沉迟或弦紧或涩。

辨证要点

局部冷痛、剧痛或肿胀、青紫，得温痛减，舌淡紫苔白滑，脉沉迟或弦涩等。

病因

- 寒邪侵犯血脉；
- 阴寒内盛，凝滞脉络而成。

病机

寒凝脉络，气血运行不畅，阳气不得流通，组织失于温养，故常表现为患处的寒冷、疼痛；寒性凝滞收引，其痛具有拘急冷痛、得温痛减的特点；肤色紫暗，月经愆期、经色紫暗、夹有血块，唇舌青紫，脉沉迟弦涩等，均为血行不畅之瘀血征象。

发展与转归

寒为阴邪，其性凝滞，寒邪客于血脉，则血液凝涩不行，络脉阻滞，遂成寒客血瘀之证，甚则成为癥积。

类证鉴别

寒凝肝脉证与血寒证：两证均是寒邪客于经脉，均可出现小腹冷痛、形寒肢冷、畏寒喜暖等阴寒的症状。但寒凝肝脉证是寒邪客于肝经，出现肝经所过部位的病症，如小腹睾丸坠胀冷痛、巅顶头痛、两胁疼痛等；而血寒证主要是寒邪客于血脉、胞宫，出现手足或小腹冷痛，肤色、经色、舌色紫暗等。

血寒证与血瘀证：两证都有血脉凝滞的症状，在病因病机上密切相关，但有一定区别。以病因而论，血寒证多由素体阳虚，寒邪客于血脉之中，使气血运行迟缓而致。血寒也是形成血瘀的病因之一，血瘀证中一部分是由血寒证进一步发展的结果。两者的主要区别在于血寒证既有寒象，又有疼痛如刺，固定不移，甚而癥积包块，舌有瘀斑，脉沉迟等瘀血症状，与单纯血瘀不同。

治法 温阳活血。

主方

当归四逆汤（《伤寒论》）。

组成：当归、桂枝（去皮）、芍药各9克，细辛3克，炙甘草、通草各6克，大枣5枚。

用法：水煎，每日1剂，分2～3次温服。

方解：方中当归辛甘温，补血和血，畅通血行；桂枝辛甘温，温阳散寒，温经通脉，以祛经脉中的寒邪，共为君药。芍药酸苦微寒，养血和营，与当归相合，以补血虚；细辛助桂枝温经散寒，共为臣药。炙甘草、大枣益气补脾，以资气血生化之源，使血虚得补；通草通血脉，利关节，又防桂枝、细辛辛燥伤阴，共为佐药。炙甘草兼有使药之用。诸药合用，共奏温经散寒、养血通脉之功。

加减：疼痛较著者，可加延胡索、郁金活血理气定痛。

治疗要点

血寒证的治疗主要以温经散寒、调理气血为主。

气血两虚证

气血两虚证指气血不能互生，以气虚和血虚症状并见为主要表现的证候。

临床表现

症状： 神疲乏力，少气懒言，自汗，面色淡白或萎黄，口唇、眼睑、爪甲颜色淡白，头晕目眩，心悸失眠，形体消瘦，肢体麻木，月经量少色淡，愆期甚或闭经。

舌象： 舌淡、苔薄白。

脉象： 细无力。

辨证要点

气虚证与血虚证的症状共见。

病因

- 素体虚弱，或久病不愈，耗伤气血；
- 先有气虚，气不生血，或因血虚，化气乏源，气随之不足；
- 失血，气随血耗等原因，导致本证。

病机

神疲乏力，少气懒言，自汗，为脾肺气虚之象；心悸失眠，为血不养心所致；血虚不能充盈脉络，见唇甲淡白，脉细无力；气血两虚不得上荣于面、舌，则见面色淡白或萎黄；气血两虚不得外养肌肉致形体瘦弱。

发展与转归

本证的演化过程中会出现寒热两种不同的转归，一是本证热化，即因血虚而伤阴，表现为气阴两虚，如心脾气血两虚，可演化为心脾气阴两虚，出现心动悸、脉结代等症状；二是本证寒化，即因气虚而伤阳，由脾及肾，表现为脾肾两虚，如脾胃气血两虚，可演化为脾肾两虚的水肿等。

类证鉴别

阴阳两虚证与气血两虚证：阴阳两虚证是脏腑机能与阴精均不足的虚弱证候，气血两虚证是气与血两亏的证候。气血与阴阳密不可分，阴阳两虚可以由气血两虚发展而致。但是两证各有差异，阳虚生寒，阴虚生热，阴阳两虚证除有一般的虚损症状外，还有明显的虚寒之象，如畏寒肢冷；又有明显的虚热之象，如潮热盗汗、五心烦热等。而气血两虚证一般无寒、热之象。

治法

益气补血。

主方

八珍汤（《瑞竹堂经验方》）。

组成：当归、白芍、熟地黄、白术各10克，川芎、炙甘草各5克，人参3克（或党参15克），茯苓8克，大枣6枚，生姜3片。

用法：水煎，每日1剂，分2～3次温服。

方解：方中人参与熟地黄相配，益气养血。白术、茯苓健脾渗湿，助人参益气补脾；当归、白芍养血和营，助熟地黄滋养心肝；川芎活血行气，使熟地黄、当归、白芍补而不滞。炙甘草为使，益气和中，调和诸药。全方八药，实为四君子汤和四物汤的复方。用法中加入姜、枣为引，调和脾胃，以资生化气血之用。

加减：若以血虚为主，眩晕心悸明显者，可加大熟地黄、白芍用量；以气虚为主，气短乏力明显者，可加大人参、白术用量；兼见不寐者，可加酸枣仁、五味子。

治疗要点

本证为气血两虚，治当气血两补，气旺则血生，血充则气长。脾为气血生化之源，本证患者多有脾胃虚弱，而补益之剂多味甘质腻，易于碍胃滞气，用之不当可反添中满纳差之症，故在气血双补的同时，应佐以健脾和胃、理气消导之品，使补而不滞，即“通补则宜，守补则谬”。

气虚血瘀证

气虚血瘀证是因气虚运血无力，血行瘀滞而表现的证候。

临床表现

症状： 面色淡白或晦滞，身倦乏力，少气懒言，疼痛如刺，常见于胸胁，痛处不移，拒按。

舌象： 舌淡暗或有紫斑。

脉象： 沉涩。

辨证要点

气虚证与血瘀证的症状共见。

病因

- 久病或年高气虚，渐致瘀血内停；
- 中风病醒后出现的半身不遂、语言謇涩，如兼有气虚的证候也属此证型。

病机

气虚致脏腑功能减退，故见倦怠乏力，少气懒言；气虚无力推动血行，血不上荣于面，而见面色淡白；血行迟缓，瘀阻脉络，故见面色暗滞发青；血行瘀阻，不通则通，故疼痛如刺，痛处固定不移、拒按；本证临床多见心肝病变，疼痛常见于胸胁；舌淡暗或有紫斑、紫点，脉涩，为气虚血瘀之象。

发展与转归

气虚血瘀证在疾病的演化过程中可表现不同的兼挟证，如因气不摄血或瘀血阻塞脉络造成血溢于脉外而出现的呕血、咳血、便血等出血证。

因“气血同源”，气虚不能化生血液影响血的滋生，或血瘀日久，新血不生导致血虚，肌肤经脉失于濡养而见肌肤甲错、毛发不荣等症。

类证鉴别

证名	共同之处	不同之处
气滞血瘀证	两证均为血瘀之证，且都有瘀血的相关临床表现	该证是气滞证与血瘀证的复合证，疼痛以胀痛为主，多见于瘀血证的初期
气虚血瘀证		该证是气虚证与血瘀证的复合证，疼痛以刺痛为主，多见于中风的后遗症

治法 补气活血。

主方

补阳还五汤（《医林改错》）。

组成：生黄芪120克，当归尾6克，赤芍4.5克，地龙、川芎、桃仁、红花各3克。

用法：水煎，每日1剂，分2～3次温服。

方解：方中重用生黄芪，补益元气，意在气旺则血行，瘀去络通，为君药。当归尾活血通络而不伤血，用为臣药。赤芍、川芎、桃仁、红花协同当归尾以活血祛瘀；地龙通经活络，力专善走，周行全身，以行药力，亦为佐药。合而用之，则气旺、瘀消、络通，诸症向愈。

加减：脾胃虚弱，加党参、白术以补气健脾；语言不利者，加石菖蒲、郁金、远志等以化痰开窍；口眼㖞斜，可合用牵正散以化痰通络。

治疗要点

本证为气虚血瘀，气虚为本，血瘀为标，治疗必须以大剂量黄芪（120克左右）为主药以益气扶正，配以小剂量活血通络之药，使气旺则血行，祛瘀而不伤正。

气不摄血证

气不摄血证是气虚不能统摄血液而见失血的证候。

临床表现

症状： 鼻衄、齿衄、皮下紫斑、吐血、便血、尿血、月经过多、崩漏等各种出血，面色淡白无华，神疲乏力，少气懒言，心悸失眠。

舌象： 舌淡嫩、苔薄白。

脉象： 弱或芤。

辨证要点

以慢性出血、舌淡嫩、苔薄白、脉弱或芤和气虚症状共见。

病因

久病、劳倦、饮食不节等导致气虚，以致气不能统摄血液的运行，血溢脉外而成。

病机

气为血之帅，能统摄血液在脉内运行，如气虚统摄无权，血不循经运行而溢于脉外，可见齿衄、鼻衄、吐血、便血、尿血、月经过多、崩漏等多种出血症状；气虚则表现为神疲乏力，少气懒言，动则加剧；气虚则行血无力，络脉不充，加之失血，故见面色淡白无华，心悸失眠，舌淡嫩、苔薄白，脉弱或芤。

发展与转归

一般来说，外感易治，内伤难愈，新病易治，久病难疗；出血量少者病轻，多者病重，甚至形成气随血脱的危急重证；出血而伴有发热、咳喘、脉数等症者，一般病情较重。

类证鉴别

证名	症状表现
热盛迫血证	多发生在血证的初期，大多数起病较急，出血的同时，伴有发热、烦躁，口渴欲饮，便秘，尿黄，舌红，苔黄少津，脉弦数或滑数
阴虚火旺证	一般起病较缓，或由热盛迫血证迁延转化而成。表现为起病较缓，反复出血，伴有神情倦怠，心悸，气短懒言，头晕目眩，食欲不振，面色苍白或萎黄，舌质淡，脉弱
气虚不摄证	多见于病程较长，久病不愈的出血患者。表现为起病较缓，反复出血，伴有神情倦怠，心悸，气短懒言，头晕目眩，食欲不振，面色苍白或萎黄，舌质淡，脉弱

治法

补气摄血。

主方

归脾汤（《济生方》）。

组成：白术、黄芪、茯神、酸枣仁（炒）、龙眼肉各18克，人参、木香各9克，炙甘草6克，当归、远志（蜜炙）各3克。

用法：水煎，每日1剂，分2～3次温服。

方解：方中以人参、黄芪、白术、炙甘草大队甘温之品补脾益气以生血，使气血旺而血生；当归、龙眼肉甘温补血养心；茯神、酸枣仁、远志宁心安神；木香辛香而散，理气醒脾，与大量益气健脾药配伍调和脾胃，以资化源；用法中姜、枣调和脾胃，以资化源。全方共奏益气补血、健脾养心之功，为治疗思虑过度，劳伤心脾，气血两虚之良方。

加减：气虚甚者重用人参、黄芪、白术、炙甘草，少佐肉桂，取少火生气之意；血虚甚者加熟地黄、白芍、阿胶。

治疗要点

气为血帅，气能统血，血与气密切相关，对实证当清气降气，虚证当补气益气。要达到治血的目的，最主要的是根据各种证候的病因病机进行辨证论治，其中包括适当地选用凉血止血、收敛止血或活血止血的方药。

气随血脱证

气随血脱证是指大出血时所引起阳气虚脱的证候。

临床表现

症状： 大量出血时，突然面色苍白，少气息微，大汗淋漓，手足厥冷，甚至晕厥。

舌象： 舌淡而枯瘦。

脉象： 微或芤或散。

辨证要点

大量失血，随即出现少气息微，大汗淋漓，舌淡而枯，脉微等与气脱症状共见。

病因

- 大量失血，如外伤失血、异位妊娠破裂、产后大失血、妇女血崩；
- 内脏破裂而大量出血，气无所依附而亡脱。

病机

血亡气脱，气血不能上荣于面，故面色苍白、舌淡而枯；气脱致宗气不足，故见少气息微；气脱亡阳，不能温煦四肢，则手足厥冷；津随气泄，则大汗淋漓；神随气散，神无所主，则为晕厥；血液骤然亡失，气无所依附而迅速外越，故见脉芤或脉散；若阳气亡失将尽，无力鼓动于脉，则脉微。

发展与转归

气可行血，血能载气。气无血依附则飘浮不定而无所归，血无气温行则凝泣不流。今大量失血，血不能载气，气无所依附而外脱。气血皆失，故面苍白；脉中无血，故脉微绝；气不能固摄，故大汗淋漓或汗出如油；气失温煦，故四肢逆冷；神明失养，故昏厥不省人事。

类证鉴别

气随血脱证与血脱证：血脱证是因跌仆、外伤、吐血、血崩、产后大出血等，致使血脉空虚，气无所附，气随血脱，出现以失血、面色苍白、心悸、脉微或芤为主要表现的证候，亡血是其主要病机。而气随血脱证是由血脱证发展而来，除亡血外，还亡气，出现大汗淋漓、肢冷昏厥、气息微弱等元气失亡症状。

气随血脱证与亡阳证：本证具有亡阳的相似症状。亡阳证可以由大汗、大吐、大出血、剧痛等多种原因所致，而本证一定是由大出血所引起。一般来说，亡阳证的寒象更为明显，而本证有明显的亡血症状。

治法

补气固脱，回阳救逆。

主方

独参汤（《校注妇人良方》）**或参附汤**（《重订严氏济生方》）。

组成：独参汤组成参见气脱证，参附汤组成参见亡阳证。

用法：水煎，每日1剂，分2～3次温服。

方解：独参汤方解参见气脱证，参附汤方解参见亡阳证。

治疗要点

本证病情危急，必须尽快找出出血原因，采取中西医紧急止血措施，此时若不及时抢救，气血两脱，阴阳离决，必死无疑。

津液辨证

津液亏虚证

津液亏虚证指由于津液亏少，全身或某些脏腑组织器官失其濡润滋养而表现的证候，属内燥证。

临床表现

症状：口咽干燥，唇燥或裂，鼻干，眼窝深陷，皮肤干燥，甚或枯瘪，渴欲饮水，小便短少而黄，大便干结。

舌象：舌红少津，苔干。

脉象：细而数。

辨证要点

口渴、尿少、便干，口、鼻、唇、舌、皮肤干燥，舌红少津，脉细而数等。

病因

- 高热、大汗、大吐、大泻、烧伤等，使津液耗损过多；
- 外界气候干燥，或机体阳气偏亢，暗耗津液；
- 饮水过少，或脏气虚衰，津液生化不足。

病机

津液亏少，脏腑、组织、官窍失于充养、濡润，则见口、鼻、唇、舌、咽喉、皮肤干燥，甚或皮肤枯瘪无弹性，眼球深陷，口渴欲饮等症；津液耗伤，尿液化生乏源，则小便短黄；肠道阴津亏虚，失于濡润，以致便干难解；阴津亏少，阳气偏旺，则舌红干、脉细数。

发展与转归

在外感热病过程中，津液之存亡，直接关系到热病的预后，存得一分津液，便有一分生机。如果由津液不足渐致劫烁真阴，则预后不佳。在慢性疾病过程中，由津液不足发展成阴虚证，阴损可以及阳，成为阴阳两虚证。

类证鉴别

证名	共有症状	鉴别症状
肺燥津伤证	皮肤、口唇、舌咽干燥、尿少便干	发热口渴，咳嗽痰少，气喘
胃燥津亏证		胃脘嘈杂，痞闷不舒，饥不欲食，口渴
肠燥津亏证		腹胀作痛，左小腹或可触及包块，口干，或口臭，或头晕

治法

增液润燥。

主方

增液汤（《温病条辨》）。

组成：玄参30克，麦冬（连心）、生地黄各24克。

用法：水煎，每日1剂，分2～3次温服。

方解：方中重用玄参，苦咸而凉，滋阴润燥，壮水制火，启肾水以滋肠燥，为君药。生地黄甘苦而寒，清热养阴，壮水生津，以增玄参滋阴润燥之力；又因肺与大肠相表里，故用甘寒之麦冬，滋养肺胃阴津以润肠燥，共为臣药。三药合用，养阴增液，以补药之体为泻药之用，使肠燥得润、大便得下，故名之曰“增液汤”。本方咸寒苦甘同用，旨在增水行舟，非属攻下，欲使其通便，必须重用。

加减：可加白芍、玉竹、石斛以助养阴之力；加火麻仁、柏子仁、瓜蒌仁以增润肠之效。

治疗要点

本证属于内燥，治宜生津增液，滋阴润燥。若出现干咳咽燥，或咳血等肺燥阴伤证，治宜清燥润肺。若出现肌热易饥，口中燥渴或者噎膈反胃等胃燥阴伤证，治宜养胃生津。若出现消渴咽干、面赤烦躁或津枯便秘等肾躁阴伤证，治宜养阴滋肾，或润肠通便。

风痰证

风痰证是指由于痰浊内阻，肝郁化风，痰随风动，上蒙清窍，横窜经络的证候。

临床表现

症状： 头晕目眩，呕吐痰涎，甚则猝然昏仆，口眼㖞斜，半身不遂，胸胁满闷，喉中痰鸣，抽搐痉厥。

舌象： 舌红，苔白腻。

脉象： 弦滑。

辨证要点

头晕目眩、呕吐痰涎，或猝然昏仆，口眼㖞斜，半身不遂，舌苔薄腻，脉弦滑等。

病因

- 肝肾阴亏，肝阳上亢，肝阳化风，痰随风动；
- 饮食不节，嗜酒肥甘，湿聚痰盛；
- 情志抑郁或性情暴躁，引动肝风，挟痰窜络。

病机

风盛夹痰上扰，闭塞清窍而见头晕目眩，喉中痰鸣；痰迷心窍，则神昏仆倒，舌强不语；若痰湿流注经络，则见四肢麻木，肢麻偏瘫，口眼㖞斜；舌红苔腻，脉弦细滑，均为阴虚阳亢，痰湿内蕴，风阳内动之象。

发展与转归

本证病机演变过程中，常挟脾虚湿痰证与肝肾阴虚证。

类证鉴别

风痰证与肝阳化风证：两证的病因病机及症状表现相似，均以头晕目眩、突然昏倒、口眼㖞斜、半身不遂等为主症，但风痰证的痰浊壅盛之象更为突出，肝阳化风证的肝风内动之象尤为明显。

治法

祛风化痰。

主方

半夏白术天麻汤（《医学心悟》）。

组成：半夏5克，天麻、茯苓、橘红各3克，白术9克，甘草1.5克，生姜1片，大枣2枚。

用法：水煎，每日1剂，分2～3次温服。

方解：方中半夏燥湿化痰，降逆止呕；天麻平肝息风，而止头眩，两者合用，为治风痰眩晕头痛之要药。李东垣在《脾胃论》中说："足太阴痰厥头痛，非半夏不能疗；眼黑头眩，风虚内作，非天麻不能除。"故以两味为君药。以白术、茯苓为臣，健脾祛湿，能治生痰之源。佐以橘红理气化痰，脾气顺则痰消。使以甘草和中调药；煎加生姜、大枣调和脾胃，生姜兼制半夏之毒。综观全方，风痰并治，标本兼顾，但以化痰息风治标为主，健脾祛湿治本为辅。

加减：若痰湿郁久化热，症见口苦，便秘，舌红，苔黄腻，脉滑数者，可酌加黄连、竹茹、枳实、胆南星等。

治疗要点

常用平肝息风药与化痰药配伍，但应辨别内风之成因。还应判断痰之寒热，而施以温化寒痰药，或清热化痰药。痰所停留部位不同，其治法亦有所区别。针对内风痰扰，而阴虚或阳亢之势不甚明显时，亦可佐以少量辛热搜风豁痰之药，但要注意药味不可过多，药量不可过大，以免耗阴伤津，内风更加妄动。

寒痰证

寒痰证是指感受寒邪或阳气衰微，水液停聚，痰邪与寒气互结的证候。

临床表现

症状： 痰白清稀，咳嗽喘促，形寒肢冷，胸部满闷，口淡不渴，大便溏泄。

舌象： 舌质淡，苔白润。

脉象： 沉滑。

辨证要点

咳吐稀白痰，舌质淡，苔白润，脉沉迟等。

病因

- 外感风寒引起的咳嗽；
- 脾肾阳虚引起的痰证；
- 湿痰潴留于肾经。

病机

脾胃因寒，运化失职，津液反化为痰，故痰涎清稀而多，或吐冷涎；苔白润，脉沉滑，为寒痰滞于里之象；外感风寒者，因肺卫之气为寒邪外束，故见发热恶寒，苔白脉浮等表证；邪气外束，痰涎内贮肺中，气机不利，故咳嗽痰多；寒湿壅滞者，脾为生痰之源，寒湿壅滞者，上犯则为哮喘多痰；外阻阳气布达，则见肢体寒冷痹痛。

发展与转归

寒痰证在病机演化过程中容易出现的兼夹证候有脾阳虚证和肾阳虚证。脾阳虚证表现为食欲不振，脘腹痛而喜温喜按，四肢不温，大便稀溏，舌质淡嫩，苔白滑，脉沉细无力。肾阳虚证表现为腰膝酸软，形寒肢冷，头晕耳鸣，舌淡苔白，脉沉细无力。

类证鉴别

寒痰证与肺阳虚证：肺阳虚不能温化水液而停聚生痰，可形成寒痰证，因此，肺阳虚是寒痰证形成原因之一。肺阳虚证以阳虚内寒症状为主；而寒痰证，有虚也有实，以寒象和痰症并见为特征。

治法 温化寒痰。

主方

苓甘五味姜辛汤（《金匮要略》）。

组成：茯苓12克，甘草、干姜各9克，细辛3克，五味子5克。

用法：水煎，每日1剂，分2～3次温服。

方解：方以干姜为君，既温肺散寒以化饮，又温运脾阳以化湿。臣以细辛，取其辛散之性，温肺散寒，助干姜温肺散寒化饮之力；以茯苓健脾渗湿，化饮利水，即可导水饮之邪从小便而去，又可杜绝生饮之源，合干姜温化渗利，健脾助运。为防干姜、细辛耗伤肺气，又佐以五味子敛肺止咳，与干姜、细辛相伍，一温一散一敛，使散不伤正，敛不留邪，且能调节肺司开合之职。以甘草和中调药。如此配伍，使寒饮得蠲，胸阳舒展，肺气肃降，则咳、满自除。

加减：肺中痰阻见咳嗽较重者，可加紫苏子、紫菀、杏仁以止咳；脾虚食少者，可加白术、人参、陈皮以益气健脾；咳嗽痰多、胃气上逆而欲呕者，可加半夏、陈皮以降逆止呕；咳甚喘急者，可加厚朴、杏仁以降气止咳。

治疗要点

寒者热之，湿当温化，本证的治疗以“温散”为主。温散之药，易伤肺气，应佐以味酸性敛之品，以防辛散太过，常以干姜、细辛与五味子、白芍为伍，散收并行，散不伤正，收不留邪。

热痰证

热痰证是指痰浊与邪热互结，蕴阻于内所表现的证候。

临床表现

症状： 痰稠色黄，或白痰胶结难咯，咳嗽喘促，喉中痰鸣，心中烦热，胸中闷痛，口干咽燥，小便短赤，大便燥结。

舌象： 舌质红，苔黄腻。

脉象： 滑数。

辨证要点

咯吐黄痰，发热口渴，舌红苔黄腻，脉滑数等。

病 因

- 外感风热，热熬津液成痰，痰热互结；
- 寒痰内蕴，郁而化热，转为热痰；
- 饮食不节，烟酒辛热，聚湿生痰，痰热内生；
- 七情内伤，肝气郁结，肝阳化火，夹生痰浊。

病 机

外感热邪或风寒化热，热阻气机，水液停聚成痰，痰与热结阻于肺络，肺气不利，故痰稠色黄，或白痰胶结难咯，咳嗽喘促，喉中痰鸣；痰热内扰，则心中烦热，胸中闷痛；热盛煎熬津液，故口干咽燥；痰热结于肠胃，则小便短赤，大便燥结；舌红苔黄腻，脉滑数，皆为痰热内盛之象。

发展与转归

本证大多可经治疗转为肺胃津伤，然后调理而愈，转为重证者较少。痰热闭阻咽喉多凶险，处理不当，即可于数日之内因毒气内陷而呼吸困难、心神涣散死亡。

类证鉴别

证名	不同症状
寒痰证	痰白清稀，形寒肢冷，舌淡苔白润，脉沉滑
热痰证	痰稠色黄，发热口渴，舌红苔黄腻，脉滑数
燥痰证	咯痰黏稠不爽，咽干，口燥，鼻燥，便干，舌干

治法

清热化痰，宣肺止咳。

主方

清气化痰丸（《医方考》）。

组成：陈皮（去白）、杏仁（去皮尖）、枳实（麸炒）、黄芩（酒炒）、瓜蒌仁（去油）、茯苓各6克，胆南星、制半夏各9克。

用法：生姜汁为丸，每服6～9克，每日2服，温开水送服；亦可作汤剂，加生姜3片，水煎服。

方解：方中胆南星苦凉、瓜蒌仁甘寒，均长于清热化痰，瓜蒌仁尚能导痰热从大便而下，二者共为君药。制半夏虽属辛温之品，但与苦寒之黄芩相配，一化痰散结，一清热降火，既相辅相成，又相制相成，共为臣药。治痰者当须降其火，治火者必须顺其气，故佐以杏仁降利肺气以宣上，陈皮理气化痰以畅中，枳实破气化痰以宽胸，并佐茯苓健脾渗湿以杜生痰之源。使以姜汁为丸，用为开痰之先导。

加减：若痰多气急者，可加鱼腥草、桑白皮；痰稠胶黏难咯者，可减半夏用量，加青黛、蛤粉；恶心呕吐明显者，加竹茹；烦躁不眠者，可去黄芩，加清热除烦之黄连、栀子，并酌加琥珀粉、远志等宁心安神之品。

治疗要点

古人有“百病皆由痰作祟”“怪病多痰”之说，临床上应根据不同部位的特有症状进行辨识，以治其本。热痰由水湿与热邪搏结为患，治疗常以瓜蒌、胆南星、贝母、竹茹等清热化痰，配伍时兼与健脾渗湿、清热及理气之品，使气顺热清痰消。

湿痰证

湿痰证是指湿聚生痰，痰盛而又兼湿象的证候。

临床表现

症状： 咳喘痰多，色白，胸部痞闷，食欲不振，口腻，恶心呕吐，腹胀便溏，眩晕心悸，肢重嗜卧。

舌象： 舌体胖大，苔白腻。

脉象： 滑或缓。

辨证要点

痰多色白，呕恶，胸部痞闷，舌体胖大，苔白腻，脉滑或缓等。

病因

- 脾胃阳虚，运化失常，水液停聚，生湿酿痰；
- 外感寒湿，束肺困脾，水湿内停。

病机

脾虚湿困，则纳呆食少；痰湿阻于上焦，气机不舒，则见胸痞；阻于中焦，胃气上逆而呕恶。痰湿郁遏清阳，则肢重，嗜卧；脾失健运，痰湿内生，则痰多色白且痰滑而易出；舌体胖大，苔白腻，脉滑或缓，皆为痰湿内盛之象。

发展与转归

本证进一步损伤脾气以致阳气日衰转化为脾阳虚。本证也可导致肾气衰、肾阳虚或脾肾阳虚等证。或因损耗肺气而成为肺气虚证，甚至造成胸阳不振而发展为心气虚证或心阳虚证。也可因痰湿阻滞而造成气滞或血瘀诸证。

类证鉴别

证名	共有症状	鉴别症状
寒痰证	咳嗽痰多面白，胸闷，便溏，苔白腻	脾胃失健症状更为突出，如食少、口腻、恶心、呕吐等
痰湿证		寒象更为明显，如形寒、肢冷等

治法

燥湿化痰。

主方

二陈汤（《太平惠民和剂局方》）。

组成：半夏、橘红各15克，白茯苓9克，炙甘草5克。

用法：加生姜3克，乌梅1个，水煎，每日1剂，分2～3次温服。

方解：方中半夏辛温性燥，善能燥湿化痰，且又和胃降逆，为君药。橘红为臣，既可理气行滞，又能燥湿化痰。君臣相配，寓意有二：一为等量合用，不仅相辅相成，增强燥湿化痰之力，而且体现治痰先理气，气顺则痰消之意；二为半夏、橘红皆以陈久者良，而无过燥之弊，故方名“二陈”。此为本方燥湿化痰的基本结构。佐以白茯苓健脾渗湿，渗湿以助化痰之力，健脾以杜生痰之源。鉴于橘红、茯苓是针对痰因气滞和生痰之源而设，故二药为祛痰剂中理气化痰、健脾渗湿的常用组合。煎加生姜，既能制半夏之毒，又能协助半夏化痰降逆、和胃止呕；煎用少许乌梅，收敛肺气，与半夏、橘红相伍，散中兼收，防其燥散伤正之虞，均为佐药。以炙甘草为佐使，健脾和中，调和诸药。

加减：可加苍术、厚朴以增燥湿化痰之力；治痰流经络之瘰疬、痰核，可加海藻、昆布、牡蛎以软坚化痰。

治疗要点

治疗痰湿证应以健脾为主。湿为阴邪，痰阻则气滞，“善治痰者，不治痰而治气”，故燥湿化痰剂常配伍理气药，如陈皮、厚朴、木香、大腹皮类，以输转中焦气机，使气行湿化。温燥化痰药多有耗伤阴血之弊，用药时应加以注意，可配伍养血滋阴药以防其弊。

燥痰证

燥痰是由于燥热痰浊内蕴，以痰少胶黏，口鼻干燥、咳嗽气促等为主的证候。

临床表现

症状： 咳痰黏稠如块、如珠、如线，量少，难以咳出，甚或痰中带血丝，口鼻干燥，咽喉干痛，大便干结。

舌象： 舌干少津。

脉象： 细滑数。

辨证要点

痰质黏稠，量少，难以咳出或带血丝，舌干少津，脉细滑数等。

病因

- 外感秋燥之邪，灼津生痰；
- 阴虚内热，虚火煎熬津液。

病机

燥热灼津，燥胜则干，所以咳痰黏稠，难以咳出；燥伤肺络，则痰中带血丝；口鼻干燥，咽喉干痛，大便干结，是燥伤肺与大肠所致；舌干少津，脉细滑数，是痰热津伤之象。

发展与转归

本证在病机演化过程中易出现肺阴虚证。肺阴不足，肺失滋养而生燥热，虚火灼金，炼液为痰，故出现痰少色白，胶黏难咯，咽喉干痒，咳喘等燥痰阻肺的表现。肺阴虚证的主要表现有痰中带血，潮热盗汗，五心烦热，午后颧红，舌红少苔，脉细数等症。

类证鉴别

燥痰证与燥邪犯肺证：燥邪犯肺证可出现咳嗽及干燥症状，若痰少而黏，则属于燥痰的范畴。燥邪有温燥与凉燥之分，温燥热象明显，凉燥寒象明显。

治法

润燥化痰。

主方

贝母瓜蒌散（《医学心悟》）。

组成：贝母9克，瓜蒌15克，天花粉12克，茯苓、桔梗各6克、橘红3克。

用法：水煎，每日1剂，分2～3次温服。

方解：方中贝母苦甘微寒，润肺清热，化痰止咳；瓜蒌甘寒微苦，清肺润燥，开结涤痰，与贝母相须为用，是为润肺清热化痰的常用组合，共为君药。臣以天花粉，既清降肺热，又生津润燥，可助君药之力。痰因湿聚，湿自脾来，痰又易阻滞气机，无论湿痰抑或燥痰，皆须配伍橘红理气化痰、茯苓健脾渗湿，此乃祛痰剂配伍通则，但橘红温燥、茯苓渗利，故用量颇轻，少佐贝母、瓜蒌、天花粉于寒性药中，可去性存用，并能加强脾运，输津以润肺燥。桔梗宣肺化痰，且引诸药入肺经，为佐使药。

加减：若燥热甚，咽干、咽痛甚者，可加百合、百部、麦冬、玄参以清热润燥；声音嘶哑，痰中带血者，可去橘红，加沙参、麦冬、侧柏、生地黄、芦根、仙鹤草清热润燥，养阴止血；气逆喘咳，加杏仁开降肺气。

治疗要点

燥痰之成，多责之于肺，肺为娇脏，既不耐湿，更不耐燥，故治燥之药，既不可辛燥或苦寒，也不可滋腻。“燥者润之”，当用清平之品以润之，如天花粉、瓜蒌实、贝母等，酸甘合化，滋养阴液，肺燥得润，虚火得敛，则燥痰自化。

痰气互结证

痰气互结证是指痰气相互阻结于咽喉、胸膈所表现的证候。

临床表现

症状： 咽喉如有梅核阻塞，胸膈痞闷或窜痛，情志抑郁，急躁易怒，咳嗽痰稠，善太息，或妇女月经不调。

舌象： 舌苔腻。

脉象： 弦滑。

辨证要点

咽中如有物梗，吞吐不利，胸闷胁胀，常随情绪变动而加重或减轻，舌苔腻，脉弦滑等。本证以中青年女性为多见。

病 因

- 七情怫郁，气机郁滞不畅；
- 外感邪气，阻滞气机；
- 久病郁滞，造成气运不畅。

病 机

痰阻气滞阻于咽膈，出现梅核气，其表现为咽中如有物梗，吞吐不利，胸闷胁胀，常随情绪变动而加重或减轻；情志抑郁，神明受蒙，出现郁郁寡欢、兴趣索然，严重的出现癫证；痰气交结成癥积，如痰核、瘰疬、瘿瘤等。

发展与转归

痰气互结不解，病情迁延不愈，可使脏腑气血受损，出现脏腑虚损证或气血两虚证，严重的可导致脏器败绝，危及性命。

类证鉴别

病名	病机	鉴别症状
梅核气	痰气搏结于咽部	咽喉如梅核或败絮堵塞，咽之不下，吐之不出，胸闷痞满，气郁不畅
噎膈	痰气交阻于食道	吞咽梗阻，呕恶痰涎，胸膈痞满，口干咽燥，早期舒畅时可稍缓解
瘿瘤	痰气互结于经络	颈前肿物，漫肿或结块，皮色不变，按之柔软
癫病	痰气郁结，蒙蔽神明	神情抑郁淡漠，沉默痴呆，行动迟缓，语无伦次

治法 理气化痰。

主方

四海舒郁丸（《疡医大全》）。

组成： 青木香15克，陈皮、海蛤粉各9克，海带、海藻、昆布、海螵蛸各60克。

用法： 上药共研细末，水泛为丸。每次6～9克，每日3次，温开水送服。亦可改用饮片作汤剂水煎服，各药用量按常规剂量酌定。

方解： 方中主药青木香行气解郁，散结消肿。陈皮理气化痰，健脾和中。辅以海带、海藻、海蛤粉、昆布清热化痰，软坚散结。海螵蛸能疏营气，破瘀血，敛新血，行中有收。诸药共奏行气化痰，散结消瘿之功。

加减： 抑郁恼怒者，加柴胡、香附、郁金；肿块疼痛者，加三棱、莪术、延胡索；兼有胸闷，可加郁金、石菖蒲、瓜蒌、厚朴。

治疗要点

本证与情志变化关系密切，要注意心理治疗。噎膈治宜开郁化痰润燥；瘿瘤治宜理气解郁，化痰软坚；癫病治宜理气解郁，化痰开窍。

饮证

饮证是指水饮质地清稀，停滞于脏腑组织之间所表现的病证。

临床表现

症状： 脘腹痞胀，水声辘辘，泛吐清水；肋间饱满，支撑胀痛；胸闷，心悸，息促不得卧；身体、肢节疼重；咳嗽痰多，质稀色白，甚则喉间哮鸣；头目眩晕。

舌象： 舌淡胖、苔白滑。

脉象： 弦或滑。

辨证要点

咳痰清稀量多、呕吐清涎、胃脘振水音和肠鸣音、胸胁积水征及舌淡胖、苔白滑、脉弦或滑等。

病因

脏腑功能失调，以致水液停积凝聚而成。

病机

饮邪留胃肠，上逆于胃则呕吐清涎，阻滞腑气则脘痞腹胀，水饮停蓄、流动于胃肠之间，则可闻及振水音和肠鸣音；饮邪下趋则泄泻；寒饮停肺，阻塞息道，肺气上逆，则见咳嗽哮喘，痰多而清稀，胸膈胀闷，张口抬肩，不能平卧；有形饮邪停聚胸腔，故胸胁饱满胀痛，按之有波动感，活动则气滞加重而痛剧；饮属浊阴，上蒙清阳则眩晕，饮邪凌心则心悸；饮证乃阳虚津液不化所致，故兼畏寒肢冷、口不渴或渴喜热饮、小便不利等症；舌淡胖苔白滑、脉沉弦为阳虚饮停之象。

发展与转归

饮邪留滞，影响气机升降和水道通行，而造成脏腑功能障碍，饮证日久，可伤及心、肺、脾、肾，最终导致脾肾阳虚证或心肾阳虚证。

类证鉴别

病证	病位	病机	症状表现
支饮	心肺	饮停于心肺，阻遏心阳，肺气上逆	咳逆倚息，短气不得平卧，其形如肿，属饮邪支撑胸肺
痰饮	胃肠	饮停于胃肠，阻滞气机，胃失和降，水饮上逆	心下满闷，呕吐清水痰涎，胃肠沥沥有声，形体昔肥今瘦
悬饮	胸胁	饮停于胸胁，阻碍气机，络脉不和	胸胁饱满，咳唾引痛，喘促不能平卧，或有肺痨病史
溢饮	肌肤	饮邪流行，溢于四肢	身体疼痛而沉重，甚则肢体浮肿，当汗出而不汗出或伴咳喘

治法 温阳化饮。

主方

支饮主方小青龙汤（《伤寒论》）；**痰饮主方苓桂术甘汤**（《金匮要略》）；**悬饮主方十枣汤**（《伤寒论》）；**溢饮主方五苓散合五皮饮**（《伤寒论》《华氏中藏经》）。

组成：小青龙汤由麻黄、桂枝、白芍、法半夏、五味子各10克，干姜8克，细辛、炙甘草各3克组成。

用法：水煎，每日1剂，分2～3次温服。

方解：方中麻黄、桂枝相须为君，发汗散寒以解表邪，且麻黄又能宣发肺气而平喘咳，桂枝化气行水以利里饮之化。干姜、细辛为臣，温肺化饮，兼助麻、桂解表祛邪。然而素有痰饮，脾肺本虚，若纯用辛温发散，恐耗伤肺气，故佐以五味子敛肺止咳、白芍和养营血；法半夏燥湿化痰，和胃降逆，亦为佐药。炙甘草兼为佐使之药，既可益气和中，又能调和辛散酸收之品。诸药合用，解表与化饮配合，而表里双解。

加减：咳喘重，加杏仁、前胡、紫菀；痰多稀薄，加白芥子、海浮石、陈皮。

治疗要点

饮为阴邪，其治疗以“温药和之”为原则，借以振奋阳气，开发腠理，通行水道。

水停证

水停证是指水液输布，排泄失常所引起的痰饮水肿等病证。

临床表现

症状： 头面、肢体，甚或全身浮肿，按之凹陷不起，或为腹水而见腹部膨隆、叩之音浊，小便短少不利，周身困重。

舌象： 舌淡胖、苔白滑。

脉象： 濡或缓。

辨证要点

肢体浮肿、小便不利，或腹大痞胀，舌淡胖、苔白滑，脉濡或缓等。

病因

- 外感风邪或水湿浸淫导致水湿停聚；
- 病久正虚，劳倦内伤，房事不节导致水湿不化。

病机

水为有形之邪，水液输布失常而泛溢肌肤，故以水肿为主症；水液停聚腹腔而为腹水；膀胱气化失司，故见小便不利；水湿困脾，湿渍肢体，则周身困重；舌胖、苔白滑，脉濡或缓，是水湿内停之象。

发展与转归

本证迁延日久，后期可出现全身肿胀，神情萎顿，头晕耳鸣，腰膝酸软，形寒肢冷，苔少而剥，脉沉细无力的阴阳两虚的表现，最后会导致水浊相干，邪盛正虚，阴阳离决的危候。

类证鉴别

	阳水	阴水
病性	多为实证、热证、表证	多为虚证、寒证、里证
病因	外感风邪或水湿浸淫	病久正虚，劳倦内伤，房室不节
辨证要点	发病急，来势猛，水肿先见眼睑、头面，上半身肿甚	发病缓，来势徐，水肿先从足部开始，腰以下肿甚
病机	肺失宣降，三焦壅滞	脾虚、肾虚
兼症	兼表证或热证	兼虚证、寒证
治法	发汗行水	温阳利水

治法 渗湿利水。

主方

防己茯苓汤（《金匮要略》）。

组成：防己、黄芪、桂枝各15克，茯苓30克，甘草6克。

用法：水煎，每日1剂，分2~3次温服。

方解：方用防己、茯苓利水消肿为主；合以黄芪健脾益气，脾健则水湿无以生；桂枝通阳化气，气化则水湿自利；甘草调和诸药。合而用之，共奏益气通阳，利水消肿之功。

加减：若见水肿、皮肤作胀，加大腹皮、冬瓜皮；小便短少，加猪苓、泽泻；属膀胱气化失司，加白术、葱白；疲乏无力，加党参、白术；兼有畏寒肢冷，加附子、干姜。

治疗要点

阳水属表、属实，治疗以祛邪利水为主，治疗有发汗消肿、攻逐消肿、祛风利水。阴水属里、属虚，治疗有益气利水、温肾利水、滋阴利水等法。

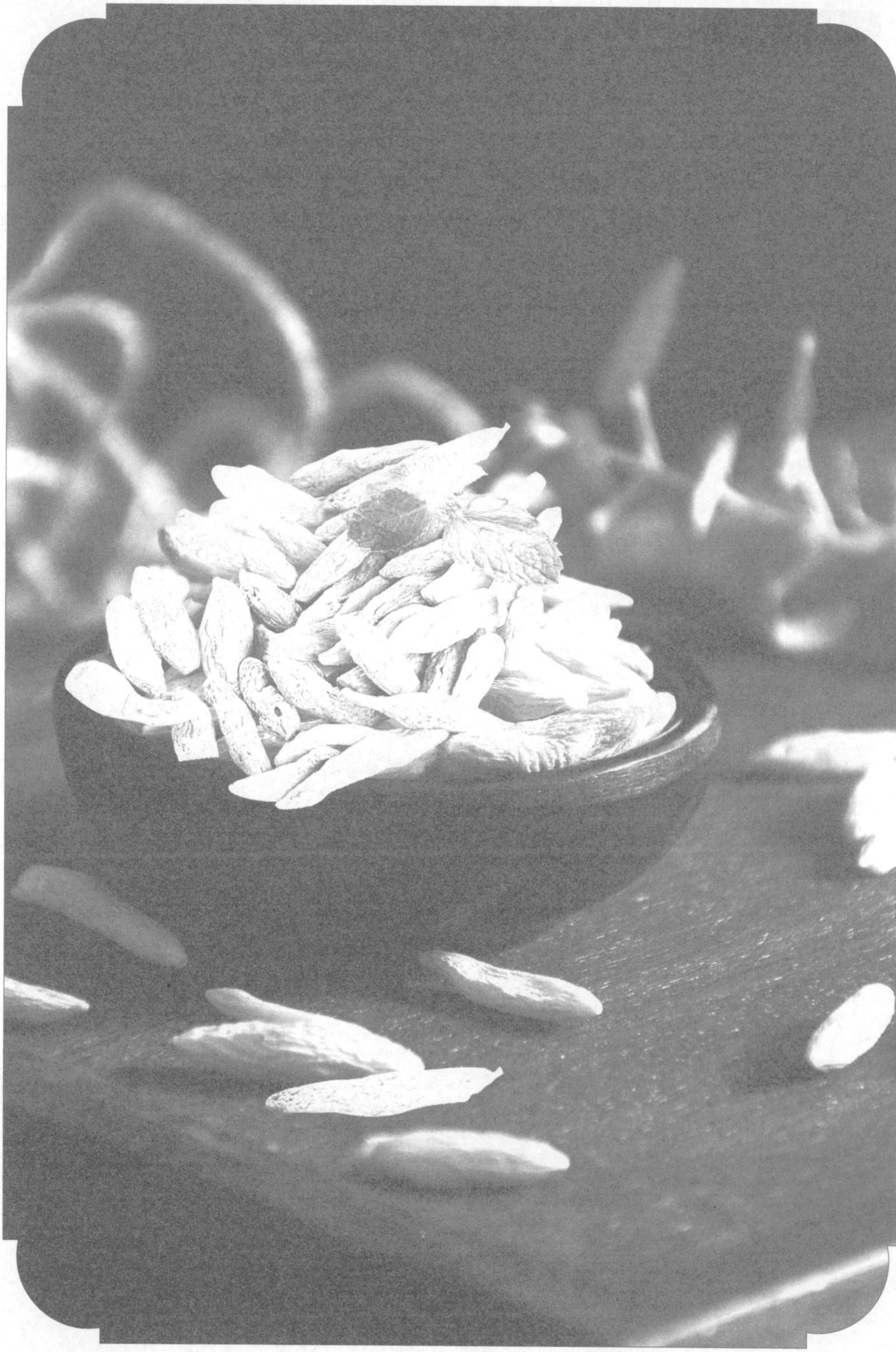

第二章
脏腑辨证

辨心病证候

心气虚证

心气虚证是指心气不足，鼓动无力，以心悸、神疲及气虚症状为主要表现的虚弱证候。

临床表现

症状： 心悸怔忡，气短胸闷，精神疲倦，或有自汗，动则诸症加剧，面色淡白。

舌象： 舌淡。

脉象： 虚。

辨证要点

心悸怔忡，胸闷气短，活动后加重，精神疲惫，少气懒言，面色淡白，自汗，舌淡，脉虚等。

病因

- 禀赋不足、心气素虚；
- 年迈体衰、脏气渐弱；
- 劳倦思虑过度，耗伤心气；
- 久病气血双亏，心气乏源。

病机

心气虚，鼓动乏力，心动失常，故见心悸怔忡；气虚卫外不固，故自汗；宗气衰少，功能减退，故胸闷气短，精神疲倦；动则气耗，故活动劳累后诸症加剧；气虚运血无力，气血不足，血脉不荣，故面色淡白，舌淡，脉虚。

发展与转归

心气虚证多伤及心阳，从而导致心阳虚证。若发展到阳虚，又可影响水液的温化而见痰饮水肿之患。

类证鉴别

心阳虚证和心气虚证

证名	相同症状	鉴别症状
心阳虚证	气短，肢体乏力，心悸不安，自汗，脉虚弱	身体寒冷，四肢不温，胸闷、疼痛，面色青白，口唇青紫，头晕目眩，小便不利，肢体浮肿
心气虚证		心气虚一般没有上述症状

心肺气虚证和心气虚证

证名	相同症状	鉴别症状
心肺气虚证	心悸，气短，自汗，乏力，胸闷	有明显的咳嗽，喘息，语声低微，易于外感等肺气虚损表现
心气虚证		虽有气短但较前者为轻

治法

补益心气。

主方

保元汤（《博爱心鉴》）。

组成：人参3克，黄芪9克，甘草2克，肉桂1.5～2克。

用法：加生姜2片，水煎，每日1剂，分2～3次温服。

方解：方中用人参、黄芪、甘草补中益气，配以肉桂温阳。全方共奏益气温阳之功效。

加减：心胸疼痛，酌加郁金、川芎、丹参、三七活血定痛；形寒肢冷，为阳虚较甚，酌加附子、巴戟天、仙茅、淫羊藿、鹿茸温补阳气。

治疗要点

本证以补益心气为主要治法。对心气不足的治疗，在用补气药的基础上，可佐少量温阳中药，如肉桂或附子，取其“少火生气”之意。同时注意加用健脾助运的中药，以资后天气血生化之源，使气有所养，心有所依。

心血虚证

心血虚证指血液亏虚，心失濡养，以心悸、失眠、多梦及血虚症状为主要表现的证候。

临床表现

症状：心悸，失眠，多梦，健忘，头晕眼花，面色淡白或萎黄。

舌象：唇舌色淡。

脉象：细无力。

辨证要点

心悸、失眠、多梦、健忘与血虚症状共见。

病因

- 劳神过度，失血过多，或久病伤及营血引起；
- 脾失健运或肾精亏损，生化之源不足。

病机

心血虚，心失濡养，心动失常，故见心悸；心神失养，神不守舍，则为失眠，多梦；血虚不能上荣头、面，故见头晕眼花，健忘，面色淡白或萎黄，唇舌色淡；血少脉道失充，故脉细无力。

发展与转归

本证进一步发展，可引发气虚，导致心气血两虚之证；还可引起阴虚，出现阴血亏虚之证。

类证鉴别

证名	共同症状	鉴别症状
心阴虚	两证同为心阴血不足，均可见心悸、失眠、多梦	除有心阴血亏虚症状外，尚有虚烦，心悸，五心烦热，盗汗，舌红少苔，脉细数等全身阴虚内热症状。心阴虚的病理改变较心血虚为重，由心血虚进一步发展而成。
心血虚		没有上述症状

治法 养血安神。

主方

养心汤（《仁斋直指方论》）。

组成：黄芪（炙）、茯苓、茯神、半夏曲、当归、川芎各15克，远志、肉桂、柏子仁、酸枣仁、五味子、人参各8克，炙甘草12克。

用法：上为粗末，每服9克，加姜5片、大枣2枚，水煎服。

方解：方中以黄芪、人参为君，补脾益气。臣以当归补血养心，与炙黄芪、人参配伍，以培气血不足之本。茯苓养心安神，以治神志不宁之标。佐以酸枣仁、柏子仁、茯神、远志、五味子补心安神定悸。半夏曲和胃消食，配黄芪、人参补脾和中，以资气血生化之源。肉桂引火归原，增本方温养之效。川芎调肝和血，且使诸药补而不滞。煎加生姜、大枣，更增和中益脾，调和气血之功。诸药配伍，气血并补，标本兼治，重在养心安神，故以“养心”名方。

加减：若兼心烦口渴、手足心热，可加生地黄、麦冬、枸杞子等以增强滋阴养血之力；若失眠、多梦，可加合欢花、夜交藤养心安神。

治疗要点

本证治疗以养血安神为主，血为气之母，血虚会伴有不同程度的气虚症状，所以，补血不宜单用补血药，应适当配伍补气药，以达益气生血的目的。

心阴虚证

心阴虚证指阴液亏损，心失滋润，虚热内扰所表现的证候。

临床表现

症状： 心悸，心烦，失眠，多梦，口燥咽干，形体消瘦，或手足心热，潮热盗汗，两颧潮红。

舌象： 舌红少苔乏津。

脉象： 细数。

辨证要点

心悸、心烦、失眠、多梦与阴虚症状共见。

病因

- 思虑劳神太过，暗耗心阴；
- 温热火邪，灼伤心阴；
- 肝肾阴亏，不能上养，累及心阴。

病机

阴液亏少，心失濡养，心动不安，故见心悸；阴虚阳亢，虚热扰心，神不守舍，故见心烦、失眠、多梦；阴虚失滋，故口燥咽干，形体消瘦；阴不制阳，虚热内生，故手足心热，潮热盗汗，两颧潮红，舌红少苔乏津，脉象细数。

发展与转归

心阴虚在病理演化过程中，由于阴分不足，气无所附，导致心气阴两虚之证；心阴久虚，阴损及阳，终致心阴阳两虚证；阴虚火生，可炼液生痰，形成痰火扰心之证。

类证鉴别

心血虚证与心阴虚证均可见心悸、失眠、多梦等症，但心血虚证以面唇色淡白等血虚表现为特征；心阴虚证以两颧潮红，手足心热，潮热盗汗等阴虚内热证为特征。

治法 滋养心阴。

主方

天王补心丹（《校注妇人良方》）。

组成： 生地黄120克，人参（去芦）、茯苓、玄参、丹参、桔梗、远志各15克，当归（酒浸）、五味子、麦冬（去心）、天冬、柏子仁、酸枣仁（炒）各30克。

用法： 上药共为细末，炼蜜为小丸，用朱砂9～15克水飞为衣，每服6～9克，温开水送下，或用桂圆肉煎汤送服。

方解： 方中重用甘寒之生地黄，入心能养血，入肾能滋阴，故能滋阴养血，壮水以制虚火，为君药。天冬、麦冬滋阴清热，酸枣仁、柏子仁养心安神，当归补血润燥，共助生地黄滋阴补血，并养心安神，俱为臣药。玄参滋阴降火；茯苓、远志养心安神；人参补气以生血，并能安神益智；五味子之酸以敛心气，安心神；丹参清心活血，合补血药使补而不滞，则心血易生；朱砂镇心安神，以治其标，以上共为佐药。桔梗为舟楫，载药上行以使药力缓留于上部心经，为使药。

加减： 汗多，加山茱萸以收敛固涩；失眠重，加龙骨、磁石以重镇安神；心悸怔忡甚，加龙眼肉、夜交藤以增强养心安神之功。

治疗要点

本证以滋阴清热，养心安神为大法。由于心阴靠肾水的上济滋养，即水火相济，故治疗心阴虚证时，当佐以滋养肾阴的药物。若心阴不足以抑制心火，容易导致心火亢盛证，而心火亢盛亦容易耗伤心阴，两者互为因果。但心阴虚证属于虚证，心火亢盛证属于实证，阴虚火旺为本虚标实，治疗时必须分清标、本而给予相应的方药。

心阳虚证

心阳虚证指心阳虚衰，温运失司，虚寒内生的证候。

临床表现

症状： 心悸怔忡，或心胸疼痛，气短胸闷，自汗，畏寒肢冷，神疲乏力，面色㿠白，或面唇青紫。

舌象： 舌质淡胖或紫暗，苔白滑。

脉象： 弱或结、代。

辨证要点

心悸怔忡、心胸闷痛、舌淡胖紫暗、苔白滑、脉弱或结、代与虚寒症状共见。

病因

- 禀赋不足、思虑过度，久病失养，或年高体弱而形成；
- 心阴不足，阴损及阳，耗伤阳气；
- 心气虚发展而来。

病机

心阳虚衰，推动、温运无力，心动失常，轻则心悸，重则怔忡；心阳虚衰，宗气衰少，胸阳不振，故见胸闷气短；心脉失其温通而痹阻不畅，故见心胸疼痛；阳虚温煦失职，故见畏寒肢冷；阳虚卫外不固，故见自汗；温运乏力，面部血脉失充，血行不畅，故见面色㿠白或面唇青紫，舌质紫暗，脉弱或结或代；阳虚水湿不化，故舌淡胖嫩，苔白滑。

发展与转归

心阳虚衰，无力鼓动血脉的运行，易致瘀血内结。心阳虚若阳损及阴，可出现心阴阳两虚证。心阳虚进一步发展，趋向恶化时，阳气暴脱，可出现大汗淋漓、四肢厥冷，脉微弱欲绝等症状。

类证鉴别

心阳虚证与心肾阳虚证：肾阳为全身阳气之本，心阳虚证必然会损及肾阳，最终导致心肾阳虚证。两者均有形寒肢冷、心悸，头晕等症状。但心肾阳虚在此基础上又兼有小便不利、全身或下肢水肿、腰膝酸软无力等肾虚不能化水的表现，与单纯的心阳虚证不同。

心阳虚证与水气凌心证：水气凌心证与本证均可出现心悸，水饮凌心证为水饮内停，上遏心阳所致，故同时伴有恶心，头晕，苔白腻，脉沉弦等症状，这与心阳虚证的仅有畏寒而无水饮上泛，心悸而无泛恶，脉沉无弦有所不同。

治法

温补心阳。

主方

桂枝甘草龙骨牡蛎汤（《伤寒论》）。

组成：桂枝（去皮）3克，炙甘草、龙骨、牡蛎各6克。

用法：水煎，每日1剂，分2～3次温服。

方解：方以桂枝辛甘而温，既温振心阳，为温心通阳之要药，又温通血脉以畅血行，为君药。臣以炙甘草，一则补心气，合桂枝辛甘化阳，温补并行，是温补心阳的基本结构；二则健脾气，资中焦，使气血生化有源。龙骨、牡蛎重镇潜敛，安神定悸，令神志安静而烦躁庶几可解，为佐药。四药合力，阳气得复，心神得安，血行得畅，则诸症悉除。

加减：心阳不足，形寒肢冷者，加黄芪、人参、附子；大汗出者，加人参、黄芪、浮小麦、山茱萸、麻黄根。

治疗要点

本证以温补心阳为主要治法。由于心阳虚衰，气血运行不畅，心脉易于瘀阻，故在益气温阳的同时当酌加桂枝、川芎、当归等兼以温通血脉。补益阳气的同时，也不能忽视益阴，阳得阴助而生化无穷，在临床上，若仅用人参、附子，病情较易反复，若配以熟地黄、山茱萸等救阴药物，疗效较为稳定。

心阳虚脱证

心阳虚脱证指心阳衰极，阳气欲脱所表现的危重证候。

临床表现

症状： 在心阳虚症状的基础上，突然冷汗淋漓，四肢厥冷，面色苍白，呼吸微弱，或心悸，心胸剧痛，神志模糊或昏迷。

舌象： 唇舌青紫。

脉象： 微欲绝。

辨证要点

心胸剧痛、心悸，唇舌青紫，脉微欲绝与亡阳症状共见。

病因

- 心阳虚证发展形成；
- 寒邪暴伤心阳；
- 痰瘀阻塞心脉；
- 失血亡津，心阳随之外脱。

病机

心阳衰亡，不能外固，故冷汗淋漓；阳气不能温煦四肢，故见四肢厥冷；宗气外泄，不司呼吸，故见呼吸微弱；阳气外脱，脉道失充，故面色苍白无华；阳衰血脉失于温通，则见心痛剧烈，唇舌青紫；心神涣散，则见神志模糊，甚则昏迷；心阳衰竭，故脉微欲绝。

发展与转归

本证为疾病过程中的重危证候，一般预后极差，如不及时抢救，阴阳离决而亡。如能及时抢救，则多转化为心阳虚证，或心气虚证。

类证鉴别

证名	主要症状
心气虚证	以心悸、胸闷为主症，兼有气虚证的表现
心阳虚证	在心气虚证基础上出现虚寒症状且心悸加重，或出现心痛等表现
心阳虚脱证	在心阳虚的基础上出现亡阳症状，以心胸剧痛、冷汗肢厥为特征

治法 回阳救逆。

主方

回阳救急汤（《伤寒六书》）。

组成：熟附子、炒白术、茯苓、姜半夏各9克，干姜、人参、陈皮各6克，炙甘草5克，肉桂、五味子（打碎）各3克，麝香0.1克（冲服）。

用法：水煎，每日1剂，分2～3次温服。

方解：方中以熟附子配干姜、肉桂，则温里回阳，祛寒通脉之功尤著。六君子汤（人参、茯苓、炙甘草、陈皮、炒白术、姜半夏）补益脾胃，固守中州，并能除阳虚水湿不化所生的痰饮。人参合熟附子，益气回阳以固脱；配五味子益气补心以生脉。麝香辛香走窜，通行十二经脉，与五味子之酸收配合，则散中有收，使诸药迅布周身，而无虚阳散越之弊。诸药相合，共收回阳生脉之效，俾厥回脉复而诸症自除。

加减：若呕吐涎沫，或小腹痛者，可加盐炒吴茱萸，温胃暖肝，下气止呕；泄泻不止者，可加升麻、黄芪等益气升阳止泻；呕吐不止者，可加姜汁温胃止呕；若无脉者，可加少许猪胆汁，用为反佐，以防阳微阴盛而成阳脱之变。

治疗要点

本证病情危急，临床诊治必须仔细、果断，抢救要分秒必争，可在医师指导下应用中药新剂型如参附针、独参针进行抢救。

心火亢盛证

心火亢盛证指心火内炽，上炎下移，扰神迫血的证候。

临床表现

症状： 心烦失眠，发热口渴，便秘尿黄，面红；或狂躁谵语，神识不清；或吐血，衄血；或小便短赤，灼热涩痛。

舌象： 舌红，苔黄。

脉象： 数。

辨证要点

心烦失眠、舌赤生疮、吐衄尿赤、舌红苔黄、脉数与实热症状共见。

病因

- 情志抑郁化火，或火热之邪内侵；
- 过食辛辣刺激食物、温补之品，久蕴化火，扰神迫血而成。

病机

心火炽盛，热扰心神，神不守舍，故见心烦失眠；热盛伤津，故发热口渴、便秘尿黄；火热内盛，故面红舌赤、苔黄脉数；火热闭窍扰神，故狂躁谵语、神识不清；火热迫血妄行，故见吐血衄血；心火上炎舌窍，故见口舌生疮、溃烂疼痛；心火下移小肠，故见小便赤涩、灼热疼痛。

发展与转归

本证的病理演变，最常见的是火盛伤及阴分，形成心阴亏损之证；心火内炽，灼烁肾液，肾阴不足，心火益甚，形成心肾不交之证；心火旺，可以炼液成痰，使痰火交结，形成痰火扰心之证；心与小肠为表里，心有实热，下移小肠，出现泌别失职的小肠实热证。

类证鉴别

心火亢盛证与心阴虚证：两证均以失眠为主症，并伴有热象，但前者为实热证，后者为虚热证。

心火亢盛证与心火上炎证：两证均属心火旺盛之证，症状相似，但各有侧重。心火上炎证以火扰于上为主，如口舌生疮，糜烂、疼痛等；而心火亢盛证则重在心火扰神动血的症状。

治法

清心泻火。

主方

泻心汤（《金匮要略》）。

组成：大黄6克，黄连、黄芩各3克。

用法：水煎，每日1剂，分2～3次温服。

方解：本方虽以泻心汤命名，但并非专泻心火，而是泻一切实火，解热毒，清化湿热。方中黄连苦寒，泻心火，清胃热，燥湿解毒；黄芩泻肺清肠，燥湿解毒；大黄泻火通腑解毒，引火毒下行。三药共奏其功效。

加减：若血热盛者，加生地黄、牡丹皮，以清热凉血止血；见神昏者，加石菖蒲、郁金，以清心开窍；若发黄者，加茵陈、栀子、车前草，以清热利湿退黄；便秘明显者，加芒硝以软坚通便泻热；痈疮肿毒者，加金银花、连翘、紫花地丁以清热解毒。

治疗要点

本证用药，既要上清心火，又要通利小肠，引心火下移从小便而出。如心火极盛，可用大黄下以泻热，上下分消，心火自除。

痰火扰神证

痰火扰神证指痰火内盛，扰乱心神，以心烦、狂躁、神昏及痰热症状为主要表现的证候，又称为痰火扰心证。

临床表现

症状： 烦躁不宁，失眠多梦，甚或神昏谵语，胸闷气粗，咳吐黄痰，喉间痰鸣，发热口渴，面红目赤；或狂躁妄动，打人毁物，不避亲疏，胡言乱语，哭笑无常。

舌象： 舌红，苔黄厚腻。

脉象： 滑数。

辨证要点

外感热病以高热，烦躁不宁，神昏为要点；内伤杂病以心烦，失眠，神志狂乱为要点。

病因

- 精神刺激，思虑动怒，气郁化火，炼液为痰，痰火内盛；
- 外感温热、湿热之邪，热邪灼液为痰，痰火内扰。

病机

外感热病中，火热炼液为痰，痰热扰神，故烦躁不宁，失眠多梦；痰火闭窍，故神昏谵语；邪热内盛，热蒸火炎，故发热口渴，面红目赤。内伤杂病中，精神刺激，痰火内盛，闭扰心神，轻则心烦失眠，重则精神错乱；痰火扰乱心神，故狂妄躁动，打人毁物，不避亲疏，胡言乱语，哭笑无常；痰火壅滞，气机不畅，故胸闷气粗，吐痰黄稠，喉间痰鸣；舌红，苔黄腻，脉滑数，均为痰火内盛之象。

发展与转归

在外感热病中病变严重，但若能治之及时，措施得力，痰火清而高热平，精神可迅速恢复正常。也有部分痰火扰心证仅表现为失眠、烦热、胸闷、痰黏、苔黄腻等轻症，一般投以清心火、化痰浊、定神志为法，均可获效。

类证鉴别

证名	共同症状	鉴别症状
痰火扰神证	两证均可因情志所伤引起，皆与痰有关，两者均有痰盛及神志异常的表现	以痰火内盛、扰乱心神为主要病机，以狂躁不安、神昏谵语等阳证表现为主，兼见痰多黄稠、口渴便干、舌红苔黄厚腻、脉滑数等痰热内盛表现
痰蒙心神证		以痰浊内盛，蒙蔽心神为主要病机，以神情痴呆、精神抑郁、朦胧昏迷等阴证表现为主，兼见痰多色白、苔白腻、脉滑、面色晦暗等痰浊内盛症状

治法 清心豁痰，泻火开窍。

主方

生铁落饮（《医学心悟》）。

组成：生铁落30克，天冬、麦冬、贝母各9克，胆南星、橘红、远志、石菖蒲、连翘、茯苓、茯神各3克，玄参、钩藤、丹参各4.5克，朱砂0.3克。

用法：水煎，每日1剂，分2～3次温服。

方解：方中以生铁落镇心平肝，定惊疗狂为主药。以朱砂泻心经邪热，镇心定惊；远志散心郁，通肾气上达于心；茯神开心益智，安魂养神，三药加强安神定志之力，共为辅药。以胆南星胜湿除痰；橘红调中快膈，导滞消痰；贝母散郁清心，润心肺，化燥痰；茯苓益脾宁心，淡渗除湿；钩藤除心热，平肝风；连翘泻心火，散血凝气聚；玄参滋阴降火；丹参祛瘀生新，通利血脉，八药合用，理气化痰，清心除烦，共为佐药。以天冬、麦冬合用清泻心肺之火为使药。诸药共奏心肝同治、痰火兼清、镇心安神之效，故对痰火扰神所致之狂证有佳效。

加减：若大便秘结，加大黄、枳实泄热通腑。

治疗要点

本证在杂病中多见于狂证，在外感热病中多见于高热后谵妄之证。在内伤杂病中不易速愈，治疗既要清痰火之标，又须调脏腑的阴阳偏颇。

痰蒙心神证

痰蒙心神证指痰浊内盛，蒙蔽心神，以神志抑郁、错乱、痴呆、昏迷等为主要表现，又称痰迷心窍证。

临床表现

症状： 神志痴呆，意识模糊，甚则昏不知人，或精神抑郁，表情淡漠，喃喃独语，举止失常。或突然昏仆，不省人事，口吐涎沫，喉有痰声，并见面色晦暗，胸闷呕恶。

舌象： 舌苔白腻。

脉象： 滑。

辨证要点

神志错乱，或痴呆，或昏迷兼有痰浊，舌苔白腻，脉滑等。

病因

- 嗜食肥甘，痰湿内蕴，阻遏气机；
- 情志不遂，气郁生痰；
- 肝风夹痰，蒙蔽心窍。

病机

痰浊蒙蔽，心神不清，故神情痴呆，意识模糊，甚则昏不知人；肝失疏泄，气郁生痰，蒙蔽心神，则见精神抑郁，表情淡漠，喃喃独语，举止失常；痰浊内盛，引动肝风，肝风挟痰，蒙闭心神，故突然昏仆，不省人事，口吐涎沫，喉中痰鸣；痰浊内阻，气血不畅，故面色晦暗；痰阻胸阳，胃失和降，则胸闷呕恶；舌苔白腻，脉滑，均为痰浊内盛之象。

发展与转归

一般宜豁痰开窍，俾痰浊去而神识清，则病有愈之候，否则恐虑及生命；亦有如痫证之发作者，时发时止，醒后一如常人，但病情顽固，不易根治；部分中风患者，可留下肢体偏瘫、舌强语謇等后遗症。

类证鉴别

证名	共同症状	鉴别症状
痰蒙心神证	均可出现神昏、肢体抽搐的症状	以神志异常为特点，兼见痰浊的一类证候
肝风内动证		以肢体动摇为主症

治法 清热化湿，豁痰开窍。

主方

至宝丹（《灵苑方》）。

组成：水牛角、生玳瑁、琥珀、朱砂、雄黄各30克，牛黄、冰片、麝香各7.5克，安息香（酒浸，重汤煮令化，滤过滓，净）45克，金箔、银箔各50片。

用法：水牛角、生玳瑁、安息香、琥珀分别粉碎成细粉；朱砂、雄黄分别水飞成极细粉；将牛黄、麝香、冰片研细，与上述粉末配研、过筛、混匀。加适量炼蜜制成大蜜丸，每丸重3克。口服，每次1丸，每日1次，小儿减量。

方解：方中麝香芳香开窍醒神；牛黄豁痰开窍，合水牛角清心凉血解毒，共为君药。臣以安息香、冰片辟秽化浊，芳香开窍，与麝香同用，为治窍闭神昏之要品；生玳瑁清热解毒，镇惊安神，可增强牛黄、水牛角清热解毒之力。由于痰热瘀结，痰瘀不去则热邪难清，心神不安，故佐以雄黄助牛黄豁痰解毒；琥珀助麝香通络散瘀而通心窍之瘀阻，并合朱砂镇心安神。用金银二箔，意在加强琥珀、朱砂重镇安神之力。

加减：本方清热之力相对不足，可用《温病条辨》清营汤送服本方，以加强清心解毒之功。

治疗要点

本证的治疗当以化痰为常用治法，多采用导痰汤，古人提出“治痰先治气”，因此治疗本证时多配理气之品，如陈皮、青皮、枳壳、厚朴等，对于昏不知人或痫的昏迷阶段，可用至宝丹、安宫牛黄丸、苏合香丸等醒神开窍。

心脉痹阻证

心脉痹阻证指瘀血、痰浊、阴寒、气滞等因素阻痹心脉，以心悸怔忡、心胸憋闷疼痛为主要表现的证候。

临床表现

心悸怔忡，心胸憋闷疼痛，痛引肩背内臂，时作时止。瘀阻心脉者，以刺痛为主，舌质晦暗、有青紫斑点，脉细、涩、结、代；痰阻心脉者，以心胸憋闷为主，体胖痰多，身重困倦，舌苔白腻，脉沉滑或沉涩；寒凝心脉者，以遇寒痛剧为主，得温痛减，畏寒肢冷，舌淡苔白，脉沉迟或沉紧；气滞心脉者，以胀痛为主，与情志变化有关，喜太息，舌淡红，脉弦。

辨证要点

心悸怔忡、心胸憋闷疼痛与瘀、痰、寒、气所致心脉痹阻症状共见。

病因

- 正气先虚，心阳不振，运血无力逐渐发展而成；
- 因气滞、血瘀、痰阻、寒凝等诱发。

病机

心阳不振，失于温运，心脉失养，心动不安，故见心悸怔忡；阳气不运，心脉阻滞不通，故心胸憋闷疼痛；手少阴心经之脉横出腋下，循肩背、内臂后缘，故痛引肩背内臂，时作时止。

发展与转归

本证多危重，如痹阻甚时，而不能及时抢救，可致心阳暴脱，以至不救。如治疗得当，痹阻畅通，可使病情缓解，但不易根治，必须长期坚持治疗。部分患者的病情缓解后，表现为心阳虚证、痰湿证、气滞血瘀证等。

类证鉴别

瘀阻心脉证：以刺痛为特点，伴见舌质晦暗，或有青紫色斑点，脉细涩或结或代等瘀血内阻的症状。

痰阻心脉证：以憋闷为特点，多伴体胖痰多，身重困倦，苔白腻，脉沉滑或沉涩等痰浊内盛的症状。

寒凝心脉证：以突然剧痛为特点，遇寒加剧，得温痛减，伴畏寒肢冷，舌淡或青紫苔白，脉沉迟或沉紧等寒邪内盛的症状。

气滞心脉证：以胀痛为特点，发作多与情绪有关，常伴见胁胀，善太息，脉弦等气机郁滞的症状。

治法

宣痹通阳，配合活血化瘀，或祛痰化浊，或温阳通脉，或行气止痛等。

主方

瓜蒌薤白桂枝汤（《金匮要略》）。

组成：枳实、厚朴各12克，薤白、桂枝、全瓜蒌各12克。

用法：水煎，每日1剂，分2～3次温服。

方解：方中瓜蒌味甘性寒入肺，涤痰散结，开胸通痹；薤白辛温，通阳散结，化痰散寒，能散胸中凝滞之阴寒、化上焦结聚之痰浊、宣胸中阳气以宽胸，乃治疗胸痹之要药，共为君药。枳实下气破结，消痞除满；厚朴燥湿化痰，下气除满，二者同用，共助君药宽胸散结、下气除满、通阳化痰之效，均为臣药。佐以桂枝通阳散寒，降逆平冲。诸药配伍，使胸阳振，痰浊降，阴寒消，气机畅，则胸痹而气逆上冲诸证可除。

加减：若寒邪较重者，可酌加干姜、桂枝、附子等以通阳散寒；若兼血瘀者，可加丹参、赤芍、桃仁、红花等以活血祛瘀。

治疗要点

本证病情危重，可根据证型选用苏合香丸、救心丸、丹参滴丸等中成药紧急治疗。

水气凌心证

水气凌心证是由于脾肾阳虚，气化障碍，水液停留体内，不能正常排出，当水气上逆，停聚胸膈阻碍心阳，而致心阳不振，心气不宁的症候。

临床表现

症状： 心悸，眩晕，恶心呕吐，畏寒肢冷，肢体浮肿，气喘不能平卧，咳吐稀白痰，小便不利，胸脘痞满，渴而不欲饮。

舌象： 舌淡胖，苔白滑。

脉象： 弱或细滑。

辨证要点

畏冷肢凉，肢体浮肿，下肢尤甚，心悸，气喘不能平卧，咳嗽吐稀白痰，舌淡胖，苔白滑，脉弱或细滑等。

病因

- 脾肾阳虚，气化不利，水湿停聚，饮邪上逆，侵凌心脏；
- 肺脾气（阳）虚，宣降失职，运化失司，痰饮停于中焦或泛滥上逆，侵凌心脏；
- 素有痰饮，日久损伤心阳，心阳不振，推动无力，水饮内停为患。

病机

阳气不足，胸阳不振，上不养清窍，外不达四肢，则心悸、眩晕、恶心呕吐，畏寒肢冷；阳不足，水液不行，化而为痰，积聚于胸腹四肢，则心悸、眩晕、恶心呕吐，畏寒肢冷；舌淡胖，苔白滑，脉弱或细滑为水饮不化之证。

发展与转归

心为君主之官，心阳为温运血脉的动力，今水气侵凌心脏，使心阳被水邪郁遏，血脉不能正常运行而痹阻，心气虚衰而搏动无力，心阳不振而暴脱，因此水气凌心证属于危重证候，不可掉以轻心。

类证鉴别

水气凌心证与心阳虚证：两证均是心的阳气不足，都有心悸、胸闷气促、面色㿠白、形寒肢冷、舌淡脉弱等症。但心阳虚纯属虚证，而本证尚有水饮泛滥之实邪。临床区别重在有无周身水肿和小便不利，本证必有浮肿和小便不利。

水气凌心证与肾阳虚水泛证：两证病机上有密切联系，均为阳气不足，水饮为患，肾阳虚水泛证不及时治疗可以发展为水气凌心之危证。肾阳虚水泛证除见阳虚内寒、肢体浮肿等症状外，还有腰膝酸冷等肾亏之象；而水气凌心证则有心悸、喘息、胸闷等心肺被扰之象。

治法

温补心肾，化气行水。

主方

真武汤（《伤寒论》）。

组成：附子、茯苓、白芍、生姜各9克，白术6克。

用法：水煎，每日1剂，分2～3次温服。

方解：方中附子大辛大热，温肾助阳散寒以化气行水，兼暖脾土，以运化水湿，为君药。白术健脾燥湿利水，茯苓健脾渗湿利水，使水气从小便而出，共为臣药。生姜辛温，既助附子温阳散寒，又助术、苓温散在里的寒水；白芍敛阴养阴，既补已伤之阴，又利水而不伤阴，还可柔肝缓急止腹痛，尚能利小便而行水气，共为佐药。

加减：神疲气短乏力，加党参、黄芪补气益肾健脾；水肿较甚、尿少，加猪苓、泽泻、大腹皮、桂枝化气利水；久病夹瘀，加丹参、水蛭活血化瘀。

治疗要点

本证为虚实夹杂证候，水邪阻碍，血脉不利则瘀血，水饮是本，瘀血是标，水饮消退，血行则利。水饮是肾不化气或脾失运化所致，水饮是标，脾肾失司是本，故要温肾健脾，利水化饮。

瘀阻脑络证

瘀阻脑络证指瘀血犯头，阻滞脑络，以头痛、头晕日久等及血瘀症状为主要表现的证候。

临床表现

症状： 头晕不已，头痛如刺，痛处固定，经久不愈，健忘，失眠，心悸，或头部外伤后昏不知人，面色晦暗。

舌象： 舌质紫暗或有紫斑、紫点。

脉象： 细涩。

辨证要点

头痛、头晕、舌紫暗或有紫斑、紫点、脉细涩与瘀血内阻症状共见。

病因

- 头部外伤，瘀血停积脑络；
- 久病入络，瘀血阻塞脑络。

病机

瘀血内停，阻滞脑络，故见头痛如刺、痛处固定，经久不愈；脑络阻塞，气血不畅，脑失所养，则头晕；瘀血不去，新血不生，心神失养，故健忘，失眠，心悸；瘀血停滞，血不荣面，故面色晦暗；舌质紫暗，或有紫斑、紫点，脉细涩均为瘀血内阻之象。

发展与转归

本证的病机转化决定于正气的盛衰及瘀邪深浅。发病初期，正气尚足，瘀邪尚浅，易于康复。若日久不愈，表现虚实夹杂，则治愈较难。

类证鉴别

病证名	共同症状	鉴别症状
瘀阻脑络证	头晕头痛，痛有定处，面色晦暗，舌紫暗或有斑点，脉细涩	健忘，失眠，心悸
痫病		常伴单侧肢体抽搐，或一侧面部抽动

治法

通窍活血。

主方

通窍活血汤（《医林改错》）。

组成：赤芍、川芎各3克，桃仁（研泥）、红花、鲜姜（切碎）各9克，大枣（去核）7枚，老葱（切碎）3根，麝香（绢包）0.15克。

用法：前七味用黄酒250毫升，同煎2次，兑匀后，入麝香微煎，分3次温服。

方解：方中赤芍入肝经，对气滞导致血瘀或气郁化热之瘀滞的证候作用较好，虽然活血化瘀作用不是很强，但具有清热凉血的作用；川芎气香味辛，通行十二经，具有理气活血化瘀之功效，为血中之气药；红花偏于活血化瘀通经，桃仁重于破血祛瘀润燥，两药合用，有加强活血化瘀的作用；方中配有辛香通窍的麝香、老葱，以发散通阳、上行通窍，使药力作用于上；鲜姜通络开窍；黄酒引经；大枣缓中。全方配合，祛瘀通窍，活血通经，其构思之巧，配伍之精，堪为上乘。

加减：若头痛较剧，久痛不已，可酌加虫类搜风通络之品，如全蝎、蜈蚣、地龙、䗪虫等。

治疗要点

本证治疗大法为活血化瘀、开窍醒脑。如日久见乏力倦怠、眩晕、气短等气虚症状者，可改用补阳还五汤加减。病久入络，可酌加蜈蚣、水蛭、地龙、全蝎、僵蚕等虫类药以破血逐瘀，搜风剔络。

辨肺病证候

肺气虚证

肺气虚证指肺气虚弱，卫表不固，宣降失司，以咳嗽、气喘、易于感冒及气虚症状为主要表现的证候。

临床表现

症状： 咳喘无力，动则气短，痰液清稀，语声低怯，神疲乏力，或有自汗恶风，易于感冒，面色淡白。

舌象： 舌质淡嫩。

脉象： 弱。

辨证要点

肺病症状咳嗽、气喘、咳痰清稀、易于感冒与气虚症状共见。

病因

• 劳伤、久咳及重病之后，损伤肺气；

• 脾虚生化之源不足，或肾虚失其摄纳之权，以致肺主宣发的功能减弱；

• 他病及肺，肺失充养。

病机

肺气不足，宣降无力，故咳喘无力；肺气不足，津液不布，聚为痰浊，故咯痰清稀；肺气不足，宗气衰少，故动则气短，语声低怯；神疲体倦，面色淡白，舌质淡嫩脉弱，均为气虚之象；肺气不足，卫表不固，故自汗、恶风，易感冒。

发展与转归

肺气不足，卫外不固，复感外邪侵袭，则可致气虚外感证。肺气虚弱，宗气生成不足，失于推动，心气亦虚，致心肺气虚证。肺气根于肾，肺虚日久，影响及肾，成为肾不纳气证。

类证鉴别

肺气虚证与心气虚证：两证都属气虚范畴，与宗气不足有关，均有气短、自汗、神疲、脉弱等症状。但本证病在肺脏，以咳喘气短、动则更甚、易于感冒等主气及卫外功能减弱的症状为特征；而心气虚证病在于心，以心悸怔忡、胸闷不适等症状为特征。

肺气虚证与肾不纳气证：肺气虚日久可致肾不纳气之证，两证均有咳喘无力、气短、自汗、神疲等症状。但肾不纳气证多是久病咳喘、呼多吸少、气不得续、动则喘甚，病情更为严重，且有腰膝酸软、尿多、脉沉弱等肾气亏虚症状。

治法 补益肺气。

主方

补肺汤（《永类钤方》）。

组成：人参、紫菀、桑白皮各9克，黄芪、熟地黄各24克，五味子6克。

用法：水煎，每日1剂，分2～3次温服。

方解：方中主药熟地黄补血滋肾阴，取其“壮水之主，以制阳光”之意；辅以人参、黄芪益气补肺，五味子收敛肺气而止咳；佐以桑白皮泻肺平喘，紫菀化痰止咳，使补中有泻，温中有寒。诸药合用，以补益肺肾，制虚火上炎。

加减：无咳嗽者，可去桑白皮、紫菀；自汗较多者，加牡蛎、麻黄根固表敛汗；若气阴两虚而兼见潮热、盗汗者，加鳖甲、地骨皮、秦艽等养阴清热。

治疗要点

肺气虚以补肺益气为主要治法。临床出现久咳、痰多，饮食减少等症状，可用培土生金法健脾以补肺，随着脾气健旺，食欲逐渐增强，肺虚的症状也会随之改善。实际应用中当辨证与辨病相结合。

肺阴虚证

肺阴虚证指肺阴不足，虚热内生，肺失滋润，以干咳无痰，或痰少而黏及阴虚症状为主要表现的证候。

临床表现

症状： 干咳无痰，或痰少而黏，不易咳出，甚或痰中带血，口燥咽干，声音嘶哑，形体消瘦，五心烦热，潮热盗汗，两颧潮红。

舌象： 舌红少苔。

脉象： 细数。

辨证要点

干咳无痰，或痰少而黏与阴虚症状共见。

病因

- 燥热伤肺，或痨虫蚀肺，或汗出伤津；
- 久病咳喘，老年体弱，渐致肺阴亏虚；
- 外感热病后期肺阴损伤。

病机

肺阴不足，肺失滋润，清肃失司，气逆于上，故干咳无痰；虚热内生，炼津为痰，则痰少而黏，不易咳出；火热灼伤肺络，故痰中带血；阴虚火旺，机体失润，故口燥咽干，声音嘶哑，形体消瘦；五心烦热，潮热盗汗，两颧潮红，舌红少苔，脉细数为阴虚内热之象。

发展与转归

肺阴虚损，久病不愈，影响人体卫外机能，易感受外邪，而见恶寒发热，头痛鼻塞，干咳少痰，咽喉疼痛等外感表证；肺阴虚损，子盗母气，脾胃受累，而见食少纳呆，腹胀便溏，渐致形体消瘦；肺阴不足，阴虚火旺，火伤肺络，而见咳嗽咯血，潮热颧红等虚损之证。

类证鉴别

证名	共同症状	鉴别症状
燥邪犯肺证	干咳少痰，或痰中带血，咳而不爽，咽干，心烦	系感受外邪所致，必见发热，微恶风寒，头痛，无汗或少汗，口鼻干燥，脉浮等外感表证
肺阴虚证		每由内伤而致，故不兼表证，而常见午后潮热，五心烦热，盗汗，颧红等阴虚火旺的表现

治法 滋阴润肺，降火止咳。

主方

百合固金汤（《周慎斋遗书》）。

组成： 百合12克，生地黄、熟地黄、当归、麦冬各9克，贝母、白芍、桔梗各6克，甘草、玄参各3克。

用法： 水煎，每日1剂，分2～3次温服。

方解： 方中百合、生地黄、熟地黄滋养肺肾阴液，共为君药；麦冬助百合以养肺阴、清肺热，玄参助生地黄、熟地黄益肾阴，降虚火，共为臣药；当归、白芍养血和营，贝母、桔梗化痰止咳为佐；甘草调和诸药为使。本方以百合润肺为主，服后可使阴血渐充、虚火自清、痰化咳止，以达固护肺阴之目的，故名“百合固金汤”。

加减： 若痰多而色黄，加胆南星、黄芩、瓜蒌皮以清肺化痰；若咳喘甚，可加杏仁、五味子、款冬花以止咳平喘；若咳血重，可去桔梗之升提，加白及、白茅根、仙鹤草以止血。

治疗要点

本证治疗以滋阴润肺、清热退蒸为大法，病位在肺，兼以化痰止咳。本证是肺痨的主要证型，且当配合杀虫抗痨。

肺阳虚证

肺阳虚证是指阳气亏虚，肺失温煦所致的肺虚寒证候。

临床表现

症状： 面色晦暗或㿠白，咳喘无力，痰白清稀量多如泡沫状，胸闷气短，神疲乏力，畏寒肢冷，或面浮肢肿。

舌象： 舌淡暗胖嫩，苔白滑。

脉象： 虚或迟而无力。

辨证要点

咳喘无力，痰白清稀量多与虚寒症状共见。

病 因

- 寒湿之邪犯肺，损伤肺阳；
- 久病，年高，体弱，或素体阳气虚弱，肺气先虚，进而肺气虚寒。

病 机

肺主宣降，肺阳虚弱而失于宣降，故咳喘无力，胸闷气短。肺主通调水道，肺阳虚则津液失布失摄；痰饮停肺，则咯痰色白清稀量多如泡沫；水湿外溢肌肤，故见面浮肢肿；兼气虚则神疲乏力；阳虚失于温煦，则面色晦暗或㿠白，畏寒肢冷；舌淡暗胖嫩苔白滑，脉虚或迟而无力，为阳气虚弱，痰湿内停之象。

发展与转归

一是肺气虚寒，卫阳不足，易致阳虚外感；二是肺气虚寒，水津不布，聚而为饮、为水；三是肺气虚寒，不能通调水道，下输膀胱，症见肢体肿胀，小便不利。

类证鉴别

肺阳虚与肺气虚：肺阳虚与肺气虚在病因病机和临床表现上有一定联系，但程度不同，肺阳虚多由肺气虚迁延日久发展而来，较肺气虚为重，肺阳虚是由于肺中阳气虚弱，阴寒内生所致肺脏虚寒证。除肺气虚的症状外，临床表现还有形寒肢冷，背寒，咳吐涎沫，质清稀而量多，脉迟弦等内寒征象。而肺气虚证寒象不明显，但见咳喘气短、声音低怯、自汗畏风、易患感冒、面白神疲、脉虚弱等气虚征象，可资鉴别。

治法

温补肺阳。

主方

温肺汤（《严氏济生方》）。

组成：人参、石钟乳、制半夏、肉桂、炮干姜、橘红各15克，木香、炙甘草各8克，生姜6克。

用法：水煎，每日1剂，分2～3次温服。

方解：方中人参、炙甘草补气益脾肺；石钟乳温肾平喘，温肾助阳；制半夏燥湿祛痰；橘红、木香理气健胃，肉桂温经补阳，暖脾胃；炮干姜、生姜温中散寒，暖胃止呕。

加减：若肾阳不足之腰酸肢冷者，加附片；痰多清稀者，加白芥子、细辛；气短喘息者，加补骨脂、五味子、沉香。

治疗要点

本证治疗以温肺散寒为主，配合补益肺气的人参、黄芪、白术之品，以治其本。肺阳虚者外易感寒邪，内易生水饮，治疗时应注意辨别，以便标本兼治。

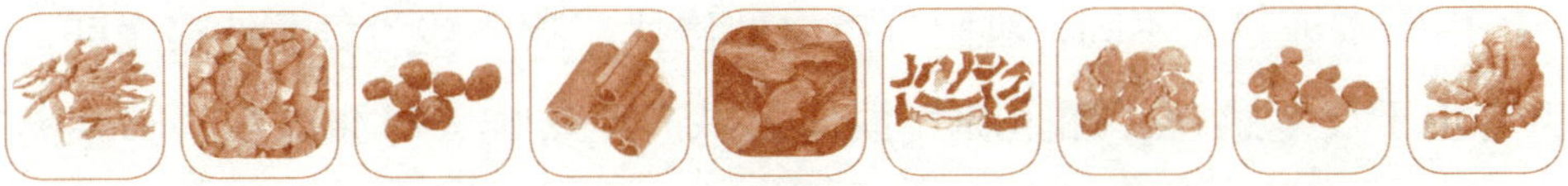

人参 石钟乳 制半夏 肉桂 炮干姜 橘红 木香 炙甘草 生姜

肺卫不固证

肺卫不固证是指由于肺卫气虚，不能固表所致的虚弱性证候。

临床表现

症状： 恶风，自汗，稍劳汗出尤甚，易于感冒，咳嗽气短、体倦乏力，面色少华。

舌象： 舌淡，苔薄白。

脉象： 弱而无力。

辨证要点

恶风，自汗，易感冒，舌淡苔薄白，脉弱而无力等卫表不固症状为要。

病 因

- 咳喘日久，肺气耗损，卫气不足；
- 素体虚弱，肾中元气不足，卫阳虚弱；
- 脾胃虚弱，卫气生化无源，肺失所充。

病 机

卫气有护卫肌表，调控汗孔之功，本证以卫气虚弱，不能固表所致。表虚腠理不密，易被外邪侵入，卫虚失固，营阴失于内守，津液外泄，则自汗恶风；肺主一身之气，肺气不足，则咳嗽气短、体倦乏力；气弱则行血无力，血不上荣则面色少华，气虚之象由此而现；舌淡，脉弱无力均是气虚之象。

发展与转归

由于本证卫表不固，难阻外感之邪侵扰，故多转为表虚外感之证。患者由于反复感冒，加重肺气损伤，易产生咳喘、鼻渊等多种肺系症状。卫表不固则汗易出，自汗日久，气随汗出可致气虚加重，累及全身；伤气可损及阳，形成肺阳虚证。

类证鉴别

肺卫不固证与外感风寒表虚证：两证均有恶风、自汗等症状，但是二者病因、病机存在本质不同，相比于肺卫不固证，外感风寒证是以风寒之邪的侵入为主要原因，其症状主要是由于营卫不和；而肺卫不固证兼有发热、头痛、鼻塞、脉浮等，这些是鉴别相较之下，二者不同的要点之一。

治法

益气固表。

主方

玉屏风散（《丹溪心法》）。

组成：黄芪（蜜炙）24克，白术、防风各10克。

用法：水煎，每日1剂，分2～3次温服。

方解：方中黄芪甘温，内补脾肺之气，外可固表止汗，为君药。白术健脾益气，助黄芪以加强益气固表之功，为臣药。佐以防风走表而散风邪，合黄芪、白术以益气祛邪。且黄芪得防风，固表而不致留邪；防风得黄芪，祛邪而不伤正，有补中寓疏，散中寓补之意。三药合用，共奏益气固表止汗之功效。

加减：汗出多，可加浮小麦、糯稻根、牡蛎固表敛汗；气虚甚，加党参、黄精益气固摄；兼有阴虚而见舌红、脉细数，加麦冬、五味子养阴敛汗。

治疗要点

卫气本源于下焦，滋生于中焦，宣发于上焦。卫气不固证的治疗，既要补元气，用紫河车、冬虫夏草之属；又要健脾气，用党参、白术之类；更要助肺气，用黄芪、五味子之品，使元气得充，脾气得健，肺气得固，卫表不固则愈。

风寒犯肺证

风寒犯肺证指由于风寒外袭，肺卫失宣，以咳嗽及风寒表证症状为主要表现的证候。

临床表现

症状： 咳嗽，痰稀色白，鼻塞流清涕，喉痒，恶寒发热，头身疼痛，无汗。

舌象： 舌苔薄白。

脉象： 脉浮紧。

辨证要点

咳嗽，痰清色白与风寒表证症状并见。

病因

由气候急剧变化或起居不节，导致的感受风寒之邪，侵袭肺卫，致使肺气失宣而成。

病机

风寒之邪经皮毛、口鼻内犯于肺，肺气失宣，则咳嗽；津液不布，故痰清色白；风寒袭表，卫阳被遏，肌表失温，故恶寒；卫阳与邪相争则发热；风寒犯肺，肺气失宣，鼻咽不利，故鼻塞流清涕，喉痒；寒邪凝滞经脉，气血运行不畅，故头身疼痛；腠理闭塞，则无汗；苔薄白，脉浮紧，乃风寒在表之象。

发展与转归

本证病情变化迅速，若及时治疗，一般可快速痊愈；若失治误治，病情则会加重。若风寒之邪不解，可郁而化热，内蕴于肺，成为邪热壅肺证；若寒性凝滞，可闭塞肺脏气机，使肺气失宣，久之可发为喘证。

类证鉴别

风寒犯肺证与风寒表证：两证均可见咳嗽、恶寒、发热等症，但风寒犯肺证病位在肺卫，偏重肺，以咳嗽为主症，或兼见表证；风寒表证病位主要在表，以恶寒发热为主症，或兼见咳嗽，一般咳嗽较轻。

治法

宣肺散寒，止咳化痰。

主方

杏苏散（《温病条辨》）。

组成：紫苏叶、杏仁、半夏、茯苓、前胡各9克，橘皮、桔梗、枳壳各6克，甘草、生姜各3克，大枣3枚。

用法：水煎，每日1剂，分2～3次温服。

方解：方中紫苏叶辛温不燥，发表散邪，宣发肺气，使凉燥之邪从外而散；杏仁苦温而润，降利肺气，润燥止咳，二者共为君药。前胡疏风散邪，降气化痰，既协紫苏叶轻宣达表，又助杏仁降气化痰；桔梗、枳壳一升一降，助杏仁、紫苏叶理肺化痰，共为臣药。半夏、橘皮燥湿化痰，理气行滞；茯苓渗湿健脾以杜生痰之源；生姜、大枣调和营卫以利解表，滋脾行津以润干燥，是为佐药。甘草调和诸药，合桔梗宣肺利咽，功兼佐使。本方乃苦温甘辛之法，发表宣化，表里同治之方，外可轻宣发表而解凉燥，内可理肺化痰而止咳嗽，表解痰消，肺气调和，诸症自除。

加减：若无汗，脉弦甚或紧，加羌活以解表发汗；汗后咳不止，去紫苏叶、羌活，加苏梗以降肺气；兼泄泻腹满者，加苍术、厚朴以化湿除满；头痛兼眉棱骨痛者，加白芷以祛风止痛；热甚者，加黄芩以清解肺热。

治疗要点

本证以外邪为主因，治法当以宣畅肺气，祛邪外出为主。由于肺为脏腑之华盖，位高居于膈上，故用药宜轻扬，使药力直达病所。又因肺的生理特性，大忌敛肺止咳，以防肺气闭阻。

风热犯肺证

风热犯肺证指风热之邪外袭，肺卫失宣，以咳嗽及风热表证症状为主要表现的证候。

临床表现

症状： 咳嗽，痰稠色黄，鼻塞流浊涕，咽喉肿痛，发热微恶风寒，口干微渴。

舌象： 舌尖红，苔薄黄。

脉象： 浮数。

辨证要点

咳嗽，痰稠色黄与风热表证症状并见。

病 因

外感风热之邪或风寒郁久化热，侵犯肺卫，肺失宣降。

病 机

风热犯肺，肺气失宣、上逆，则咳嗽；风热阳邪，灼津为痰，故痰稠色黄；肺卫受邪，卫阳被遏，失于温煦故恶寒；风热袭表，卫气抗邪，则发热；热为阳邪，郁遏卫阳较轻，故发热重，恶寒轻；肺系受邪，鼻窍不利，故鼻塞涕浊，咽喉肿痛；风热在表，伤津不甚，故口干微渴；舌尖红，苔薄黄，脉浮数，乃风热犯表之象。

发展与转归

本证的病机转归，常因人因地而异。体质素盛者，风热袭肺易成热邪壅肺或痰热壅肺之候，而体质素虚者，易成气阴两虚，或致阳气欲脱之证。

类证鉴别

风热犯肺证与风热表证均可见咳嗽，发热，微恶风寒等症，但风热犯肺证病位在肺卫，偏重肺，以咳嗽为主症，或兼见表证；风热表证病位主要在表，以发热微恶风寒为主症，或兼见咳嗽，一般咳嗽较轻。

治法 疏风清热，宣肺化痰。

主方

桑菊饮（《温病条辨》）。

组成： 桑叶7.5克，菊花3克，杏仁、桔梗、芦根各6克，连翘5克，薄荷、甘草各2.5克。

用法： 水煎，每日1剂，分2～3次温服。

方解： 方中桑叶、菊花甘凉轻清，疏散上焦风热，且桑叶善走肺络、清泻肺热为主药。辅以薄荷助桑、菊疏散上焦之风热；杏仁、桔梗以宣肺止咳；连翘苦寒清热解毒，芦根甘寒清热生津止渴，共为佐药。甘草调和诸药，且有疏风清热、宣肺止咳作用，为使药。诸药配合，有疏风清热，宣肺止咳之功。

加减： 咳嗽甚，加前胡、枇杷叶、浙贝母清宣肺气，化痰止咳；表热甚，加金银花、荆芥、防风疏风清热；痰黄稠、肺热甚，加黄芩、知母、石膏清肺泄热；若风热伤络，见鼻衄或痰中带血丝，加白茅根、生地黄凉血止血；热伤肺津，咽燥口干，加沙参、麦冬清热生津。

治疗要点

本证治疗宜辛凉清宣，清轻宣达，凉而不郁，体现治“上焦如羽”的配方原则。因风热之邪最易伤津，故发汗不宜太过，服药后以微出其汗为度，汗出过多重伤阴津而导致变证。

燥邪犯肺证

燥邪犯肺证指燥邪袭表，内犯于肺，肺气失宣，肺失滋润，以干咳无痰，或痰少而黏为主要表现的证候。

临床表现

症状：干咳无痰，或痰少而黏，不易咳出，甚则胸痛，痰中带血，口、唇、舌、鼻、咽、皮肤干燥，或见鼻衄，咯血，发热恶风寒，无汗或少汗。

舌象：舌苔薄而干。

脉象：浮数，或浮紧。

辨证要点

干咳无痰，或痰少而黏与燥淫证症状共见。

病因

- 多因时处秋令，或干燥少雨之地，感受燥邪，耗伤肺津，肺卫失和；
- 风温之邪化燥伤津及肺。

病机

燥邪袭肺，肺气失宣、上逆，故咳嗽；肺气失宣，津液不布，燥性干涩伤津，故痰少而黏，不易咳出；燥伤肺络，血溢脉外，甚则胸痛，痰中带血，或见鼻衄，咯血；燥邪伤津，官窍、皮肤失于濡润，故口、唇、舌、鼻、咽、皮肤干燥，少汗或无汗；邪犯卫表，卫气被遏，故发热、恶风寒。燥证有温燥、凉燥之分。温燥，有夏热之余气，故发热、微恶风寒，脉浮数；凉燥，有近冬之寒气，故恶风寒、微发热，脉浮紧。

发展与转归

一是燥邪化热化火，可见牙龈肿痛、耳鸣等症；二是燥灼津伤，可见发热、四肢痉挛、口燥咽干、皮肤干燥等症；三是燥伤肺液，炼津聚痰，可见痰少涩而难出，或咯出如米粒状痰，兼有皮毛干焦、口干咽燥等症。

类证鉴别

燥邪犯肺证与肺阴虚证：两证均以干咳、痰少难咯为主症，均可兼见口、舌、咽干燥等津液亏少的表现，但前者属外感新病，病程短，多发于秋季，或干燥环境，以燥邪伤津、肺系失润为主，可兼见恶寒发热、脉浮等表证；后者属内伤久病，病程长，无明显季节性，兼症以阴虚表现为主，无表证。

治法

清肺润燥。

主方

清燥救肺汤（《医门法律》）。

组成：霜桑叶9克，石膏8克，甘草、炒火麻仁（研）、阿胶、蜜炙枇杷叶各3克，麦冬4克，人参、杏仁各2克。

用法：水煎，每日1剂，分2～3次温服。

方解：方中以人参、麦冬、甘草甘润生津，益气养阴；石膏、霜桑叶、苦杏仁、炒火麻仁宣肺清热，润燥降逆；蜜炙枇杷叶、阿胶润肺滋阴。

加减：身热未退，高热，口渴有汗，可重用生石膏，并加金银花、连翘、黄芩；咳嗽痰多加瓜蒌、桑白皮、川贝母；咳呛少痰，咽喉干燥，加桑白皮、天花粉、芦根。

治疗要点

燥邪犯肺证的治疗宜清燥润肺，养阴生津。《六因条辨》认为："喻嘉言所著清燥救肺汤，但取甘寒养阴，辛凉清肺，真对症之良方，济世之慈航矣。"《医学入门》具体地阐释了"燥者润之"的原理："《经曰》：燥者润之，养血之谓也。盖燥则血涩，而气液之凝滞，润则益旺，而气液为之流通，由内神茂而后外泽矣。"

肺热炽盛证

肺热炽盛证指邪热壅肺，肺失宣降，以咳嗽、气喘、发热为主要表现的证候，又称热邪壅肺证。

临床表现

症状： 咳嗽，气喘，胸痛，气息灼热，咽喉红肿疼痛，发热，口渴，大便秘结，小便短赤。

舌象： 舌红，苔黄。

脉象： 脉数。

辨证要点

咳喘、胸痛与实热症状共见。本证在三焦辨证中属上焦病证，在卫气营血辨证中属气分证。本证无表证，见里实热炽盛。

病因

外感风热入里，或风寒之邪入里化热，蕴结于肺。

病机

热邪壅肺，肺失清肃，宣降失司，气逆于上，故咳嗽、气喘；热灼肺络，肺气不利，故胸痛，气息灼热；肺热上熏咽喉，气血壅滞，故咽喉肿痛；邪热蒸腾，则发热；热盛伤津，故口渴、大便秘结、小便短赤；舌红苔黄、脉数，为实热之象。

发展与转归

本证进一步发展，热邪盛于阳明可成胃热炽盛证。肺与大肠相表里，肺热下移大肠则致肠热泄泻之证或大肠腑实之证。邪热太盛，正气不支，热邪由肺内陷心包，成为热入心包证；若热入营分，成为热灼营阴证。

类证鉴别

肺热壅盛证与风热犯肺证均为肺之热证，以咳嗽伴有热象为主症，但前者伴有里实热证，后者伴有表热证。

治法

清肺泻热，止咳平喘。

主方

麻杏石甘汤（《伤寒论》）。

组成：麻黄、杏仁（去皮尖）各9克，炙甘草6克，石膏（碎、绵裹）18克。

用法：水煎，每日1剂，分2~3次温服。

方解：方用麻黄为君，取其能宣肺而泄邪热，是“火郁发之”之义。但其性温，故配伍辛甘大寒之石膏为臣药，而且用量倍于麻黄，使宣肺而不助热，清肺而不留邪，肺气肃降有权，喘急可平，是相制为用。杏仁降肺气，用为佐药，助麻黄、石膏清肺平喘。炙甘草既能益气和中，又与石膏合而生津止渴，更能调和于寒温宣降之间，所以是佐使药。此方虽只四味药，但配伍严谨，用量斟酌，尤其治肺热用麻黄配石膏，是深得配伍变通灵活之妙，所以清泄肺热，疗效可靠。

加减：因肺中热甚，津液大伤，汗少或无汗者，加重石膏用量，或加炙桑皮、芦根、知母；若表邪偏重，无汗而见恶寒，当酌加解表之品，如荆芥、薄荷、淡豆豉、牛蒡子之类，在清泄肺热为主的同时，开其皮毛，使肺热得泄而愈；若痰黏稠、胸闷者，加瓜蒌、贝母、黄芩以清热化痰，宽胸利膈。

治疗要点

本证主要为肺实热，可用黄芩、鱼腥草、蒲公英、败酱草等药，起到疏风清热，宣肺止咳的功效。

痰热壅肺证

痰热壅肺证指痰热交结，壅滞于肺，肺失宣降，以咳喘、痰黄稠为主要表现的证候。

临床表现

症状： 咳嗽，气喘息粗，胸闷胸痛，或喉间痰鸣，咳痰黄稠量多，或为脓血腥臭痰，身热烦躁，口渴，大便秘结，小便短黄。

舌象： 舌质红，苔黄腻。

脉象： 滑数。

辨证要点

咳喘息粗、胸痛与痰热症状共见。

病因

- 外邪犯肺，郁而化热，肺热炽盛，灼伤肺津，炼津为痰；
- 宿痰内盛，日久化热，痰热互结，壅阻于肺。

病机

痰热壅肺，肺失宣降，肺气上逆，故咳嗽，气喘息粗；痰热交阻，肺气不畅，故胸闷胸痛；痰热交结，随气而逆，故痰黄稠量多，或喉中痰鸣；若痰热壅滞肺络，火炽血败，肉腐成脓，则见咳吐脓血腥臭痰；里热蒸腾，邪正相争，阳盛则热，故身热烦躁；热盛伤津，故口渴，大便秘结，小便短赤；舌红苔黄腻，脉滑数，乃痰热内蕴之象。

发展与转归

本证在其病机演变过程中，易化火而成痰火之证。

类证鉴别

证名	共同症状	鉴别症状
痰热壅肺证	均是肺脏的实热证候，既有咳嗽、气喘等肺失清肃的症状，又有发热口渴、便秘尿赤、舌红脉数等里热症状	痰多黄稠，喉间痰鸣，或为脓血腥臭痰
肺热炽盛证		痰象不明显

治法 清热化痰，泻肺平喘。

主方

清气化痰丸（《医方考》）。

组成：陈皮（去白）、杏仁（去皮尖）、枳实（麸炒）、黄芩（酒炒）、瓜蒌仁（去油）、茯苓各6克，胆南星、制半夏各9克。

用法：生姜汁为丸，每服6～9克，日2服，温开水送服；亦可作汤剂，加生姜3片，水煎服。

方解：方中胆南星苦凉、瓜蒌仁甘寒，均长于清热化痰，瓜蒌仁尚能导痰热从大便而下，二者共为君药。制半夏虽属辛温之品，但与苦寒之黄芩相配，一化痰散结，二清热降火，既相辅相成，又相制相成，共为臣药。治痰者当须降其火，治火者必须顺其气，故佐以杏仁降利肺气以宣上，陈皮理气化痰以畅中，枳实破气化痰以宽胸，并佐茯苓健脾渗湿以杜生痰之源；以姜汁为丸，用为开痰之先导。

加减：若痰多气急者，可加鱼腥草、桑白皮；痰稠胶黏难咯者，可减半夏用量，加青黛、蛤粉；恶心呕吐明显者，加竹茹；烦躁不眠者，可去黄芩，加清热除烦之黄连、栀子，并酌加琥珀粉、远志等宁心安神之品。

治疗要点

本证治疗必须清泻肺热，宣降肺气，化痰泄浊，热与痰同治，宣与降共理，方可热清痰化，咳止喘平。

寒痰阻肺证

寒痰阻肺证指寒痰阻于肺，肺失宣降，以咳嗽气喘、痰多色白为主要表现的证候。

临床表现

症状： 咳嗽气喘，痰多色白，或喉中哮鸣，胸闷，畏寒肢冷。

舌象： 舌淡，苔白腻或白滑。

脉象： 濡缓或滑。

辨证要点

咳嗽、气喘兼有寒痰症状。

病因

- 素有痰疾，复感寒邪，内客于肺；
- 外感寒湿，侵袭于肺，转化为痰；
- 脾阳不足，寒从内生，聚湿成痰，上干于肺。

病机

寒痰阻肺，宣降失司，肺气上逆，故咳嗽，气喘；肺失宣降，津聚为痰，则见痰多色白；痰气搏结，上涌气道，故喉中痰鸣；痰浊或寒饮凝闭于肺，肺气不利，故胸闷；阴寒凝滞，阳气郁而不达，肌肤失于温煦，故畏寒肢冷；舌淡，苔白腻或白滑，脉濡缓或滑，均为寒饮痰浊内盛之象。

发展与转归

本证在演进过程中常见两种情况：一是累及脾而致运化失职，出现食欲不振，泛恶欲呕，大便溏薄，腹胀肠鸣等湿困脾胃之证；二是累及肾而致肾阳不足，出现腰膝酸软，小便多，气短而喘，痰有黑点，量多而稀，两足寒冷，甚或腹胀浮肿，黎明泄泻等症。

类证鉴别

证名	共同症状	鉴别症状
寒痰阻肺证	均是肺脏的痰阻证候，既有咳嗽、气喘等肺失清肃的症状，又有喉中痰鸣、胸闷等痰浊上涌气道、凝闭于肺的症状	畏寒肢冷
痰湿阻肺证		寒象不明显

治法 温肺化痰。

主方

通宣理肺丸（《六科准绳》）。

组成：紫苏叶180克，前胡、桔梗、麻黄、陈皮、茯苓、枳壳（麸炒）、黄芩各120克，苦杏仁、甘草、制半夏各90克。

用法：上十一味制成粉末。每100克粉末用炼蜜35～45克加适量的水泛丸，干燥，制成水蜜丸；或加炼蜜130～160克制成大蜜丸。水蜜丸每次7克，大蜜丸每次2丸，每日2～3次。

方解：方中紫苏叶、麻黄性温辛散，疏风散寒，发汗解表，宣肺平喘，共为君药。前胡、苦杏仁降气化痰平喘，桔梗宣肺化痰利咽，三药相伍，以复肺脏宣发肃降之机；陈皮、制半夏燥湿化痰，茯苓健脾渗湿，以绝生痰之源，共为臣药。黄芩清泻肺热，以防外邪内郁而化热，并防麻黄、制半夏等温燥太过，枳壳理气，使气行则痰化津复，共为佐药。甘草化痰止咳，调和诸药，为佐使药。诸药相合，共奏解表散寒，宣肺止咳之功。

治疗要点

本证常为痼疾，治疗应“发时治标，平时治本”，即发作时以化痰利气为主，稳定时扶正为主，采用补肺健脾益肾之法。

辨脾病证候

脾气虚证

脾气虚证指脾气不足，运化、受纳、腐熟功能失职，以腹胀、纳呆、便溏及气虚症状为主要表现的证候。

临床表现

症状： 不欲食或纳少，腹胀，食后胀甚，便溏，神疲乏力，少气懒言，肢体倦怠，或浮肿，或消瘦，或肥胖，面色萎黄。

舌象： 舌淡苔白。

脉象： 缓或弱。

辨证要点

腹胀、纳呆、便溏与气虚症状共见。

病因

- 饮食不节，或劳倦过度，或忧思日久，损伤脾土，或禀赋不足，素体虚弱，或年老体衰；
- 大病初愈，调养失宜，脾主运化功能减退。

病机

脾气虚弱，运化失司，故纳少腹胀；食后脾气益困，故腹胀更甚；脾虚失运，升清不足，湿走肠道，则便溏；脾虚不能化生气血，荣养肢体，则肢体困倦；脾虚失运，水湿内停则浮肿；脾虚气血生化不足，肌肤失养则消瘦；脾虚气血乏源，则见面色无华、神疲乏力、少气懒言、舌淡苔白、脉缓弱等气虚之象。

发展与转归

脾胃为气血生化之源，脾气虚衰，日久气血生化不足，造成气血两虚之证；脾虚不能制水，水失运化，化成痰饮，流溢肌肤，发为水肿；脾气虚甚，则升举之力不足，造成脱肛及内脏下垂，或久泻不愈的脾虚气陷证；脾虚日久不愈，使脾阳不振，形成脾阳虚证。

类证鉴别

脾气虚证与心脾两虚证：心脾两虚证是脾气虚兼心血不足的证候。由于脾气虚，中焦化源不足，水谷精微不能化生气血，血少而心失所养，或脾气虚不能摄血，因出血、失血而致心失其养。其病机特点是脾气虚在先，心血虚在后，故补脾和养心并行。从临床症状的表现来看，心脾两虚证与脾气虚证虽均有脾气不足的征象，但前者必有心悸、健忘等血不养心的症状，与单纯脾气虚证不同。

治法

补气健脾。

主方

参苓白术散（《太平惠民和剂局方》）。

组成：人参、茯苓、白术、山药、炙甘草各100克，白扁豆75克，莲子肉、砂仁、薏苡仁、桔梗各50克。

用法：上述十味药共研细末，每次6～9克，每日2～3次，大枣煎汤送服。也可改为汤剂，用量按原方比例酌情增减，水煎服。

方解：方中以四君（人参、白术、茯苓、甘草）平补脾胃之气为君药。配以莲子之甘涩，薏苡仁、白扁豆、山药之甘淡，辅助白术既可健脾，又能渗湿止泻。加砂仁之辛温芳香醒脾，佐四君更能促脾胃运化，使上下气机畅通，吐泻可止。桔梗为手太阴肺经引经药，配入本方，如舟楫载药上行，达于上焦以润肺。各药配伍，补其虚，除其湿，行气滞，调其气，脾胃和，则诸症自解。

加减：若泄泻日久，脾虚夹湿，肠鸣辘辘，大便溏黏者，舌苔厚腻难化，或食已即泻者，应于健脾止泻药中加入升阳化湿的药物，原方去白术，酌加防风、羌活、苍术、厚朴；若大便泻下呈黄褐色，为内夹湿热，可于原方中加黄连、厚朴、地锦草等清热除湿。

治疗要点

本证以健脾益气为主要治法。脾失健运，往往影响气机升降，出现腹胀、饮食减少等脾虚气滞证，在治疗中，应酌情配合理气消导法，适当加入木香、陈皮、麦芽等理气醒脾的药物。同时脾虚还易生湿，可适当加入白术、茯苓、白扁豆、薏苡仁等健脾而兼有除湿的药物。

脾阴虚证

脾阴虚证是指阴液亏虚，脾失健运，以食欲不振，腹胀便结为主要表现的证候。

临床表现

症状： 食少，腹胀，食后尤甚，大便溏薄，或秘结，溏结不调，口干唇燥，形体消瘦，面色无华，倦怠乏力，手足心热。

舌象： 舌红少津，苔少或无。

脉象： 细无力或数。

辨证要点

饮食减少，胃中嘈杂，食后腹胀，口舌干燥，肌肉消瘦，大便秘结，舌红少津、苔少或无，脉细无力等。

病因

- 饮食不节，过食肥甘厚味，辛辣炙燥之品；
- 劳倦思虑过度，耗伤脾血，日久损及脾阴；
- 汗吐下温太过，或脾病日久不愈。

病机

脾阴不足，运化失司，消化吸收功能减退，故食少，腹胀，大便溏薄；脾主肌肉四肢，脾阴匮乏，则营血不足以敷布，运化失健，则气血化源枯乏，以致肌肉四肢及全身失于气血的充养，故形体消瘦，面色无华，倦怠乏力；脾阴亏虚，涎液减少，不能上承，故口干唇燥；肠道失润，则大便秘结；阴虚阳亢，虚火内炽，故手足心热；舌红少津，乃阴虚火旺所致，苔少或无，脉细无力是营阴亏虚之象。

发展与转归

脾阴不足，可导致胃阴亏虚；脾胃阴分亏损，影响生化气血，进而导致气血两虚；脾阴虚，影响“脾气散精”，既不能把阴精“上归于肺”，又不能“散精于肝”，造成肺阴虚证和肝阴虚证；倘若脾阴竭绝，则化源匮乏，危及生命。

类证鉴别

脾阴虚证与胃阴虚证：两证都有饮食量少，胃中嘈杂，呕吐，呃逆，大便秘结、舌红少津等症状。但二者病因、病机不同。胃阴虚证大多由急性热病耗伤津液，或饮食不节，药物所伤而致；脾阴虚证多见于素体阴分不足，或因热病，或五志过极，化火伤阴，或久病阴液损耗以致脾阴亏虚。胃阴虚证，发病急骤，或发生于高热后，或发生于大吐、大泄、大汗之后，或大的外科手术之后，病程较短，增液养阴可迅速见效；脾阴虚证多见于内伤虚损或胃阴虚失治所致，病程较长，滋补脾阴慢慢改善。

治法

滋补脾阴。

主方

六神散（《三因极一病证方论》）。

组成：人参、山药（炒）、白术、炙甘草、茯苓、炒白扁豆各等分。

用法：上药共研为粗末。小儿每次3克，成人9克，加生姜2片，大枣1枚，水煎，每日2次。或改用饮片作汤剂水煎服，各药用量按常规剂量酌定。

方解：方中人参甘温大补元气，健脾益胃；山药、炒白扁豆、茯苓健脾渗湿，白术健脾利湿；炙甘草调中；姜、枣调和脾胃。

加减：若病情不甚，方中人参可改用党参；虚寒明显，加附子、干姜；腹中冷痛，加乌药、炮姜；纳少、脘胀，加砂仁、木香；兼有消化不良，加焦山楂、炒麦芽。

治疗要点

脾阴虚的治疗，宜甘润养阴，选择温而不燥，凉而不寒，淡而不利的药物，如白扁豆、莲子肉、黄精、玉竹、天花粉、沙参、麦冬、葛根、粳米等。如脾阴虚、脾气虚同时出现的脾气阴两虚者，可选用六神散、滋阴健脾丸等；如脾胃阴虚患者，宜用益胃汤等方。

脾阳虚证

脾阳虚证是指脾阳虚衰，失于温运，阴寒内生，以腹胀腹痛、纳少、喜温喜按及阳虚症状为主要表现的证候。

临床表现

症状： 腹痛绵绵，喜温喜按，纳少，腹胀，大便清稀或完谷不化，畏寒肢冷，或肢体浮肿，或白带清稀量多，或小便短少。

舌象： 舌质淡胖或有齿痕，舌苔白滑。

脉象： 沉迟无力。

辨证要点

腹胀、腹冷痛、大便清稀与阳虚症状共见。

病因

- 因脾气虚加重而形成；
- 过食生冷、过用苦寒、外寒直中，久之损伤脾阳；
- 肾阳不足，命门火衰，火不生土所致。

病机

脾阳亏虚，虚寒内生，寒凝气滞，不通则痛，故腹痛绵绵、喜温喜按；脾阳虚衰，运化无力，则纳少腹胀，大便清稀，甚至完谷不化；阳虚不能温煦肌肤，则见畏寒肢冷；脾阳不足，水湿内停，膀胱气化失司，故小便不利；水湿流溢肌肤，则水肿；水湿下注，带脉不固，则带下清稀色白量多；舌质淡胖、边有齿痕，苔白滑、脉沉迟无力，皆为阳虚内寒之象。

发展与转归

脾阳虚损，进一步发展可导致肾阳虚衰。脾阳虚衰，不能生化气血，可形成气血两虚证；脾阳虚衰，运化功能失常，使寒湿停留，又加重阳气虚衰，最终脾气败绝，危及生命。

类证鉴别

脾阳虚证与脾气虚证：气虚往往是阳虚的初期阶段，而阳虚常是气虚的进一步发展。脾气虚证的病机特点，是以脾的健运机能减退为主，主要临床表现为食欲减退，脘腹胀满，腹泻，完谷不化，或因气血化源不足而致的肢体倦怠乏力，面色萎黄，舌淡，脉弱等症状。脾阳虚证多由脾气虚发展而来，若暴病出现脾阳不足，则多为阴寒内盛或寒邪直中太阴脾土所成，除有脾气虚证的症状之外，必有“阳虚则寒”的寒证表现，两者的鉴别要点，是有无寒证征象。

治法

温补脾阳。

主方

小建中汤（《伤寒论》）。

组成：桂枝（去皮）9克，炙甘草6克，大枣（擘）4枚，白芍18克，生姜（切）9克，饴糖（烊化）30克。

用法：水煎，每日1剂，分2～3次温服。

方解：方中重用甘温质润之饴糖为君，温补中焦，缓急止痛。臣以辛温之桂枝温阳气，祛寒邪；酸甘之白芍养营阴，缓肝急，止腹痛。佐以生姜温胃散寒，大枣补脾益气。炙甘草益气和中，调和诸药，是为佐使之用。其中饴糖配桂枝，辛甘化阳，温中焦而补脾虚；白芍配甘草，酸甘化阴，缓肝急而止腹痛。诸药合用，共成平补阴阳，建复中焦，生化气血，缓急止痛之剂。

加减：面色萎黄、短气神疲者，可加黄芪、人参、当归以补养气血；便溏者，可加白术健脾燥湿止泻；中焦寒重者，可加干姜以增强温中散寒的功效；兼有气滞者，可加木香行气止痛；若阴阳气血俱虚的里急腹痛，喜温喜按，形体羸瘦者，可用黄芪建中汤温中补气，和里缓急；若虚寒腹痛较剧，呕吐肢冷脉微者，可用大建中汤温中散寒，降逆止痛；若腹痛自利，肢冷，脉沉迟者，用附子理中汤温补脾肾。

治疗要点

本证以温振脾阳为主要治法。脾虚可以生湿，因此，脾阳虚在温振脾阳的同时，常需酌情加入苍术、白术、法半夏、陈皮等燥湿理气化痰药物，标本兼治，常有事半功倍之效。

脾不统血证

脾不统血证指脾气亏虚不能统摄血液，以慢性出血与脾气虚症状为主要表现的证候。

临床表现

症状： 便血，尿血，肌衄，鼻衄，齿衄，或妇女月经过多，崩漏；食少，便溏，神疲乏力，少气懒言，面色无华。

舌象： 舌淡，苔白。

脉象： 细弱。

辨证要点

以慢性出血与脾气虚症状共见。

病因

多由久病脾虚，或劳倦过度，损伤脾气，而统摄无权所致。

病机

脾有统摄血液的功能，脾气亏虚，统血无权，则血溢脉外，而见各种慢性出血：溢于胃肠，则见便血；溢于膀胱，则见尿血；溢于肌肤，则见肌衄；溢出于鼻、齿龈，则为鼻衄、齿衄。脾虚统血无权，冲任不固，则妇女月经过多，甚或崩漏；脾气虚弱，运化失健，则食少便溏；中气不足，则神疲乏力，少气懒言；脾气亏虚，气血生化不足，加之反复出血，营血愈亏，肌肤失养，则面色无华；舌淡苔白，脉细弱是气血亏虚之象。

发展与转归

本证一般同时存在气血两虚证，如果出血迁延发作，血气流失，可加重气血虚衰之证，严重的可导致气随血脱证。另外，心主血脉，肝藏血，由于脾不统血而造成出血，进而可影响心、肝的主血、藏血的功能，发生心脾两虚或肝脾两虚等证。

类证鉴别

证名	共同症状	鉴别症状
脾气虚	纳呆腹胀，食后胀甚，便溏肢倦，少气懒言，面色萎黄或面白无华，舌淡苔白，脉弱	临床以气虚证为主，可出现水肿或消瘦等症
脾阳虚		寒象明显，以脘腹冷痛，喜温喜按，形寒肢冷，小便不利，或水肿，或带下清稀，舌淡胖边有齿痕，苔白滑为主要特征
脾虚气陷		以脘腹坠胀，或便意频数，肛门重坠，或久泻久痢，脱肛，或小便混浊如米泔，或子宫下垂等脏器下垂为主要特征
脾不统血		临床多见便血，尿血，肌衄，齿衄，或妇女月经过多，崩漏等各种出血症状

治法

健脾益气摄血。

主方

归脾丸（《医学六要》）。

组成： 白术、炙黄芪、茯苓、炒酸枣仁、龙眼肉各180克，人参、木香各90克，炙甘草60克，当归、远志（蜜炙）各30克，大枣（去核）40克。

用法： 口服，水蜜丸，每次6克；小蜜丸，每次9克；大蜜丸，每次1丸，每日3次，用温水或生姜汤送服。

方解： 方中以人参、炙黄芪、白术、炙甘草甘温之品补脾益气以生血，使气血旺而血生；当归、龙眼肉甘温补血养心；茯苓、炒酸枣仁、远志宁心安神；木香调气，气壮则自能摄血；大枣调和脾胃，以资化源。

加减： 出血在上者加牛膝，在下者加柴胡、升麻；肺胃出血者，加白及；大肠出血者，加地榆、槐花；尿血者，加小蓟、白茅根；崩漏者，加艾叶炭。

治疗要点

本证治疗应以益气摄血为大法，应根据出血部位适当选用引经药，达到标本兼治之效。出血之证，离经之血可致瘀血内阻，宜加用一些止血而又化瘀的药物，如三七、蒲黄、茜草等。

脾虚气陷证

脾虚气陷证指脾气亏虚，升举无力而反下陷所表现的以内脏下垂、脘腹重坠、泄泻与脾气虚症状为主要表现的证候。

临床表现

症状： 纳少，脘腹重坠作胀，食后益甚，眩晕，久泄，或便意频数，或小便混浊如米泔，肛门重坠，甚或内脏下垂，脱肛，子宫下垂，神疲乏力，气短懒言，面白无华。

舌象： 舌淡，苔白。

脉象： 缓或弱。

辨证要点

以内脏下垂、眩晕、脘腹重坠、泄泻与脾气虚症状共见。

病 因

- 多由脾气虚进一步发展，中气升提无力而下陷；
- 久泻久痢，或劳伤过度致脾气虚弱而下陷；
- 妇女孕产过多，或产后失于调护所致；
- 先天禀赋不足，素体脾虚，中气不足，气虚升举无力。

病 机

脾虚升清失司，气坠于下，故见纳少、脘腹重坠作胀且食后尤甚；中气下陷，脏器失举，则见便意频数、久泻不止、肛门重坠，甚则脱肛、妇女子宫下垂；脾虚精微输布失常，清浊不分，下注膀胱，则见小便浑浊如米泔；脾虚下陷，清阳不升，头目失养，则头晕目眩；脾虚气血乏源则见面色无华、神疲乏力、少气懒言、舌淡苔白、脉缓弱。

发展与转归

本证因升举无力，不能维系内脏的位置而出现下垂之症，如胃下垂、子宫下垂、脱肛以及肝、肾下垂等。此外，还可伴久泻不止等。本证病情迁延，不易速愈，严重的亦可发生气虚脱证。

类证鉴别

气陷证与脾虚气陷证：二者既有密切联系，又有所不同。气陷证以内脏下垂为主症，脾虚气陷证是气陷证中的主要证型，即气陷证与脾气虚证并见即乃脾虚气陷证。

脾气虚证与脾虚气陷证：脾气下陷证多由脾气虚证发展而来，两证均有食少、腹胀、便溏、头晕、倦怠、面白等脾气虚弱症状。但脾虚气陷证有气机下陷、内脏下垂的症状。

治法 益气健脾，升阳举陷。

主方

升陷汤（《医学衷中参西录》）。

组成：生黄芪18克，知母9克，柴胡、桔梗各4.5克，升麻3克。

用法：水煎，每日1剂，分2～3次温服。

方解：方中以黄芪为主，补益肺气；辅以柴胡、升麻举陷升提；桔梗载药上行；合以知母甘寒清润，制黄芪之温性，使升补而不偏于温，全方配伍，共奏益气升陷之效。

加减：气分虚极下陷者，酌加人参，或再加山茱萸（去净核），以收敛气分之耗散，使升者不至复陷更佳。若大气下陷过甚，至小腹下坠，或更作疼者，宜将升麻改用4.5克，或倍作6克。对脾肺虚极者，可酌加人参以加强益气之力，或更加山茱萸以收敛气分之耗散。

治疗要点

本证的治疗以益气、升举、固涩相结合，气虚下陷所致的脱肛、子宫脱垂，还可外用熏洗收涩药。

脾虚水泛证

脾虚水泛证是指脾气虚弱，运化失职，水液内停，以食少，腹胀，便溏等为主要症状的证候。

临床表现

症状： 面浮肢肿，神疲乏力，下肢为甚，按之凹陷，不易恢复，食少腹胀、便溏，或有腹水，面白。

舌象： 舌淡胖，苔白滑。

脉象： 濡或弱。

辨证要点

面浮肢肿，食少，腹胀，便溏，舌淡胖、苔白滑，脉濡或弱等。

病因

- 饮食不节，损伤脾阳；
- 外邪入里，脾运失健，制水无权，致水湿停积三焦，而外犯为肿，内停作胀。

病机

脾阳虚衰，运化失权，故纳少腹胀，大便稀溏；水谷精微运化乏力，失于敷布，肢体失养，而见神疲乏力；阳虚阴寒内盛，温煦无力，故见畏冷肢凉，面白；脾阳虚，水浊不化，可见腹水；泛溢于肌肤，则见面浮肢肿；舌淡胖，苔白滑，脉濡或弱均为脾阳不足，水寒之气内盛之象。

发展与转归

若因过用攻下逐水之剂，攻伐脾胃者，治以培补脾土，渗泄水湿，可使病情逐渐缓解，若治疗不当，病邪日深，正气续败，损及肾阳便成脾肾阳虚之证。水气泛滥，上迫于肺则咳逆；上凌于心，则心悸、胸闷、短气。

类证鉴别

脾虚水泛证与寒湿困脾证：寒湿困脾证为实证，是寒湿内盛、中阳受困、运化失职所致，既有脘腹痞闷胀痛、食少便溏症状，又可出现肢体浮肿、尿少，要与本证鉴别。且寒湿困脾证多为外湿所致，有泛恶欲吐、头身困重、苔白腻等湿困症状。脾虚水泛证多因脾虚湿盛，以面浮肢肿、神疲乏力、食少腹胀为特征，兼阳虚之象。

治法

温阳健脾，行气利水。

主方

实脾饮（《重订严氏济生方》）。

组成：干姜、炮附子、白术、茯苓、木瓜、大腹皮、木香、厚朴、草豆蔻各30克，炙甘草15克。

用法：加生姜5片、大枣3枚，水煎，每日1剂，分2～3次温服。

方解：方中以干姜温补脾阳，助脾运化水湿；炮附子温肾暖脾、助气化以行水，共为君药。白术健脾燥湿；茯苓健脾渗湿，使水湿从小便而去；木瓜芳香醒脾化湿，共为臣药。大腹皮下气宽中，行水消肿；木香、厚朴行气散满，使气行则水行；草豆蔻燥湿健脾，温中散寒；加生姜、大枣意在调补脾胃，助脾运化，俱为佐药。炙甘草调和诸药，且又补脾气，为使药。诸药相合，共奏温阳利水之功效。

加减：若水肿较甚者，可加肉桂、猪苓、泽泻、车前子温阳化气，利水消肿；若脘胁胀痛者，可加香附、延胡索、青皮、郁金、枳壳等理气和络；若神疲、纳呆、便溏，可加黄芪、党参、山药等健脾益气利水。

治疗要点

本证以“虚则补之”“寒者温之”为治疗原则，当温阳实脾。气能行津，水之不利，与气滞有关，又当兼以行气利水。脾阳虚者，脾气必虚，故加健脾益气药，有助利水消肿。

寒湿困脾证

寒湿困脾证指寒湿内盛，中阳受困，运化失职，以脘腹痞闷、食少、便溏、身重及寒湿症状为主要表现的证候。

临床表现

症状： 脘腹痞闷，腹痛便溏，泛恶欲吐，口腻不渴，头身困重，或肢体浮肿、小便短少，或面目肌肤发黄，色泽晦暗。

舌象： 舌淡体胖，苔白腻。

脉象： 濡缓或沉细。

辨证要点

脘腹痞闷、腹痛、便溏与寒湿症状共见。

病因

- 淋雨涉水，居处潮湿等外感寒湿；
- 饮食不节，过食生冷，以致寒湿停滞中焦；
- 过食肥甘，寒湿内盛，中阳受困。

病机

寒湿困脾，湿阻气机，故见脘腹痞闷、腹痛便溏；湿阻气机，胃气上逆，则见泛恶欲吐、口腻不渴；湿遏清阳，则见头身困重；寒湿困脾，水湿不化，则见肢体浮肿、小便短少；寒湿困阻中阳，阻遏肝胆疏泄失调，胆汁外溢肌肤，则见面目肌肤发黄、色泽晦暗；寒湿内盛，则见舌淡体胖、苔白腻、脉濡缓或沉细。

发展与转归

本证的病理演变最易发生的是脾阳虚证；如寒湿发黄，久蕴不解，进而影响血行，由血瘀而成癥积，由阳虚水湿停聚，发展成为臌胀病。

类证鉴别

脾阳虚证与寒湿困脾证：两证均属寒证，都有运化失职，水湿不化，见纳少、腹冷痛、便溏及浮肿、带下清稀等症状。但有虚实不同，脾阳虚证为脾阳不足，运化温煦失职，寒湿内生，属虚，伴有阳虚症状；寒湿困脾证为寒湿内盛，中阳受阻，属实证，兼有寒湿症状。两者可相互影响，寒湿极易伤阳，故寒湿困脾日久可导致脾阳虚；而脾阳虚，温煦、运化无权，易致寒湿。

治法

温中化湿。

主方

胃苓汤（《丹溪心法》）。

组成： 炙甘草、茯苓、苍术、陈皮、白术、桂枝、泽泻、猪苓、厚朴各等分。

用法： 上药共研粗末。每次15克，加生姜5片，大枣2枚，水煎服。也可改用饮片水煎服，各药用量按常规剂量酌定。

方解： 方用平胃散（苍术、厚朴、陈皮、炙甘草）运脾燥湿；五苓散（茯苓、猪苓、泽泻、白术、桂枝）利水渗湿，标本兼顾；生姜、大枣调和脾胃。诸药合用，共奏健脾和中、利水化湿之功效。

加减： 若身目发黄，黄而晦暗者，加茵陈；若腹部胀满如囊裹水，尿短少者，加车前子、猪苓、怀牛膝、青皮；不思饮食，加山楂、神曲；恶心、呕吐，加半夏、生姜；神疲乏力，加党参、薏苡仁。

治疗要点

本证的治疗，以温中散寒，健脾化湿为法。因为寒湿困脾，易伤脾阳，当选用温热药助阳以燥湿，还要配合温运脾阳的药物，如干姜、附子等。湿为阴邪，其性黏滞，病程较长，治疗应坚持不懈，即使临床症状消失，仍需服用调理、健壮脾胃之剂。

湿热蕴脾证

湿热蕴脾证指湿热内蕴，脾失健运，以腹胀、纳呆、便溏及湿热症状为主要表现的证候。

临床表现

症状： 脘腹胀闷，身重，发热，或身热不扬，汗出热不解，口中黏腻，便溏不爽，或面目肌肤发黄，色泽鲜明，小便短黄。

舌象： 舌红，苔黄腻。

脉象： 濡数。

辨证要点

腹胀、纳呆、便溏不爽与身重、舌红苔黄腻等湿热症状共见。

病因

- 外感湿热之邪，湿热蕴于脾胃；
- 嗜食肥甘厚味，饮酒无度，酿成湿热，内蕴脾胃。

病机

湿热内蕴，气机阻滞，故见脘腹胀闷；湿困肢体，则见身重；湿遏热伏，郁蒸于内，则见发热，或身热不扬；湿性缠绵黏滞，则汗出热不解、口中黏腻、便溏不爽；湿热交结，熏蒸肝胆，胆汁不循常道，则见面目肌肤发黄、色泽鲜明、小便短黄；湿热内蕴，则见舌红苔黄腻、脉濡数。

发展与转归

本病积极治疗，一般预后良好；若失治误治，湿热久留不去，可造成脾阴不足或胃阴亏虚证等。

类证鉴别

寒湿困脾证和湿热蕴脾证：两证都有湿，病位在脾，均可见肢体困重、纳呆、呕恶、身黄、便溏、苔腻、脉濡等症。湿热蕴脾证有热，可见脘腹痞闷，身热，舌红，苔黄，脉数；寒湿困脾证为寒，可见腹痛喜暖，舌淡胖，苔白，脉迟。

治法

清利湿热。

主方

茵陈蒿汤（《伤寒论》）。

组成： 茵陈蒿18克，栀子12克，大黄6克。

用法： 水煎，每日1剂，分2～3次温服。

方解： 方中重用茵陈蒿为君药，本品苦泄下降，善能清热利湿，为治黄疸要药。臣以栀子清热降火，通利三焦，助茵陈蒿引湿热从小便而去。佐以大黄泻热逐瘀，通利大便，导瘀热从大便而下。

加减： 胁痛、脘腹胀痛，可加枳实、郁金以疏肝理气止痛；兼见寒热往来、头痛口苦，可加黄芩、柴胡以和解退热；湿邪较重，可加泽泻、茯苓以利水渗湿；恶心呕吐、食少纳呆，可加神曲、竹茹等消食止呕；热邪较盛，可加龙胆草、黄柏以清热祛湿。

治疗要点

本证以清热利湿为主要大法。常由外湿、内湿结合所致，治疗疾病处方立法时，应考虑脾虚与湿阻的主次，权衡轻重用药。

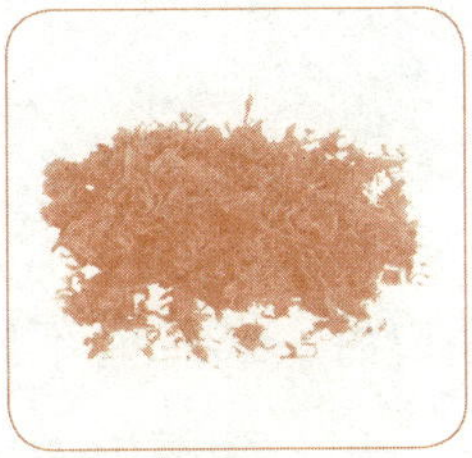

茵陈蒿

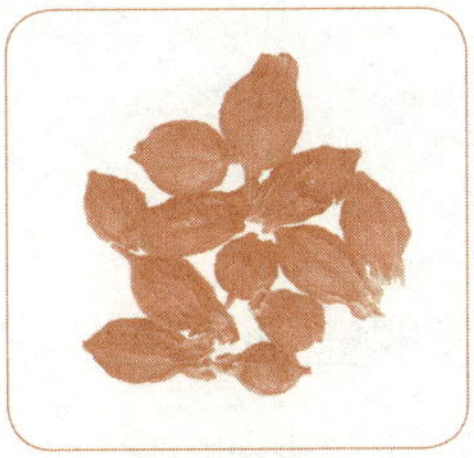

栀子

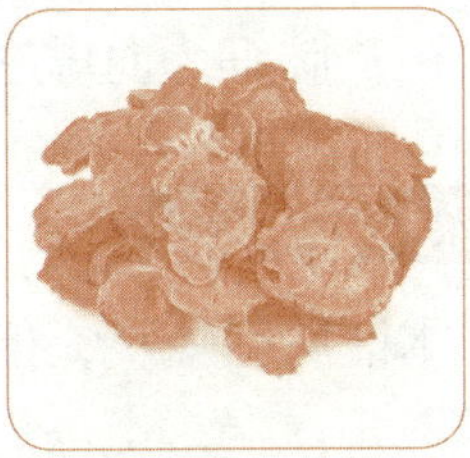

大黄

辨肝病证候

肝血虚证

肝血虚证指肝血不足，机体失养，以眩晕、视力模糊、肢体麻木为主要表现的证候。

临床表现

症状： 头晕目眩，视力减退，或夜盲，爪甲不荣，肢体麻木，妇女月经量少、色淡，甚则闭经，面唇淡白。

舌象： 舌淡。

脉象： 细。

辨证要点

眩晕、视力减退、经少、肢麻震颤等与血虚症状共见。

病因

- 脾胃虚弱，不能生化气血；
- 久病耗伤，而后出现肝血不足；
- 失血过多，补充不及时，引起肝血虚少。

病机

肝血不足，头目失养，故头晕目眩，视力减退或夜盲；爪甲失养则干枯脆薄；筋脉失养，血虚生风，则肢体麻木；血海空虚，冲任失养，故月经量少、色淡，甚则闭经；血虚不能上荣于面、唇、舌，则见面、唇、舌淡白；脉细为血虚之征象。

发展与转归

本证病程较长，但如果及时正确治疗，一般预后良好。若肝血不足，血虚而生风，可出现肝风内动证。肝血虚日久，阴分不足，阴虚生内热，或阴虚阳亢，可造成肝阳上亢证。肝血不足，精无以化生，形成肝肾精血两亏证。

类证鉴别

肝血虚证与心血虚证：心主血脉，肝主藏血，血液之运行，调节，全赖心肝二脏的配合，一者肝血亏虚，心血也易因之不足。二者在临床表现方面也很相近，都有面色苍白或萎黄，唇甲淡白无华，眩晕，失眠，多梦，舌淡，脉细等血虚症状。但心血虚证还兼有心神失养的表现，如心悸、怔忡、心烦易惊、健忘等症。而肝主筋，开窍于目，故肝血虚证多见两目干涩，视物不清，雀目，四肢麻木，爪甲不荣等。

治法

补血养肝。

主方

补肝汤（《医宗金鉴》）。

组成：熟地黄、当归、白芍各10克，川芎、木瓜、酸枣仁各6克，炙甘草3克。

用法：水煎，每日1剂，分2～3次温服。

方解：方中以熟地黄、当归、白芍、川芎养血柔肝，以补肝固本；木瓜、炙甘草酸甘化阴；酸枣仁滋养肝阴。

加减：如见血虚，加阿胶、枸杞子；气虚，加人参、黄芪；肢体抽动，加全蝎、地龙；瘀血，加鸡血藤、水蛭。

治疗要点

本病治疗重在滋补肝血。又因脾胃为气血生化之源，应佐以补益脾胃之药。除药物治疗外，饮食疗法也至关重要，一般动物肝脏为治疗佳品。

肝阴虚证

肝阴虚证指肝阴不足，肝失濡润，虚热内生，以两目干涩、胁痛为主要表现的证候。

临床表现

症状： 头晕眼花，两目干涩，视物不清，胁肋隐隐灼痛，口燥咽干，五心烦热，两颧潮红，潮热盗汗。

舌象： 舌红，少苔。

脉象： 弦细数。

辨证要点

目干、眩晕、胁肋隐痛等与阴虚症状共见。

病 因

- 情志不遂，肝郁化火伤阴；
- 温热病后期，耗损肝阴；
- 久服辛燥药物，耗伤肝阴；
- 因久病，肾阴亏虚，水不涵木，不能滋养肝阴。

病 机

肝阴不足，头目失于濡养，故两目干涩，视物不清，头晕眼花；阴虚内热，则肝络失养，虚火内灼，故胁肋隐隐灼痛；阴津亏虚，口咽失润，故口干咽燥；阴虚不能制阳，虚热内蒸，虚火内扰，故五心烦热，午后潮热；阴虚内热，虚热内蒸，迫津外泄，故盗汗；虚火上炎，故两颧潮红；舌红少苔，脉弦细数为肝阴不足，虚热内生之象。

发展与转归

在其病机演变过程中，肝阴不足，血不养肝，肝气不舒，致阴虚肝郁；反之肝郁日久，五志化火，劫夺肝阴，也可致肝阴益亏。又因肝肾同源，其病变常相互影响，而成肝肾阴亏之证。

类证鉴别

肝血虚证与肝阴虚证的鉴别：两证都是里证、虚证，均可见头晕目眩、视力减退、脉细等症。但前者为血虚，常见爪甲淡白，肢体麻木，经少闭经，舌淡，脉细，且无热象；后者为阴虚，临床以两目干涩，或胁肋隐隐灼痛，甚则手足蠕动，午后颧红、舌红等“色红”及面部烘热、五心烦热、潮热盗汗、口咽干燥等阴虚内热为主要特征。

治法

滋补肝阴。

主方

一贯煎（《续名医类案》）。

组成：生地黄18～30克，枸杞子9～18克，北沙参、麦冬、当归身各9克，川楝子4.5克。

用法：水煎，每日1剂，分2～3次温服。

方解：方中重用生地黄滋阴养血、补益肝肾为君，内寓滋水涵木之意。当归身、枸杞子养血滋阴柔肝；北沙参、麦冬滋养肺胃，养阴生津，意在佐金平木，扶土制木，四药共为臣药。佐以少量川楝子，疏肝泄热，理气止痛，复其条达之性。该药性虽苦寒，但与大量甘寒滋阴养血药相配伍，则无苦燥伤阴之弊。诸药合用，使肝体得养，肝气得舒，则诸症可解。

加减：若大便秘结，加瓜蒌仁；有虚热或汗多，加地骨皮；痰多，加川贝母；舌红而干，阴亏过甚，加石斛；胁胀痛，按之硬，加鳖甲；烦热而渴，加知母、石膏；腹痛，加芍药、甘草；不寐，加酸枣仁；口苦燥，少加黄连；两足痿软，加牛膝、薏苡仁。

治疗要点

本证治疗重在滋养柔润，切忌辛温之品。因肝肾同源，肝阴源于肾阴，两者相互影响，故治疗时应兼顾滋补肾阴。

肝郁气滞证

肝郁气滞证指肝失疏泄，气机郁滞，以情志抑郁，胸胁、小腹胀痛为主要表现的证候。

临床表现

症状： 胸胁、小腹胀痛、窜痛，情志抑郁，善太息，妇女可见乳房胀痛、月经不调、痛经、闭经。或梅核气，或瘿瘤、瘰疬，或胁下积块。

舌象： 苔薄白。

脉象： 弦。

辨证要点

情志抑郁或易怒，肝经循行部位胀痛，脉弦或月经失调等。

病因

- 情志不遂；或突然受到精神刺激，郁怒伤肝所致；
- 邪气侵犯，致肝疏泄失职，气机不畅所致。

病机

肝主疏泄，喜条达恶抑郁，肝失疏泄，经气不利，故胸胁、小腹胀满疼痛；肝失条达，情志失和，则情志抑郁，善太息；肝失疏泄，气血失和，冲任失调，故月经不调，痛经或闭经；苔薄白，脉弦为肝郁气滞之象。

肝主疏泄，调畅气机，助行血和津液。肝气郁滞可导致血和津液运行障碍，津聚为痰，血停为瘀。痰气搏结于咽喉，可见咽部异物感；搏结于颈部，则为瘿瘤、瘰疬；气血瘀阻，结于胁下，日久形成肿块。

发展与转归

本证的预后通常与病因、患者体质强弱、是否及时干预等因素有关。由于本证的病理变化复杂，可波及多个脏腑，造成脏腑功能失调，出现食欲不振、腹胀、泄泻、咳逆、颈部肿块等，还可出现抑郁症、癫痫等精神心理疾病。

类证鉴别

肝郁气滞证与肝火上炎证：肝郁气滞证常因气郁化火而成肝火上炎证，故需与之鉴别。肝郁气滞证以气郁、气滞情志改变为主。而肝火上炎证则以化火见热象为主，主要表现为头痛眩晕，耳聋耳鸣，眼红痛，烦躁易怒，睡不安，呕吐，吐血，衄血，苔黄，脉弦等。

治法 疏肝理气。

主方

逍遥散（《太平惠民和剂局方》）。

组成：当归、茯苓、白芍、白术、柴胡各9克，炙甘草4.5克。

用法：上述各味为粗末，每次6～9克，加烧生姜1块，薄荷少许，共煎汤温服，每日3次。亦可作汤剂，加生姜3克，薄荷6克（后下），水煎服。

方解：方中以柴胡疏肝解郁，使肝气得以条达为君药。当归甘辛苦温，养血和血；白芍酸苦微寒，养血敛阴，柔肝缓急；归、芍与柴胡同用，补肝体而助肝用，使血和则肝和，血充则肝柔，共为臣药。木郁不达致脾虚不运，故以白术、茯苓、炙甘草健脾益气，既能实土以御木侮，且使营血生化有源，共为佐药。用法中加薄荷少许，疏散郁遏之气，透达肝经郁热；烧生姜温运和中，且能辛散达郁，亦为佐药。炙甘草尚能调和诸药，兼为使药。诸药合用，使肝郁得疏，血虚得养，脾弱得复，气血兼顾，肝脾同调，立法周全，组方严谨，故为调肝养血之名方。

加减：肝郁气滞较甚，加香附、郁金、陈皮以疏肝解郁；血虚，加熟地黄以养血；肝郁化火，加牡丹皮、栀子以清热凉血。

治疗要点

本证多为情志所伤，首先要进行心理治疗。肝喜条达，用药重在舒畅肝气，但不可尽用耗气、破气之药，以免攻伐太过，耗损气阴。

肝火炽盛证

肝火炽盛证指火热炽盛，内扰于肝，气火上逆，以头痛、胁痛、烦躁、耳鸣为主要表现的证候。

临床表现

症状： 头目胀痛，眩晕，面红目赤，口苦口干，急躁易怒，失眠多梦，耳鸣耳聋，胁肋灼痛，或耳痛流脓，或吐血衄血，大便秘结，小便短黄。

舌象： 舌红，苔黄。

脉象： 弦数。

辨证要点

头目胀痛、胁痛、急躁、耳鸣、面赤等与实热症状共见。

病因

- 情志不遂，气郁化火；
- 火热之邪内犯；
- 嗜烟酒辛辣之物。

病机

肝气主升主动，肝火炽盛，气火循经上逆于头面，故头目胀痛、眩晕、面红目赤、口苦咽干；肝火内灼，肝性失柔，则急躁易怒，胁肋灼痛；火热内扰，神魂不安，则失眠多梦；肝胆火热上冲于耳，故耳鸣耳聋，甚则耳痛流脓；若热伤血络，迫血妄行，则见吐血、衄血；火热内盛，火热灼津，故口渴、小便短黄、大便秘结；舌红苔黄，脉弦数，为肝火炽盛之象。

发展与转归

本证在病机演变过程中，因火邪有炎上、伤津的特点，常可出现兼夹证候：如出现气逆呛咳，面红喉干，咳时引胁作痛，舌黄少津，脉弦数等肝火犯肺之证；若肝火内炽日久，不灼伤本脏之阴，且必下吸肾水，而出现头眩目干，腰膝酸软，五心烦热，咽喉干痛，舌红少苔，脉细等肝肾阴虚之证。

类证鉴别

肝火炽盛证与肝阳上亢证：两证都是里证、热证，均可见眩晕耳鸣、头目胀痛、面红目赤、急躁易怒、失眠多梦、舌红少津、脉弦有力或弦数等表现。肝火炽盛证是实热证，尚见胁肋灼痛、口苦口干，或突发耳鸣耳聋，或吐血、衄血、苔黄等肝火炽盛的表现；而肝阳上亢证是实中夹虚，尚可见腰膝酸软、头重脚轻、脉细等上实下虚的表现。

治法

清肝泻火。

主方

龙胆泻肝汤（《医方集解》）。

组成：龙胆草、木通、车前子、生地黄、柴胡、生甘草各6克，黄芩、栀子、泽泻各9克，当归5克。

用法：水煎，每日1剂，分2～3次温服。

方解：方用龙胆草、栀子、黄芩清肝泻火；柴胡、生甘草疏肝清热调中；木通、泽泻、车前子清利湿热；生地黄、当归滋阴养血。全方清肝泻火利湿，清中有养，泻中有补。

加减：若胸闷纳呆、恶心呕吐，加半夏、陈皮和胃助运；若兼见发热、黄疸者，加茵陈、黄柏以清热利湿退黄；若湿热煎熬，结成砂石，阻滞胆道，症见胁肋剧痛，连及肩背者，可加金钱草、郁金以利胆排石；若肠胃积热，大便不爽，腹胀腹满者，加大黄、枳实以泄热通腑。

治疗要点

本证治疗以清肝泻火为大法，而升散之药宜慎用。肝体阴用阳，性喜疏泄条达，故在应用苦寒泻火的同时，宜加用生地黄、白芍、当归等养血柔肝剂以及柴胡等舒畅条达之药，使泻中有补，降中寓升。

肝阳上亢证

肝阳上亢证指肝肾阴虚，阴不制阳，肝阳亢扰于上所致的上盛下虚的证候。

临床表现

症状： 眩晕耳鸣，头目胀痛，面红目赤，急躁易怒，失眠多梦，腰膝酸软，头重脚轻，小便黄，大便干结。

舌象： 舌红少津。

脉象： 弦有力或弦细数。

辨证要点

头目胀痛，眩晕耳鸣，急躁易怒，腰膝酸软，头重脚轻等上盛下虚症状。

病因

- 情志抑郁，化火伤阴；
- 房劳或年老肾亏累及于肝，阴不制阳，阳亢于上。

病机

肝肾阴液亏虚，阴虚不能制约阳热，肝阳亢逆，气血上冲，故眩晕耳鸣，头目胀痛，面红目赤；阴虚阳亢，肝失柔和，故急躁易怒；扰及神魂，则失眠多梦；肝肾阴亏，筋骨失养，则腰膝酸软；肝肾阴液亏虚于下，肝阳亢盛于上，上盛下虚，则头重脚轻；舌红少津，脉弦有力为阴虚阳亢之象。

发展与转归

肝阳上亢证进一步发展，阳极可以化风，而出现口眼歪斜、昏仆失语、半身不遂、手足拘挛等症状，严重者还可发生半身不遂。

类证鉴别

证名	共同症状	鉴别症状
肝阳上亢证	均有阳热亢逆的病机，表现为头晕胀痛，面红目赤，耳聋耳鸣，急躁易怒，失眠多梦等	本证是肝肾阴虚阳亢，病程较长，病势略缓，为上盛下虚，虚实夹杂，以腰膝酸软、头重脚轻、舌红少津、脉弦细数为特点
肝火上炎证		本证是肝经实火上逆，病程较短，病势较急，为实热证，以口苦口渴、便干尿黄、耳痛流脓、两胁灼痛、舌红苔黄、脉弦数为特点

治法

平肝潜阳，滋阴清火。

主方

天麻钩藤饮（《中医内科杂病证治新义》）。

组成：天麻、栀子、黄芩、杜仲、益母草、桑寄生、夜交藤、朱茯神各9克，钩藤（后下）、川牛膝12克，生石决明（先煎）18克。

用法：水煎，每日1剂，分2～3次温服。

方解：方中天麻、钩藤、生石决明平肝息风；黄芩、栀子清肝泻火；益母草活血利水；川牛膝引血下行，配合杜仲、桑寄生补益肝肾；朱茯神、夜交藤养血安神定志。全方共奏平肝潜阳，滋补肝肾之功。

加减：若见阴虚较盛，舌红少苔，脉弦细数较为明显者，加生地黄、麦冬、玄参、何首乌、生白芍等滋补肝肾之阴。若肝阳化火，肝火亢盛，表现为眩晕、头痛较甚，耳鸣、耳聋暴作，目赤，口苦，舌红苔黄燥，脉弦数，加龙胆草、牡丹皮、菊花、夏枯草等清肝泻火；便秘者，加大黄、芒硝以通腑泄热。

治疗要点

本证为本虚标实之证，肝肾阴虚是本证之本，故在养肝阴的同时必须兼滋肾阴；肝阳上扰是本证之标，平肝潜阳应以清滋柔镇为主，切忌妄加辛温香燥之品，以免煽动风阳而变生他疾。

肝风内动证

肝风内动证指以眩晕、抽搐、震颤、麻木等“动摇”的症状为主要表现的证候。临床常分为肝阳化风、热极生风、阴虚动风、血虚生风四种。

临床表现

肝阳化风证： 眩晕欲仆，头摇而痛，言语謇涩，手足震颤，肢体麻木，步履不正，甚或猝然昏倒，不省人事，口眼歪斜，半身不遂，喉中痰鸣，舌红苔腻，脉弦。

热极生风证： 高热神昏，躁动谵语，颈项强直，四肢抽搐，角弓反张，牙关紧闭，舌质红绛，苔黄燥，脉弦数。

阴虚动风证： 手足震颤或蠕动，眩晕耳鸣，两目干涩，视物模糊，五心烦热，潮热盗汗，舌红少苔，脉弦细数。

血虚生风证： 头晕眼花，手足震颤，肌肉瞤动，肢体麻木，皮肤瘙痒，爪甲不荣，面唇淡白，舌淡苔白，脉细。

辨证要点

眩晕欲仆、抽搐、手足震颤或蠕动等具有“动摇”症状为辨证要点。

病因

- 年高肾亏或房事劳倦，七情内伤，饮食失调等；
- 温病邪入下焦，阴血耗竭。

病机

情志内伤或素体阳盛，气郁化火，肝阴暗耗，内生痰饮，阴损太过，肝阳上亢，阳升风动，上扰清空，阳亢阴虚，挟痰走窜经络，故见眩晕，头痛，震颤抽搐耳鸣，口眼歪斜，甚则昏仆失语，不知人事，舌多红绛、干燥，脉多弦数或兼滑、兼长。

发展与转归

本证的实质乃是本虚标实，本虚是指阴液亏耗之极；标实是指阳盛浮动，有厥脱之势。因此，此证的发生提示病情危重，应及时采取平肝息风、滋阴潜阳、豁痰开窍等措施，否则有性命之虞。

类证鉴别

证候	性质	动风症状	兼症	舌脉	治法	方剂
肝阳化风	上实下虚	眩晕欲仆，头摇而痛，言语謇涩，手足震颤，肢体麻木，甚或猝然昏倒，不省人事	步履不正，腰膝酸软	舌红苔腻，脉弦	滋阴平肝息风	天麻钩藤饮
热极生风	实热证	四肢抽搐，角弓反张，牙关紧闭	高热神昏，躁动谵语	舌质红绛，苔黄燥，脉弦数	凉肝息风	羚角钩藤汤
阴虚动风	虚热证	手足震颤或蠕动	五心烦热，潮热盗汗	舌红少苔，脉弦细数	滋阴息风	大定风珠
血虚生风	虚证	手足震颤，肌肉瞤动，肢体麻木	头晕眼花，皮肤瘙痒，爪甲不荣，面唇淡白	舌淡苔白，脉细	补血养肝息风	四物汤

治法

息风解痉。

主方

羚角钩藤汤（《通俗伤寒论》）；**大定风珠**（《温病条辨》）。

组成：羚角钩藤汤：羚角片（山羊角代）4.5克，霜桑叶6克，川贝母12克，鲜生地黄15克，双钩藤9克，滁菊花9克，茯神木9克，生白芍9克，生甘草2.4克，淡竹茹（鲜刮，与山羊角先煎代水）15克。

大定风珠：生白芍、干地黄、麦冬（连芯）各18克，阿胶9克，生龟甲、生鳖甲、生牡蛎、炙甘草各12克，麻仁、五味子各6克，生鸡子黄2个。

用法：水煎，每日1剂，分2～3次温服。

方解：羚角钩藤汤方中以山羊角、双钩藤、霜桑叶、滁菊花息风定痉为君。臣以川贝母善治风痉；茯神木专平肝风。但火旺生风，风助火势，易劫伤血液，故佐以白芍、生甘草、鲜生地黄酸甘化阴，滋血液以缓肝急。使以淡竹茹，是以竹之脉络以通人身之脉络。

大定风珠方用生地黄、白芍、阿胶、麦冬、五味子、鸡子黄、麻仁等滋阴润燥、养血柔肝之品，以救下元真阴；以生牡蛎、生龟甲、生鳖甲育阴填精，潜镇浮阳；生鸡子黄滋养为用，又兼交通心肾水火之妙；炙甘草清热补中，合生白芍有益阴荣筋，缓急止痉之功；麦冬、五味子同用，能强心生脉。

治疗要点

本证病情复杂，兼夹证及变证较多，治疗应以镇肝息风为主，佐以凉血、柔肝、豁痰、通腑、泻火、滋阴、养血等法。

肝郁化火证

肝郁化火证是指肝气郁滞，郁热内蕴，以两胁胀痛、灼热，烦躁易怒等为常见症的证候。

临床表现

症状： 情志抑郁，急躁易怒，头晕，胸胁胀闷，善太息且时觉发热心烦，发热常随情绪波动而起伏，口苦咽干，女子月经不调，经来而乳房发胀或腹痛。

舌象： 舌红，苔黄。

脉象： 弦数。

辨证要点

两胁胀痛、灼热，烦躁易怒，口苦口干，舌红苔黄，脉弦数等。

病因

七情内伤，肝气郁结，郁久化火，气火升腾所致。

病机

肝气郁结，则情志抑郁，急躁易怒；肝失疏泄，经脉不利，气机不畅，故胸胁胀闷，善太息；气郁化火扰心，则时觉发热而心烦，发热随情绪而波动；热蒸胆气上泛，故口苦咽干、头晕；肝失疏泄，气机逆乱，则妇女月经不调；经脉不利，故经来而小腹胀痛，乳房发胀；舌红苔黄，脉弦数，乃肝郁化火之象。

发展与转归

本证以情志不遂，气郁化热，肝失疏泄为其病理特点。若邪热上逆，亦可转化为肝火上炎证；日久不愈，邪热伤阴，则可发展成肝阴虚证等。

类证鉴别

证名	共同症状	鉴别症状
肝火炽盛	两证均由肝郁发展而来，病机基本形似，均有明显热象	热象主要在头面，如头痛、头晕、面红、目赤、耳鸣、吐血衄血等
肝郁化火		热象不明显，而表现在两胁胀痛、灼热，烦躁易怒、时觉发热心烦、发热常随情绪波动而起伏，热势较缓

治法

疏肝清热。

主方

丹栀逍遥散（《校注妇人良方》）。

组成：白芍12克，茯苓10克，当归、柴胡、白术、牡丹皮、栀子各9克，甘草6克。

用法：水煎，每日1剂，分2～3次温服。

方解：方用逍遥散之疏肝解郁，健脾和营，再合以牡丹皮，栀子之清泄肝火，全方共奏疏肝健脾，养血清热之功效。

加减：肝火上炎而见头痛、目赤者，加钩藤、菊花、白蒺藜清热平肝；热势较甚、口苦便秘者，加龙胆草、大黄泻热通腑；若伤阴，而见舌红，少苔、脉细数者，则去白术、当归、生姜之温燥品，并加生地黄、麦冬、怀山药等滋养阴液。

治疗要点

本证为郁火，治疗宜疏达宣泄，不能径用苦寒直折其火，因寒主凝滞，愈清则火愈郁。肝郁日久，气逆必犯脾胃，故在疏肝清热同时应顾护脾胃，忌纯用苦寒。

寒凝肝脉证

寒凝肝脉证指寒邪侵袭肝经，凝滞气血，表现以小腹、前阴、巅顶冷痛和实寒症状为主要表现的证候。

临床表现

症状： 小腹冷痛，阴囊收缩，睾丸抽痛，或巅顶冷痛，遇寒痛甚，得温痛减，形寒肢冷。

舌象： 舌苔白。

脉象： 沉弦或沉紧。

辨证要点

小腹、前阴或巅顶冷痛与实寒症状共见。

病因

- 感受寒邪，如淋雨涉水或房劳受寒等，以致凝滞肝脉，气血不畅，筋脉拘急而成；
- 素体阳气不足，由外寒所引发。

病机

足厥阴肝经绕阴器，循小腹，上巅顶。寒凝肝脉，经脉收引挛急不通，故以小腹、前阴挛缩冷痛以及巅顶冷痛为其临床特点；遇寒则寒更盛，故痛甚，得温则寒能散，故痛减；阴寒内盛，阳气阻遏，失于温煦，故形寒肢冷；舌苔白，脉沉弦或沉紧为寒盛之象。

发展与转归

在病机演变过程中常有两种情况，一是由于寒邪外犯，肝经气机阻滞，表现以邪实为主，二是由于素体阳虚，阴寒内盛，寒凝肝脉，表现以虚寒为主。应当指出，在疾病发展演变过程中，寒凝亦可化热，寒凝脉痹，亦可血瘀。

类证鉴别

证名	共同症状	鉴别症状
肝阳虚证	两证均是肝的寒证，临床表现相似	病因为阳虚内寒，表现复杂，如胁痛悠悠、头痛目眩、胆怯善恐、畏寒肢冷、精神疲惫等
寒凝肝脉证		因寒邪内侵，表现为肝经循经部位的冷痛，如小腹冷痛、睾丸抽痛、巅顶冷痛等

治法 暖肝散寒。

主方

暖肝煎（《景岳全书》）。

组成：当归、枸杞子各9克，乌药、小茴香、茯苓各6克，沉香（或木香）、肉桂各3克，生姜3片。

用法：水煎，每日1剂，分2～3次温服。

方解：方中肉桂辛甘大热，温肾暖肝，祛寒止痛；小茴香味辛性温，暖肝散寒，理气止痛，二药合用，温肾暖肝散寒，共为君药。当归辛甘性温，养血补肝；枸杞子味甘性平，补肝益肾，二药均补肝肾不足之本；乌药、沉香辛温散寒，行气止痛，以去阴寒冷痛之标，同为臣药。茯苓甘淡，渗湿健脾；生姜辛温，散寒和胃，皆为佐药。综观全方，以温补肝肾治其本，行气逐寒治其标，使下元虚寒得温，寒凝气滞得散，诸症可愈。

加减：如见寒甚，加吴茱萸、干姜或附子；腹痛甚者，加香附；睾丸痛甚者，加青皮、橘核；伴肾虚，加淫羊藿、补骨脂、巴戟天；伴气虚，加黄芪、人参。

治疗要点

本证治疗以温经散寒为大法，同时应注意与活血、行气药配伍。

辨肾病证候

肾阳虚证

肾阳虚证指肾阳亏虚，机体失其温煦，以腰膝酸冷、性欲减退、夜尿多及阳虚症状为主要表现的证候。

临床表现

症状： 腰膝酸软冷痛，畏寒肢冷，下肢尤甚，面色㿠白或黧黑，神疲乏力；或见性欲冷淡，男子阳痿、滑精、早泄，女子宫寒不孕、白带清稀量多；或尿频清长，夜尿多。

舌象： 舌淡，苔白。

脉象： 沉细无力，尺弱。

辨证要点

腰膝冷痛、夜尿频多、脉沉细尺弱与虚寒症状共见。

病因

- 素体阳虚，老年体衰，久病不愈，房事太过；
- 其他脏腑病变伤及肾阳。

病机

肾阳虚衰，不能温养筋骨、腰膝，故腰膝酸软冷痛；元阳不足，失于温煦，则畏寒肢冷，下肢尤甚；阳虚温运失职，血不上荣，故面色㿠白；肾阳虚惫，阴寒内盛，气血运行不畅，则本脏之色外现而面色黧黑；阳虚不能鼓动精神，则神疲乏力；命门火衰，性功能减退，男子阳痿，女子宫寒不孕；阳虚气化失职，肾气不固，则男子滑精、早泄，女子白带清稀量多，尿频清长，夜尿多；舌淡苔白，脉沉细无力，尺部尤甚，为肾阳不足之象。

发展与转归

肾的阳气不足，脏腑生理功能减退，体质虚弱，抵抗力下降，外邪容易入侵，易经常感冒。如果肾阳气亏虚日久，影响到肾阴，可导致阴阳两虚，甚至出现虚劳的表现。如果患者不进行辨证，盲目滥用壮阳药物，势必损伤肾精，导致其他变证。

类证鉴别

肾气虚证与肾阳虚证：肾阳虚证常是肾气虚证的进一步发展，病因病机近似。但肾气虚证尚未达到伤阳的程度，一般不会出现面色苍白、畏寒肢冷等虚寒证象。

治法

温补肾阳。

主方

右归丸（《景岳全书》）。

组成：熟地黄120克，山药（炒）、枸杞子（微炒）、鹿角胶（炒珠）、制菟丝子、杜仲（姜汤炒）各60克，山茱萸、当归（便溏勿用）各45克，肉桂、制附子各30克。

用法：水煎，每日1剂，分2～3次温服。

方解：方中制附子、肉桂、鹿角胶培补肾中元阳，温里祛寒，为君药。熟地黄、山茱萸、枸杞子、山药滋阴益肾，养肝补脾，填精补髓，取“阴中求阳”之义，为臣药。再用制菟丝子、杜仲补肝肾，强腰膝，配以当归养血和血，共补肝肾精血，为佐药。诸药合用，以温肾阳为主而阴阳兼顾，肝脾肾并补，妙在阴中求阳，使元阳得以归原，故名“右归丸”。

加减：如伴有脾虚症状，可酌加黄芪、炒白术等。

治疗要点

肾阳虚以温补肾阳为主要治法。因不同疾病的临床表现各具特点，治法不尽相同。若出现在虚劳病中治宜温补肾阳，兼养精血；若出现在阳痿病中治宜补肾壮阳；若出现在泄泻病中治宜补肾健脾；若出现在腰痛病中治宜补肾助阳，强腰壮脊；若出现在水肿病中治宜温补肾阳，化气利水。

肾阴虚证

肾阴虚证指肾阴亏损，失于滋养，虚热内扰，以腰酸而痛、五心烦热、头晕耳鸣及阴虚症状为主要表现的证候。

临床表现

症状： 腰膝酸软而痛，眩晕耳鸣，形体消瘦，潮热盗汗，五心烦热，咽干颧红，男子阳强、遗精、早泄，女子经少经闭或崩漏。

舌象： 舌红，少苔或无苔。

脉象： 细数。

辨证要点

腰膝酸软、头晕耳鸣、梦遗、经少与阴虚症状共见。

病因

- 久病及肾；
- 温热病后期伤阴；
- 过服温燥之品；
- 房事不节。

病机

肾阴不足，精亏髓减，腰膝、脑、骨、耳窍失养，故腰膝酸软而痛，眩晕耳鸣；肾阴亏虚，阴不制阳，虚火内生，故形体消瘦，潮热盗汗，五心烦热，咽干颧红；阴虚生热，相火妄动，则男子阳强易举；精室被扰则遗精早泄；肾阴亏虚，冲任不充，故经少或经闭；阴虚火旺，迫血妄行，则见崩漏；舌红少苔或无苔，脉细数，为阴虚内热之象。

发展与转归

本证的病理演变过程中，肾阴愈虚则虚火愈亢，虚火越旺则肾阴越耗，且肾阴为人之真阴，真阴不足可影响心阴、肺阴、肝阴、脾阴等，因此演变出肝肾阴虚证、肺肾阴虚证、心肾不交证等。

类证鉴别

证候	共同症	不同症
心阴虚证	潮热盗汗、颧红、五心烦热、咽干消瘦、溲赤便干、舌红苔少而干，脉细数	心悸、失眠、健忘
肺阴虚证		咳嗽、痰少或干咳，甚则咯血、声音嘶哑
肝阴虚证		头晕目涩、耳鸣如蝉、视力减退、手足蠕动、胁肋隐痛
肾阴虚证		腰膝酸软、眩晕耳鸣、遗精、经少经闭或崩漏，发脱齿落

治法

滋肾养阴。

主方

左归丸（《景岳全书》）。

组成：熟地黄24克，山茱萸、山药（炒）、枸杞子、龟甲胶、鹿角胶（敲碎，炒珠）、制菟丝子各12克，川牛膝9克。

用法：水煎，每日1剂，分2～3次温服。

方解：方中重用熟地黄滋肾填精，大补真阴，为君药。山茱萸养肝滋肾，涩精敛汗；山药补脾益阴，滋肾固精；枸杞子补肾益精，养肝明目；龟、鹿二胶，为血肉有情之品，峻补精髓，龟甲胶偏于补阴，鹿角胶偏于补阳，在补阴之中配伍补阳药，取“阳中求阴”之义，均为臣药。制菟丝子、川牛膝益肝肾，强腰膝，健筋骨，俱为佐药。诸药合用，共奏滋阴补肾，填精益髓之效。

加减：若阴虚生内热，表现五心烦热，舌红，脉弦细数者，可加炙鳖甲、知母、黄柏、丹皮等滋阴清热；心肾不交，失眠、多梦、健忘者，加夜交藤、阿胶、鸡子黄、酸枣仁、柏子仁等交通心肾，养心安神；若子盗母气，肺肾阴虚，加沙参、麦冬、玉竹等滋养肺肾。

治疗要点

本证的治疗一要滋肾阴，二要清虚热。肝肾同源，金水相生，心肾相交，肾阴与心、肝、肺关系密切，滋肾阴同时应兼顾他脏之阴。

肾虚水泛证

肾虚水泛证指肾的阳气亏虚，气化无权，水液泛溢，水肿以下肢为甚、尿少及肾阳虚症状为主要表现的证候。

临床表现

症状： 全身浮肿，腰以下为甚，按之没指，小便短少，腰膝酸软冷痛，畏寒肢冷，腹部胀满，或心悸气短，咳喘痰鸣。

舌象： 舌淡胖，苔白滑。

脉象： 沉迟无力。

辨证要点

腰膝酸软，头晕耳鸣，梦遗，舌淡胖、苔白滑，脉沉迟无力等。

病因

- 素体虚弱，久病及肾；
- 房劳伤肾，肾阳亏耗；
- 水湿痰饮损伤及肾。

病机

肾主水，肾阳不足，气化失司，水邪泛溢肌肤，则全身浮肿，小便短少，此为阴水，水性下趋，故腰以下肿甚，按之没指；肾阳虚，失其温煦，故腰膝酸软冷痛，畏寒肢冷；水气犯脾，脾失健运，气机阻滞，则腹部胀满；水气上逆，凌心则见心悸气短，射肺则见咳喘痰鸣；舌淡胖、苔白滑，脉沉迟无力，均为肾阳亏虚、水湿内停之象。

发展与转归

本证日久不愈，水邪不消，可转变为肾虚毒泛证，出现恶心、呕吐、嗜睡、烦躁、精神恍惚，甚至昏迷等危候。

类证鉴别

证名	共同症状	鉴别症状
肾阳虚证	二证均由肾阳不足所致，病因病机相似，又均有腰膝酸软或冷痛、形寒肢冷畏寒等症状	为纯虚证，以元阳不足、温煦失职、性机能减退为主要表现
肾虚水泛证		属虚中夹实、因虚致实，偏重于气化无权而以水肿、尿少为主症

治法 温肾利水。

主方

济生肾气丸（《张氏医通》）。

组成： 制附子、熟地黄、怀牛膝、车前子（包）各15克，山药、肉桂、制山茱萸、茯苓、泽泻、牡丹皮各10克。

用法： 水泛丸，每40粒重3克。每次6克，每日2～3次，温开水送服。

方解： 方中肉桂、制附子补火助阳，怀牛膝补肝肾、强腰膝、利尿，三药配伍，善温阳化气利水，为君药。熟地黄滋阴填精益髓，制山茱萸温补肝肾，山药养阴益气、补脾肺肾，三药合用，肝脾肾阴并补，又伍桂附，以阴中求阳，收阴生阳长之效，故共为臣药。茯苓健脾渗湿、利水，泽泻泄热渗湿利尿，牡丹皮清泻肝火，车前子清热利尿化痰，四药助君药利水而消肿，为佐药。诸药合用，温化与通利并施，共奏温肾化气、利水消肿之功。

加减： 畏寒，加淫羊藿、巴戟天、锁阳；遗精，加金樱子、莲须、芡实。

治疗要点

本证治疗原则以通阳利水为主。肾主水，脾运化水湿，肾阳虚必致脾阳虚，治疗本证时，须酌加温运脾阳之药。另外，还须加用一些活血利水之药，以免造成气血瘀滞。

肾精不足证

肾精不足证指肾中所藏之精亏虚，生长、发育与生殖功能减退，以生长发育迟缓、早衰、生育功能低下等为主要表现的证候。

临床表现

症状： 小儿发育迟缓，身材矮小，囟门迟闭，骨骼痿软，智力低下；性欲减退，男子精少不育，女子经闭不孕；发脱齿摇，耳聋，耳鸣如蝉，腰膝酸软，足痿无力，健忘恍惚，神情呆钝，动作迟钝。

舌象： 舌淡，苔白。

脉象： 弱或细弱。

辨证要点

生长发育迟缓，早衰，生育功能低下舌淡苔白，脉弱或细弱等。

病因

- 先天不足，后天失养，肾精不充；
- 久病劳损，房事不节，耗伤肾精。

病机

小儿肾精不充，不能主骨生髓充脑，不能化气生血，生长肌肉，则发育迟缓，身体矮小，囟门迟闭，骨骼痿软，智力低下；肾精不足，生殖无源，不能兴动阳事，故性欲减退，生育功能低下，男子表现为精少不育，女子表现为经闭不孕；成人肾精亏损，无以充髓实脑，则健忘恍惚，神情呆钝；精亏不足，则发枯易脱，齿松早脱；脑为髓海，精少髓亏，则耳鸣耳聋；肾精不养腰府，则腰膝酸软；精亏骨失充养，则两足痿软，行动迟缓。舌淡苔白，脉弱或细弱，亦为精血亏虚，脉道失充之象。

发展与转归

本证可影响小儿生长发育、成人的生殖功能等。从而出现早衰的症状，以及性功能低下、无精症、老年痴呆、发育不良综合征、更年期综合征等多种疾病。

类证鉴别

证名	共同症状	鉴别症状
肾阴虚证	皆属肾的虚证，均可见腰膝酸软、头晕耳鸣等症	有阴虚内热的表现，性欲偏亢，梦遗，经少
肾精不足证		主要为生长发育迟缓，早衰，生育功能低下，无虚热表现

治法

补益肾精。

主方

大造丸（《扶寿精方》）。

组成： 紫河车1具，茯苓、龟甲各60克，熟地黄25克，黄柏、杜仲各15克，牛膝、麦冬、天冬，人参各12克，怀生地黄7克。

用法： 将熟地黄杵为膏，余药为末，和膏加酒为丸如小豆大，每服8克，日服2次，开水或淡盐汤送服。

方解： 方用紫河车、龟甲血肉有情之品，滋阴填精；杜仲、牛膝壮腰膝补肾虚；黄柏、茯苓、天冬、麦冬、怀生地黄泻火除蒸，人参补气。全方合用共呈养阴填精，补肺益肾之功效。

加减： 若面黄血虚者，加当归、黄精；多汗容易感冒者，加黄芪、五味子、煅牡蛎（先煎）；饮食不香者，加苍术、陈皮、焦山楂；若神识不明，舌苔白者，加石菖蒲、远志、郁金。

治疗要点

本证治疗重在使用厚味填精之品，尤以血肉有情之品最能入肾补益精血，如紫河车、龟甲、鹿角、鳖甲等。因肾精亏虚而致气血两虚之证，出现面色苍白无华，气短神疲，肢软乏力，自汗，脉细弱等伴发症状，治疗时除补益肾精外，还需益气养血。

肾气不固证

肾气不固证指肾气亏虚，封藏固摄无权，以腰膝酸软、小便频数清长、滑精早泄、经带量多等为主要表现的证候。

临床表现

症状： 腰膝酸软，神疲乏力，耳鸣耳聋；小便频数清长，夜尿频多，或遗尿，或尿后余沥不尽，或尿失禁；男子滑精、早泄，女子月经淋漓不尽，带下清稀量多，或胎动易滑。

舌象： 舌淡，舌苔白。

脉象： 弱。

辨证要点

腰膝酸软、小便频数清长、滑精、滑胎、带下量多清稀与肾气虚症状共见。

病因

- 年幼肾气未充；
- 年高肾气亏虚；
- 房劳过度；
- 久病伤肾。

病机

肾气亏虚，骨髓、耳窍失养，故腰膝酸软，耳鸣耳聋；气不充身，则神疲乏力；肾气亏虚，固摄无权，膀胱失约，则小便频数，尿后余沥不尽，遗尿，夜尿多，甚则小便失禁；肾气虚精关不固，男子滑精、早泄；带脉失固，女子带下量多清稀；肾气不足，冲任失约，则女子月经淋漓不尽，胎元不固，则易滑胎；舌淡苔白，脉弱，为肾气虚弱之象。

发展与转归

肾气不固证在其病机演化过程中，如日久不愈、误治或调理失度，患者除遗尿外，还可影响生殖，造成早泄、胎漏、容易流产等。

类证鉴别

证型	病机	共同症	不同症
肾气不固证	肾气亏虚，固摄无权	均有面白、腰酸、耳鸣、小便异常、生殖障碍等症状	尿、精，带、胎失于固摄的症状突出。如小便频数或余沥不尽或滑精早泄，或带下清稀量多，月经淋漓不尽，胎动易滑，无明显寒象
肾阳虚证	肾阳虚衰，温煦失职，气化失权		突出表现为阳虚内寒的特征。如腰及下肢冷痛，畏寒肢冷，阳痿精冷，宫寒不孕，下利清谷，尿少水肿等

治法

补肾固摄。

主方

秘精丸（《严氏济生方》）。

组成：煅牡蛎、菟丝子、生龙骨各12克，五味子、炒韭子、桑螵蛸（酒炙）、白茯苓、煅白石脂各10克。

用法：上药共研细末，酒糊为丸，如梧桐子大。每次9克，日服2次，盐酒、盐汤或温开水送服。

方解：方用炒韭子、菟丝子、五味子、桑螵蛸温阳益肾固精；配以煅牡蛎、生龙骨、白石脂、白茯苓秘精固涩健脾。合而用之，共奏温肾补虚固涩之功。

加减：伴见小便不爽者，加木通、黄柏、泽泻、路路通等；小便白浊如米泔者，加车前子萆薢、乌药益智仁等。

治疗要点

本证的治疗原则主要是标本兼顾，以治标为主。其中，补肾气为治本，固精缩尿止遗为治标。因此临床常用方药之中多为固涩药物。

肾不纳气证

肾不纳气证指肾气亏虚，纳气无权，以久病咳喘、呼多吸少、动则尤甚及肾虚症状为主要表现的证候。

临床表现

症状： 久病咳喘，呼多吸少，气不接续，动则喘甚，腰膝酸软，或自汗神疲，声音低怯，舌淡苔白，脉沉弱。或喘息加剧，冷汗淋漓，肢冷面青，脉浮大无根；或气短息促，颧红心烦，口燥咽干。

舌象： 舌淡，苔白。

脉象： 沉弱。

辨证要点

久病咳喘、呼多吸少、动则尤甚与肾虚症状共见。

病因

- 久病咳喘，肺病及肾；
- 年老肾亏，劳伤太过，致肾气不足，不能纳气。

病机

肺为气之主，司宣发肃降，肾为气之根，主摄纳肺吸入之清气，保证体内外气体的正常交换。咳喘久延不愈，累及于肾，致肺肾气虚，则肾不纳气，气不归元，故呼多吸少，气不得续，动则喘息益甚；肾气不足，失其充养，则腰膝酸软乏力；气虚功能减退，则神疲乏力，宗气不足则声音低怯，卫气不固则自汗；舌淡苔白，脉沉弱，皆为气虚之象。肾气虚极则肾阳亦衰，甚至虚阳浮越欲脱，则见喘息加剧，冷汗淋漓，肢冷面青，脉浮大无根；阴阳互根，肾气虚衰，若久延伤阴，或素体阴虚，均可致气阴两虚，而见气短息促，颧红心烦，口燥咽干，舌红少苔，脉细数等阴虚内热之象。

发展与转归

本证在肾虚证中属危重证候，若进一步恶化，可伴出现汗出肢冷，面青、心动悸等厥脱证候，必须予以高度重视。

类证鉴别

<table>
<tr><th colspan="2">证候</th><th>相同症</th><th>不同症</th></tr>
<tr><td colspan="2">心气虚证</td><td rowspan="5">面唇淡白、气短、神疲、乏力、头晕、自汗、动则诸症加剧、舌淡嫩、脉虚</td><td>心悸怔忡、胸闷</td></tr>
<tr><td colspan="2">肺气虚证</td><td>咳喘无力、痰清稀、自汗恶风，易患感冒</td></tr>
<tr><td colspan="2">脾气虚证</td><td>纳少、腹胀、便溏、或消瘦、或浮肿</td></tr>
<tr><td rowspan="2">肾气虚证</td><td>肾气不固证</td><td>腰酸耳鸣、尿频、遗尿、余沥不尽、滑精、白带多、月经淋漓，胎动易滑</td></tr>
<tr><td>肾不纳气证</td><td>久病咳喘、呼多吸少、腰酸耳鸣</td></tr>
</table>

治法

补肾纳气。

主方

人参蛤蚧散（《卫生宝鉴》）。

组成： 蛤蚧1对，杏仁、炙甘草各150克，知母、桑白皮、人参、茯苓、贝母各60克。

用法： 上药共研细末。每次6克，日服2次。如改汤剂，方中蛤蚧、人参研末另吞，余药用量各适量。

方解： 方中蛤蚧咸平，归肺肾二经，功能补肺益肾，定喘止嗽；人参大补元气，而益脾肺，共为君药。茯苓渗湿健脾，以杜绝生痰之源，为臣药。佐以杏仁、桑白皮肃降肺气，以定喘咳；知母、贝母清热润肺，化痰止咳。炙甘草调和诸药，为使。诸药合用，补益肺肾，止咳定喘，标本兼顾。

加减： 若无热者，去桑白皮、知母；阴虚者，加麦冬以养阴润肺；咳吐脓血或痰中带血者，加白茅根、地榆炭、侧柏炭以清热凉血止血。

治疗要点

本证的治疗一方面要温肾阳，补肺气，常用蛤蚧、人参、黄芪、杏仁、肉桂、附子等药；另一方面要震慑潜纳，常用沉香、黑锡丹等。

肾衰毒泛证

肾衰毒泛证是指肾脏功能衰竭，尿毒湿浊内泛，所致的脏腑功能严重失调的危重证候。

临床表现

症状： 神疲倦怠，嗜睡，面色苍白，形寒肢冷，腰膝冷痛，全身浮肿，按之没指，恶心、呕吐，不思饮食，烦躁不安，精神恍惚，甚则昏迷，小便短少而黄，甚或癃闭，大便溏泻。

舌象： 舌胖嫩，苔白滑。

脉象： 沉细无力。

辨证要点

小便短少而黄，甚或癃闭，舌淡胖、苔薄白而滑，脉沉细无力等。

病因

多由水肿、淋证、尿血等病迁延经久不愈，发展而成。

病机

肾中元气衰惫，脏腑功能衰退，则神疲倦怠，嗜睡；肾阳虚弱，命门火衰，则面色苍白，形寒肢冷，腰膝冷痛；肾虚气化无权，则小便短少而黄，甚或癃闭；水湿内蕴，则全身浮肿，按之没指；脾不运化则便溏；水毒不能外泄而泛扰于内，干于脾胃则恶心、呕吐、不思饮食；水毒上泛神明，则烦躁不安，精神恍惚，堵闭心窍而昏迷；舌胖嫩，苔薄白而滑，脉沉细无力皆为阳虚毒盛之象。

发展与转归

急性肾衰病程较短，或慢性肾衰症状不重，经积极恰当治疗，合理调养，预后一般尚可。如果出现肝风内动，邪陷心包，则病势险恶，应及时抢救治疗。

类证鉴别

证名	共同症状	鉴别症状
肾虚水泛证	两证均为肾阳虚衰，水湿泛滥	无水毒之症
肾衰毒泛证		有毒邪内泛之象

治法 利水降浊，益肾扶脾。

主方

温脾汤（《备急千金要方》）。

组成：大黄12克，炮附子、党参各9克，干姜6克，炙甘草3克。

用法：水煎，每日1剂，分2～3次温服。

方解：方中炮附子温补脾肾，大黄荡涤泻下而除污浊，其共为主药；干姜、党参、炙甘草协助附子温补脾肾，为辅佐药；炙甘草并能调和诸药以和中，又为使药。诸药合用共成温补脾（肾）阳、祛除浊毒之剂，并以扶正为主，兼顾祛邪，恰适此期正虚为主，湿浊溺毒较轻之证。

加减：因“久病多瘀”，宜加丹参、赤芍、益母草，以活血化瘀。

治疗要点

本证正气大伤，水邪尿毒亦盛，则应根据“急则治标”的原则，先以攻邪（解毒、排毒、利水）为主，佐以扶正（如补肾）之品，待邪气大势已去，病者已转危为安，再以扶正为主，以巩固疗效。攻邪，大黄乃主要药物，诸如温脾汤、灌肠诸方均系如此；扶正，口服方药宜选巴戟天、淫羊藿、枸杞子、黄芪等性味温和之品。攻邪时，首要促使尿毒从小便而去，控制水毒上泛，可选用利水之品如茯苓、泽泻、猪苓等。因本证病情复杂，涉及脏腑甚多，故治疗过程中除治肾为主外，亦应兼顾其他脏腑，如益气扶脾。

胃气虚证

胃气虚证指胃气虚弱，胃失和降，以食少、胃脘痞满胀痛及气虚症状为主要表现的证候。

临床表现

症状： 食少，胃脘痞满胀痛或隐痛，喜按，嗳气，面色萎黄，神疲乏力，少气懒言。

舌象： 舌淡，苔薄白。

脉象： 弱。

辨证要点

食少、胃脘痞满胀痛与气虚症状共见。

病因

- 饮食不节，饥饱失常，损伤胃气；
- 劳倦过度，久病失养致使胃气亏虚；
- 其他脏腑病证的影响，损伤胃气。

病机

胃气虚弱，受纳、腐熟功能减退，故见食少；胃虚气滞，则见胃脘痞满、胀痛；按之胃气暂得以通畅，自感舒适，故喜按；胃气虚弱，失于和降，逆而向上，故嗳气；胃气虚弱，气血乏源，则见面色萎黄；舌淡，苔薄白，脉弱，为气虚之象。

发展与转归

在其病机演变过程中，胃气不足，受纳腐熟功能减弱，常致脾气虚，形成脾胃虚弱之候。同时胃气虚弱，浊阴不降，气滞不行，也易夹杂宿食、痰饮、瘀血等病邪留滞于中，而出现胃脘胀满疼痛，或刺痛拒按，或痞闷不舒，呕吐痰涎等症状。又胃气虚弱，气不得降，呕吐不止，不仅耗阴，且又伤阳，而形成胃之阴阳两虚证。

类证鉴别

<table>
<tr><th>证名</th><th>病因病机</th><th colspan="2">主要症状</th></tr>
<tr><td>脾气虚证</td><td>饮食不节、过劳忧思，素体虚弱、年老体衰；或大病初愈、调养失宜，脾主运化功能减退</td><td rowspan="2">面色无华，神疲乏力，少气懒言，食少，舌淡苔白，脉缓弱</td><td>腹胀，便溏肢倦</td></tr>
<tr><td>胃气虚证</td><td>饮食不节，饥饱无常，劳倦过度，或他病失养，损伤胃气</td><td>胃脘痞满，嗳气</td></tr>
</table>

治法

补益胃气。

主方

香砂六君子汤（《古今名医方论》）。

组成：党参、白术、白茯苓、陈皮各10克，炙甘草5克，半夏9克，木香、砂仁各4克。

用法：水煎，每日1剂，分2～3次温服。

方解：方中以党参益气健脾，补中养胃为君；臣以白术健脾燥湿；佐以白茯苓渗湿健脾，陈皮、木香芳香醒脾，理气止痛，半夏化痰湿，砂仁健脾和胃，理气散寒；使以炙甘草调和诸药。全方扶脾治本，理气止痛，兼化痰湿，和胃散寒，标本兼顾。

加减：若脘腹痛甚者，加吴茱萸、高良姜；寒湿甚者，加肉桂、干姜；泛酸者，加煅瓦楞子、海螵蛸。

治疗要点

本证的治疗，除益气养胃外，常兼以理气和胃，即以补为主，以通为用，若气机调和，补药方可发挥最佳效用。

胃阴虚证

胃阴虚证指胃阴亏虚，胃失濡润，和降失常，以胃脘隐隐灼痛、饥不欲食为主要表现的证候。

临床表现

症状： 胃脘隐隐灼痛，嘈杂，饥不欲食，干呕，呃逆，口燥咽干，大便干结。

舌象： 舌红少苔。

脉象： 细数。

辨证要点

胃脘嘈杂、隐隐作痛、饥不欲食与阴虚症状共见。

病因

- 热病后期，胃阴耗伤；
- 情志郁结，气郁化火，灼伤胃阴；
- 吐泻太过，伤津耗液，或过食辛辣、香燥之品，或过用温热辛燥药物，耗伤胃阴。

病机

胃阴不足，则胃阳偏亢，虚热内生，胃失濡润，胃气不和，则胃脘隐隐灼痛，嘈杂；胃中虚热扰动则饥，胃脘失养失于和降，故不欲食；胃失和降，胃气上逆，可见干呕，呃逆；胃阴亏虚，阴津不能上滋咽喉，则口燥咽干；不能下润大肠，则大便干结；舌红少苔、脉细数，为阴虚内热之象。

发展与转归

本证在病理转化过程中，常因胃阴不足，胃热偏盛而灼伤肺肾之阴，尤其是肺阴，故在临证时，往往不是单纯的滋养胃阴，要配合滋补肺阴。

类证鉴别

证名	病因病机	主要症状	
胃气虚证	饮食不节，饥饱无常，劳倦过度，或他病失养，损伤胃气	胃脘隐痛、喜按，食少	胃脘痞满，胀痛，嗳气，面色萎黄，神疲乏力，少气懒言，舌淡苔白，脉弱
胃阳虚证	过食生冷，或过用苦寒泻下之品，或胃虚日久，他病失养，损伤胃阳		胃脘冷痛，时发时止，喜温，脘痞，泛吐清水，畏寒肢冷，口淡不渴，舌淡胖，苔白滑，脉沉迟无力
胃阴虚证	热病后期，或气郁化火，或吐泻太过，或过食辛温，伤津耗液，胃阴受损		胃脘嘈杂，饥不欲食，干呕呃逆，口燥咽干，大便秘结，小便短少，舌红少苔，脉细数

治法 益阴养胃。

主方

益胃汤（《温病条辨》）。

组成：北沙参12克，麦冬、生地黄各15克，冰糖3克，玉竹（炒香）10克。

用法：水煎，每日1剂，分2～3次温服。

方解：方中重用生地黄、麦冬，味甘性寒，功能养阴清热，生津润燥，属于甘凉益胃的上品，共为君药。配伍北沙参、玉竹为臣药，养阴生津，以加强生地黄、麦冬益胃养阴的作用。冰糖濡养肺胃，调和诸药，为使药。全方药简力专，共奏养阴益胃之功效。

加减：若口唇干燥，津亏较严重者，加石斛、天花粉；若不思饮食较严重者，加麦芽、白扁豆、山药；若大便干结较严重者，加杏仁、火麻仁、蜂蜜；若兼有气滞者，加绿梅花、佛手花、玫瑰花等。

治疗要点

本证的治疗主要有甘寒养阴润胃法和酸甘化阴入胃法。甘寒养阴润肺法，选甘寒之品，以濡润补之，如沙参、麦冬、玉竹等，适用于单纯的胃阴虚者。酸甘化阴入胃法选甘寒之品，以敛润补之，可用于胃阴虚致肝木乘犯胃土者、肝阴虚致肝气犯胃者，方药有乌梅、白芍、山楂、木瓜、麦冬、人参、甘草、石斛等。

胃阳虚证

胃阳虚证指胃阳不足，腐熟功能减退，以胃脘绵绵冷痛为主要表现的证候。

临床表现

症状：胃脘冷痛，时发时止，喜温喜按，食少脘痞，泛吐清水，畏寒肢冷，口淡不渴。

舌象：舌淡胖，苔白滑。

脉象：沉迟无力。

辨证要点

胃脘冷痛、喜温喜按与阳虚症状共见。

病因

- 饮食失调，嗜食生冷，损伤胃阳；
- 过用寒凉、攻伐药物，胃阳受损；
- 脾胃素弱，耗损胃阳；
- 久病失养，阳气自衰。

病机

胃阳不足，虚寒内生，阻滞气机，故见胃脘冷痛且时发时止；病属虚寒则喜温喜按；受纳腐熟功能减退，胃气失降，则见食少脘痞、泛吐清水；阳虚生寒，津液不化，则见畏寒肢冷、口淡不渴；胃阳亏虚，温化不足，则见舌淡胖、苔白滑、脉沉迟无力。

发展与转归

胃阳虚证进一步发展，由胃及脾，脾阳亦虚，成为中焦虚寒证。人以胃气为本，胃阳虚日久不愈，可发展为全身性阳虚证。

类证鉴别

证名	共同症状	鉴别症状
脾阳虚证	均为中阳虚衰，消化机能减退的病理变化为主，均属阳虚生内寒之虚寒证	多是由于过度劳累、饮食不当、久病体虚等原因所引起，导致脾脏阳气不足，阴气相对偏盛。可能会出现食欲不振、腹胀、大便稀溏、四肢不温、怕冷、身体浮肿等症状，还可能会出现身体消瘦、面色苍白等现象。
胃阳虚证		由于饮食不当、精神压力过大、久病不愈等原因所引起，导致胃阳气不足，阴气相对偏盛。可能会出现胃痛、口淡不渴、大便稀溏、小便清长等症状，还可能会出现身体怕冷、四肢冰凉等现象。

治法

温胃补中。

主方

黄芪建中汤（《金匮要略》）。

组成：饴糖30克，黄芪、白芍各15克，桂枝10克，生姜3片，炙甘草6克，大枣4枚。

用法：水煎，每日1剂，分2～3次温服。

方解：黄芪甘而微温，为益气生血、补虚固表之要药；饴糖甘温入脾，温中补虚；桂枝辛甘温阳；白芍甘酸，养血敛阴；大枣甘温补脾；生姜温中散寒；炙甘草补脾益气，调和诸药。其中黄芪合桂枝，益气温阳、和营固表；桂枝合饴糖，辛甘化阳、温补中虚；饴糖、炙甘草合芍药，甘酸化阴、调肝缓急而补脾生血，全方共成益气和营、甘温建中、资助化源、补虚生血之剂。

加减：如气虚乏力明显者，应重用黄芪，并加党参、白术，以增强补气作用；畏寒、肢冷、舌淡者，宜加附子、肉桂温阳祛寒；心悸不宁、脉细而弱者，加熟地黄、当归、何首乌、酸枣仁等补血养心；血败源于精不化血者，酌加淫羊藿、巴戟天等温补命门。

治疗要点

本证多兼有脾阳虚，即中焦虚寒，治疗时应脾胃并治，温中散寒。本证多从胃气虚发展而来，故在温胃阳同时必须补中气，选用党参、白术、黄芪、大枣等。

胃火炽盛证

胃火炽盛证指胃中火热炽盛，胃运亢进，以胃脘灼痛、消谷善饥及实热症状为主要表现的证候。

临床表现

症状： 胃脘灼痛，喜冷拒按，消谷善饥，渴喜冷饮，口臭吞酸，牙龈肿痛，齿衄，小便短黄，大便秘结。

舌象： 舌红，苔黄。

脉象： 滑数。

辨证要点

胃脘灼痛，或消谷善饥，或牙龈肿痛，舌红苔黄，脉滑数等兼有实热症状。

病因

- 过食辛辣、酒醴、肥甘、燥烈刺激之品，化热生火；
- 因情志不遂，肝郁化火犯胃；
- 邪热内侵，胃火亢盛。

病机

热邪壅胃，阻滞气机，故见胃脘灼痛、喜冷拒按；胃热炽盛，胃运亢进，则见消谷善饥、渴喜冷饮；胃火内盛，浊气不降，则见口臭吞酸；火热循经上炎，则见牙龈肿痛、齿衄；热盛而伤津，则见小便短黄、大便秘结；舌红苔黄、脉滑数，为火热内盛之象。

发展与转归

胃热过盛，火热灼津，续可出现津液不足之兼证，即虚实夹杂；病久不愈，胃热伤津，转变为胃阴虚证。

类证鉴别

胃阴虚证与胃热炽盛证的鉴别：均属胃的热证，可见胃脘痛，口渴，脉数等，但前者为虚热证，常见饥不欲食，舌红少苔；后者为实热证，常见消谷善饥，口臭，牙龈肿痛等症。

治法

清胃泻火。

主方

清胃散（《脾胃论》）。

组成：当归身、黄连、生地黄各9克，牡丹皮、升麻各6克。

用法：水煎，每日1剂，分2～3次温服。

方解：方中用黄连苦寒泻火，灭其炎上之势；配以生地黄、牡丹皮滋阴凉血；当归身养血和肝，有清中寓补之功；加入升麻，既可引诸药直入阳明，又可清热而消肿。诸药合用，共奏清胃解热、凉血散瘀、疏风消肿之效，用以治疗阳明胃热引起的各种病症。

加减：若肠燥便秘，加大黄以导热下行；口渴饮冷，加石膏，玄参、天花粉以清热生津；胃火炽盛之牙衄，加牛膝导血热下行。

治疗要点

本证的治疗以清热为主，养阴为辅。胃火炽盛常易引起出血，治疗一要治火，二要治气，因为气有余便是火，降气就是降火，气降则胃和，大黄治疗胃热出血疗效显著。胃火若属中消者，虽为胃热，但阴虚是本，在清胃热时应滋润胃肾。

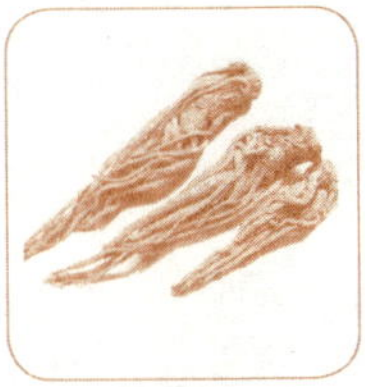
当归身

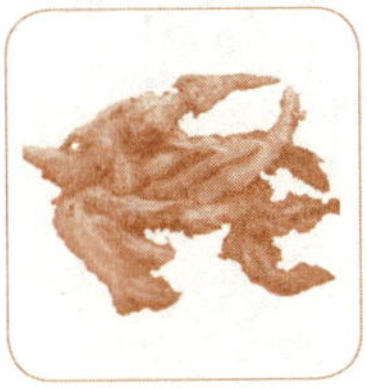
黄连

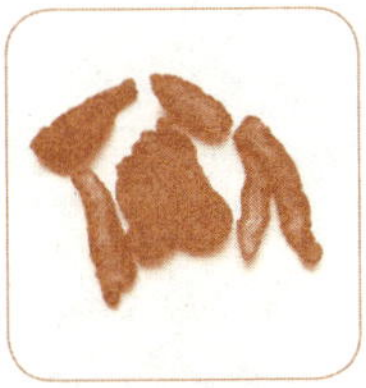
生地黄

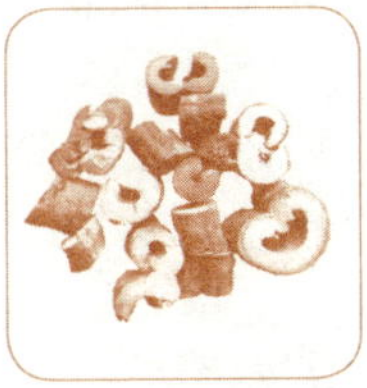
牡丹皮

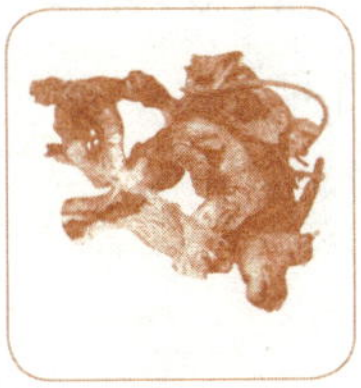
升麻

寒饮停胃证

寒饮停胃证指寒饮停积于胃，以胃脘痞胀、胃中水声辘辘、口泛清水等为主要表现的证候。

临床表现

症状： 胃脘痞胀，胃中水声辘辘，口泛清水，头晕目眩。

舌象： 舌淡，苔白滑。

脉象： 沉弦。

辨证要点

胃脘痞胀、胃中水声辘辘、口泛清水与痰饮症状共见。

病因

- 饮食不节，嗜饮无度，过食生冷，损伤脾胃阳气，气不化水成饮；
- 劳倦内伤，中阳不振，水停为饮，留滞胃中，胃失和降。

病机

寒饮停胃，气机不利，故见胃脘痞胀，胃中水声辘辘；胃气挟饮上逆，则见口泛清水；饮阻清阳之气，则见头晕目眩；寒饮内阻，则见舌淡、苔白滑、脉沉弦。

发展与转归

本证可进一步损伤脾阳，甚至导致脾肾阳虚，出现尿少浮肿、畏寒怕冷、心悸、短气等症状；痰饮久郁化热，出现口苦、便秘、苔黄、脉数等热象。

类证鉴别

证名	共同症状	鉴别症状
寒饮停胃证	都是在脾阳气虚的基础上，产生了痰饮与湿邪，都属阴邪为患，都是本虚标实证	以寒饮为主，饮停积于胃，故以胃脘痞胀，胃中水声辘辘，口泛清水为主症
脾虚水泛证		以湿为主，水湿困脾或停于腹中，以食少、便溏、腹水、面浮肢肿等为主症

治法 温胃化饮。

主方

小半夏加茯苓汤（《金匮要略》）。

组成：姜半夏2克，生姜、茯苓各15克。

用法：水煎，每日1剂，分2～3次温服。

方解：方中用甘淡寒之茯苓为君，健脾渗湿行水，引领水饮下行，从小便而解；生姜辛温，为呕家圣药，既可辛散水饮，又和胃降逆止呕；半夏辛温，行散水湿，和胃降逆止呕。诸药合用，降逆利饮功能见长。

加减：肾阳虚者，加附子以温肾助阳；胸膈痞满者，可加陈皮、枳壳以行气宽胸；心悸失眠者，加酸枣仁以宁心安神；脾虚夹湿，加白扁豆、黄芪以益气健脾。

治疗要点

饮为阴邪，“病痰饮者，当以温药和之”（《金匮要略》）。饮与水同类，欲蠲其饮，以利其水。故本证的治疗，温阳健脾以治其本，祛湿化饮以治其标，标本兼顾，痰饮自除。

胃实寒证

胃实寒证指寒邪犯胃，胃气凝滞，胃失和降，以胃脘冷痛和实寒症状为主要表现的证候。

临床表现

症状： 胃脘冷痛，甚则剧痛，得温痛减，遇寒加剧，恶心呕吐，吐后痛缓，或呃逆嗳气，口淡不渴或口泛清水，形寒肢冷。

舌象： 舌淡，苔白滑。

脉象： 沉紧或弦。

辨证要点

胃脘冷痛、得温痛减与实寒症状共见。

病因

- 饮食失宜，过食生冷，使胃阳受损；
- 脘腹受凉，寒邪犯胃，胃失和降。

病机

寒邪犯胃，气机凝滞不通，不通则痛，故胃脘冷痛，甚则剧痛，得温痛减，遇寒加剧；寒凝胃脘，胃失和降，胃气上逆，则恶心呕吐，呃逆嗳气；吐后气机得缓，则痛缓；寒凝气滞，津失输布，故口淡不渴或口泛清水；寒邪伤阳，肢体失于温煦，故形寒肢冷；舌淡苔白滑，脉沉紧或弦为阴寒内盛之象。

发展与转归

若治疗不当，误用苦寒通下或失治，则易损伤中阳，造成脾胃阳虚，使本证由实转虚。

类证鉴别

证名	共同症状	鉴别症状
胃实寒证	胃痛拒按，恶心呕吐	胃脘冷痛，实寒症状，舌淡，苔白滑，脉弦或沉紧
胃热炽盛证		胃脘灼痛，消谷善饥，实热症状，舌红苔黄，脉滑数
食滞胃脘		胃脘胀满疼痛，嗳腐吞酸，泻下臭秽，气滞症状，舌苔厚腻，脉滑

治法 温胃散寒。

主方

藿香正气散（《太平惠民和剂局方》）。

组成： 藿香90克，炙甘草75克，半夏曲、白术、陈皮、厚朴、桔梗各60克，白芷、紫苏、茯苓、大腹皮各30克。

用法： 以上药共为细末，每次6克，加生姜3片、大枣1枚煎汤热服。

方解： 方中藿香、紫苏、白芷芳香化浊，疏邪解表；厚朴、大腹皮理气除满；白术、茯苓、炙甘草健脾化湿；陈皮、半夏曲和胃降逆，桔梗宣肺利膈，煎加生姜、大枣，内调脾胃，外和营卫。

加减： 若表邪偏重，寒热无汗者，可加香薷以助解表；兼气滞脘腹胀痛者，可加木香、延胡索以行气止痛。

治疗要点

本证属实寒证，法当温中散寒，但寒邪可凝阻气机，故应辛温散寒与理气止痛之品合用，如选香附、高良姜、吴茱萸等。因本证起病急、病程短，用药多辛温，应中病即止，以免辛温香燥耗伤阴血。

食滞胃肠证

食滞胃肠证指饮食不化，积滞胃肠，以脘腹痞胀作痛、呕吐酸腐食物、泻下臭秽及气滞症状为主要表现的证候。

临床表现

症状： 脘腹痞胀作痛、拒按，厌食，呕吐酸腐食物，吐后好转，矢气频频，泻下臭秽。

舌象： 舌苔厚腻。

脉象： 滑实。

辨证要点

脘腹痞胀作痛、呕泻酸腐臭秽与气滞症状共见。

病因

- 暴饮暴食，食积不化；
- 素体胃虚，饮食难化，停积于胃。

病机

食积胃脘，胃失和降，气机不畅，故见脘腹痞胀作痛；内有实邪，拒于受纳，则见拒按、厌食；胃失和降，胃气夹积食上逆，则呕吐酸腐食物，邪有出路则吐后好转；食积下走肠道，腐败食物下注，则见矢气频频，泻下臭秽；胃中腐浊之气上蒸，则舌苔厚腻；脉滑，为食积之象。

发展与转归

食积较轻或治疗及时适当，积食可较快消除，若脾胃运化失职，湿浊内生，郁而化热，火热内结，导致腑气不通，可见腹痛剧烈，拒按，大汗淋漓，四肢厥逆的厥脱危证；或日久成瘀，气机壅塞，胃失和降，胃气上逆，而致呕吐反胃。

类证鉴别

证名	共同症状	鉴别症状
食滞胃肠证	脘腹胀痛，嗳腐吐酸，腹泻不爽，大便腐臭	纳呆厌食，矢气，属本实而标虚，起病急，多因暴饮暴食、食肥甘厚腻所致
脾虚食积证		平素食小腹胀，经常腹泻，属本虚而标实，多见于年老体衰，脏气虚弱者

治法

消食导滞。

主方

保和丸（《丹溪心法》）。

组成：山楂18克，半夏、茯苓各9克，神曲、莱菔子、陈皮、连翘各6克。

用法：水煎，每日1剂，分2～3次温服。

方解：方中山楂、神曲助消化，消食滞；半夏、陈皮、茯苓降逆和胃；莱菔子消食导滞；连翘散食滞所致的郁热。

加减：本方药力较缓，若食积较重，可加枳实、槟榔；苔黄脉数，可加黄连、黄芩；大便秘结，可加大黄；兼脾虚，可加白术；若呕吐者，加生姜、丁香、姜半夏；大便稀溏者，加山药、薏苡仁、苍术；腹痛喜按者，加干姜、白芍、木香等。

治疗要点

本病病位以脾胃为主，病多属实证。若患者素体脾气虚弱可呈虚实夹杂。治疗以消导为主，佐以健脾。可根据病史、伴随症状和病程长短以辨别其虚、实、寒、热。除内服药外，推拿及外治等疗法也常运用。常根据病情及患者所需选择适宜的治疗方法。

气滞胃脘证

气滞胃脘证指胃脘气机阻滞，以胃脘胀痛走窜、嗳气、肠鸣、矢气等为主要表现的证候。

临床表现

症状： 胃脘胀满疼痛，走窜不定，痛而欲吐或欲泻，嗳气，肠鸣，矢气，得嗳气、矢气后痛胀可缓解，或无肠鸣、矢气则胀痛加剧，或大便秘结。

舌象： 苔厚。

脉象： 弦。

辨证要点

胃脘胀痛走窜，嗳气，肠鸣，矢气，苔厚，脉弦等。

病因

- 情志不遂，外邪内侵，病理产物；
- 病邪停滞，导致胃脘气机阻滞。

病机

胃脘气机阻滞，通降失司，则胃脘胀满疼痛；气或聚或散，故胀痛走窜不定；胃气失降而上逆，则嗳气、呕吐；嗳气、矢气之后，阻塞之气机暂得通畅，故胀痛得减；若气机阻塞严重，上不得嗳气，下不得矢气，气聚而不散，则胃脘胀痛加剧；气机不降，则大便秘结；苔厚，脉弦为浊气内停，气机阻滞之象。

发展与转归

气滞常可导致血行不畅而形成瘀血，若与瘀血相兼为病，则成气滞血瘀证；气机郁滞日久可化热、化火，而形成火热证。

类证鉴别

气滞胃脘证与胃腑血瘀证：两证均有胃疼痛、拒按。不同之处是胃脘气滞证病在气分，故疼痛部位不定，走窜作痛，无固定积块，脉弦；而胃腑血瘀证病在血分，故痛有定处，如针刺刀割，日轻夜重，或可见吐血黑便，常伴唇舌紫暗，脉涩等征象。

治法

理气止痛。

主方

柴胡疏肝散（《证治准绳》）。

组成：柴胡、陈皮（醋炒）各6克，川芎、枳壳（麸炒）、白芍各9克，香附12克，炙甘草3克。

用法：水煎，每日1剂，分2～3次温服。

方解：方中柴胡疏肝解郁，调理气机为主药；香附、白芍助柴胡和肝解郁，陈皮、枳壳行气导滞共为方中辅药；川芎理气活血止痛，为方中佐药；炙甘草和中，调和诸药为使药。诸药合用，具疏肝行气、活血止痛之功效。

加减：若食滞腹胀者，可加神曲、鸡内金、麦芽消食化滞；胁肋痛甚，酌加当归、郁金、乌药等以增强其行气活血之力；肝气犯胃，胃失和降而见嗳气频作，脘闷不舒者，可加旋覆花、代赭石、苏梗、法半夏等平肝和胃降逆。

治疗要点

本证病位在胃，但该病的发作，与肝、脾二脏密切相关，故以健脾益气、疏肝理气、活血止痛等为基本治法。如病程较长，久病伤络，舌质呈暗红，治疗于疏肝理气方中，加丹参、白芍等则疗效颇佳。

小肠实热证

小肠实热证指心热下移小肠，热迫膀胱，气化失司，以小便赤涩疼痛、心烦、口舌生疮等为主要表现的证候。

临床表现

症状： 心烦失眠，面赤口渴，口舌生疮、溃烂灼痛，小便赤涩，尿道灼痛，尿血。

舌象： 舌红，苔黄。

脉象： 数。

辨证要点

小便短赤、灼热、涩痛，或尿血，舌红苔黄，脉数等。

病因

- 心火亢盛，心热移于小肠；
- 感受温热病邪，火热炽盛于小肠。

病机

心火下移小肠，泌别清浊功能失司，故小便短赤、灼热涩痛；热伤血络，故尿血；邪热扰心，故心烦；火热伤津，故口渴；火热上炎舌窍，故口舌生疮；小肠气机失调，故脐腹胀痛；舌红苔黄，脉数，均为实热之象。

发展与转归

小肠实热证与心火亢盛证密切相关，小肠实热，可以上炎于心，转化为心火亢盛证。膀胱贮藏、排泄尿液，若小肠有热，可影响于膀胱，致膀胱气化不利，故本证有时可转变为膀胱湿热证。

类证鉴别

小肠实热证与心火亢盛证：两证病理变化密切相关，临床表现常常相互兼见。但心火亢盛证以心神扰乱症状为主；本证以小便赤涩、尿道灼痛、尿血等下焦热盛之证为主。

小肠实热证与膀胱湿热证：两证均有排尿异常，如小便赤涩、尿道灼痛等，但膀胱湿热证多有小腹胀痛、腰酸，且尿频、尿急症状更加突出，一般无心火亢盛之表现。

治法

清热利尿。

主方

导赤散（《小儿药证直诀》）。

组成：川木通、生地黄、生甘草梢各6克，竹叶9克。

用法：水煎，每日1剂，分2～3次温服。

方解：方中生地黄甘寒而润，入心肾经，凉血滋阴以制心火；川木通苦寒，入心与小肠经，上清心经之火，下导小肠之热，两药相配，滋阴制火而不恋邪，利水通淋而不伤阴，共为君药。竹叶甘淡，清心除烦，淡渗利窍，导心火下行，为臣药。生甘草梢清热解毒，尚可直达茎中而止痛，并能调和诸药，还可防木通、生地黄之寒凉伤胃，为方中佐使。四药合用，共收清热利水养阴之效。

加减：若心火较盛，可加黄连以清心泻火；心热移于小肠，小便不通，可加车前子、赤茯苓以增强清热利水之功；阴虚较甚，加麦冬增强清心养阴之力；小便淋涩明显，加萹蓄、瞿麦、滑石之属，增强利尿通淋之效；出现血淋，可加白茅根、小蓟、旱莲草凉血止血。

治疗要点

本证为心火下移于小肠，治疗时要清心泻火，方可收效。火热易伤阴液，利水亦易伤阴，故处方用药时，须清热与养阴并用，做到利水而不伤阴，泻火而不伐胃，滋阴而不恋邪。

小肠虚寒证

小肠虚寒证指脾阳不足，阴寒内盛而致小肠不能分清泌浊，出现以腹痛、泄泻为主症的证候。

临床表现

症状： 腹部隐痛，喜温喜按，肠鸣溏泄，面色萎黄，神疲乏力，小便频数而清长，并伴有畏寒肢冷。

舌象： 舌淡，苔薄白。

脉象： 细缓。

辨证要点

腹部隐痛，喜温喜按，肠鸣溏泄，舌淡、苔薄白，脉细缓等。

病因

- 饮食不节、生冷太过；
- 劳倦内伤，损伤脾胃，中气虚弱，脾阳亏虚。

病机

正虚不足，小肠虚寒，内失温养，故腹中绵绵作痛，喜温喜按；小肠分清泌浊功能异常，故肠鸣溏泄；水液下渗膀胱，则小便频数清长；面色萎黄，神疲乏力，舌淡苔薄白，脉细缓为虚寒之象。

发展与转归

小肠虚寒无法升清降浊，脾无所养，久则亏虚。脾虚无法输布精微，则肾中先天之阳气被调动，以资周身，日久肾阳亦损。脾肾无供养之源，气血无以推动运化，则气血津液积聚为邪，可致虚实夹杂之证。脾肾阳虚，温煦无力，寒凝血停，血瘀积滞，肠道失养，日久溃破，肉腐成脓，脓血溃破间杂，而致下利便脓血。

类证鉴别

小肠虚寒证与小肠气滞证：两证均为以腹痛为主症的小肠寒证。小肠虚寒证为小肠气虚，失其分清泌浊之职，临床以小腹隐痛、肠鸣泄泻为主症；而小肠气滞证为阴寒凝滞小肠，气机不畅所致，以小腹绞痛、阴囊疝气偏坠为主症。

治法

温中散寒。

主方

吴茱萸汤（《伤寒论》）。

组成：吴茱萸（洗）、人参各9克，生姜（切）18克，大枣（擘）4枚。

用法：水煎，每日1剂，分2～3次温服。

方解：方中吴茱萸味辛苦而性热，归肝、脾、胃、肾经，既能温胃暖肝以祛寒，又善和胃降逆以止呕，一药两擅其功，是为君药。重用生姜温胃散寒，降逆止呕，用为臣药。吴茱萸与生姜相配，温降之力甚强。人参甘温，益气健脾，为佐药。大枣甘平，合人参以益脾气，合生姜以调脾胃，并能调和诸药，是佐使之药。四药相伍，共奏温中补虚，消阴扶阳，降逆止呕之功，使阴寒去，逆气平，而诸证自除。

加减：头痛甚者，加当归、川芎以养血止痛；呕吐甚者，加砂仁、半夏以增强降逆止呕的功效；吞酸频作，可加煅瓦楞、乌贼骨以制酸止痛；阴寒较甚，宜加附子、干姜以温中散寒。

治疗要点

本证虽为小肠虚寒，实与脾胃有密切的关系，温暖脏腑，用吴茱萸、肉桂、川椒之类。而调理脾胃，则可用白术、干姜、附子之属，在临床上，通常结合使用，可使腹痛、大便稀同时获愈。

小肠气滞证

小肠气滞证指阴寒凝滞小肠，气机不畅，通降失常，以腹部胀痛或窜痛、腹部坠胀等为主要表现的证候，又称小肠气痛。

临床表现

症状：腹部胀痛或窜痛，腹部坠胀，肠鸣，阴囊疝痛。

舌象：苔薄白。

脉象：沉弦或弦滑。

辨证要点

腹部胀痛或窜痛，腹胀肠鸣，脉沉弦或弦滑等。

病因

- 坐卧湿地，或寒月涉水，致使阴寒凝结，寒气攻窜小肠；
- 七情内伤，肝气郁结，小肠气机不畅；
- 忿怒号哭，气郁而胀，小肠坠入阴囊。

病机

寒邪外侵，阴寒凝滞小肠，气机不畅，故小腹胀痛或窜痛，腹胀肠鸣；小肠从腹腔下入阴囊，气机阻滞，故阴囊疝痛，气痛胀坠；苔薄白，脉沉弦或弦滑为气机阻滞之象。

发展与转归

本证寒凝日久，中焦阳气渐伤，致中气下陷，进一步发展可成脾肾阳虚证。阴囊疝气嵌顿，腹痛剧烈，甚至可发生化热壅毒之变。

类证鉴别

小肠气滞证与寒滞肝脉证：两证病机基本相似，均为寒邪侵袭、寒凝气滞所致。但寒滞肝脉证寒象更明显，且范围较广，包括睾丸冷痛、阴囊收缩、小腹冷痛、阴囊胀坠冷痛及巅顶冷痛等。

治法 行气止痛。

主方

天台乌药散（《医学发明》）。

组成： 天台乌药12克，木香、小茴香、青皮各6克，高良姜、槟榔各9克，川楝子（用巴豆4粒，微打破，小麦麸15克，同炒，至川楝子变黑色时，去巴豆、小麦麸）12克。

用法： 水煎，每日1剂，分2～3次温服。

方解： 方中主药乌药辛温，入厥阴肝经，行气疏肝，散寒止痛。青皮疏肝理气，小茴香暖肝散寒，高良姜散寒止痛，木香行气止痛，四药辛温芳香，合而用之，加强乌药行气疏肝，散寒止痛之功，共为辅药。槟榔行气导滞，直达下焦而破坚；苦寒之川楝子与辛热之巴豆同炒，去巴豆而用川楝子，既可制其苦寒之性，又增其行气散结之力，共为佐使药。诸药合用，使寒凝得散，气滞得疏，肝络调和，则疝痛自愈。

加减： 用于偏坠肿胀，可加荔枝核、橘核以增强行气止痛之功；寒甚者，可加肉桂、吴茱萸以加强散寒止痛之力。

治疗要点

本证与寒凝气滞有关，治疗应以疏肝理气，温暖肝经为要。疏肝理气常用香附、青皮、玄胡、金铃子、白芍等，温暖肝经常用吴茱萸、肉桂、小茴香、乌药等。疝气痛引睾丸时，应兼用荔枝核、橘核等散结止痛之药。

肠燥津亏证

肠燥津亏证指由于大肠阴津亏虚，传导不利，以大便燥结、口干舌燥为特征的证候。

临床表现

症状：大便秘结，干燥难下，数日一行，口干，或口臭，或伴见头晕。

舌象：舌红少津，苔黄燥。

脉象：细涩。

辨证要点

大便燥结、难以排出与津亏症状共见。

病因

• 素体阴亏，或年老阴血不足，或因失血、妇女产后出血过多，肠失濡润；

• 吐泻、久病、温热病后期等耗伤阴液，大肠失于濡润。

病机

大肠津液不足，失于滋润，传导失职，故大便干燥秘结，难以排出，甚或数日一行；大肠腑气不通，秽浊之气逆于上，故口臭，甚则上扰清阳而见头晕；阴津亏损，不能上承，故口干咽燥；阴津亏损，燥热内生，则舌红少津、苔黄燥；津亏血少，脉道失充，故脉象细涩。

发展与转归

大肠津亏证若由邪热伤津所致者，热退津复则愈；若由产后血虚所致者，血气得复则肠道濡润；若由老年津亏或素体阴亏所致者，常形成习惯，必须坚持摄养与药食并治，方可缓解。

类证鉴别

肠热腑实证与肠燥津亏证鉴别：两证均可见大便秘结。但肠燥津亏证为阴津亏虚，肠失濡润，传导失职而致便秘，伴见津亏失润的症状，无胀满坚实之征；而肠热腑实证属燥热内结肠道，燥屎内结，腑气不通而见便秘，腹部硬满疼痛，拒按，兼见里热炽盛症状。

治法

润肠通便。

主方

增液承气汤（《温病条辨》）。

组成：玄参30克，麦冬（连心）、生地黄各24克，火麻仁15克。

用法：水煎，每日1剂，分2～3次温服。

方解：方中重用玄参为君，滋阴泄热通便，麦冬、生地黄为臣，滋阴生津，君臣相合，即增液汤，功能滋阴清热，增液通便；大黄、芒硝泄热通便、软坚润燥。合为滋阴增液，泄热通便之剂，使阴液来复，热结俱除，自然邪去正安。

加减：偏于阴亏者，应重用玄参、麦冬、生地黄；偏于积滞者，则重用大黄、芒硝。

治疗要点

热结津亏、燥屎不行，属虚实夹杂之证，使用攻下剂当审慎，故《温病条辨》指出："阳明温病，如属津液枯竭，水不足以行舟而燥结不下者，间服增液汤以滋阴增液，若再不下，是燥结太甚，宜予增液承气汤缓缓服之，且在得下后，停服余药，避免攻伐太过。"

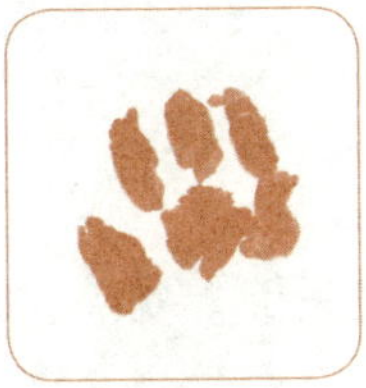
玄参

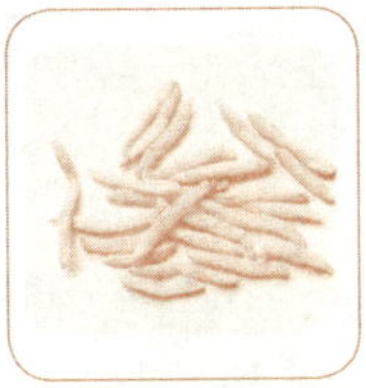
麦冬

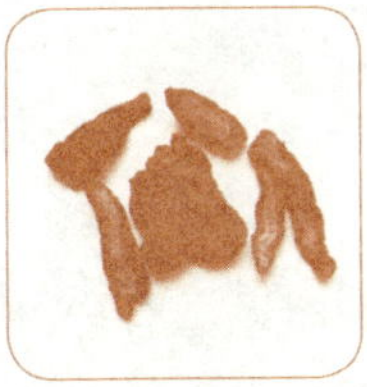
生地黄

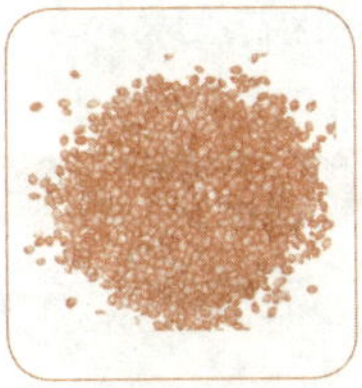
火麻仁

大肠湿热证

大肠湿热证指湿热蕴结大肠，传导失职，以腹痛、泄泻或下痢及湿热症状为主要表现的证候。

临床表现

症状： 腹痛，腹泻，肛门灼热，或暴注下泻，色黄味臭；或下痢赤白脓血，里急后重，口渴，尿短赤。或伴恶寒发热，或但热不寒。

舌象： 舌红，苔黄腻。

脉象： 滑数或濡数。

辨证要点

腹痛、泄泻与湿热症状共见。

病因

- 夏秋季节，外感暑湿，暑湿之邪侵犯大肠；
- 饮食不洁，湿热秽浊，积于大肠，伤及肠道气血。

病机

湿热蕴结大肠，气机受阻，故腹痛；湿热内迫肠道，大肠传导失常，故腹泻、肛门灼热；湿热蕴积大肠，热迫津液随湿浊下注，可见便次增多，泻如黄水；湿热熏灼，肠络受损，血肉腐败，则见痢下脓血；湿热蒸迫肠道，肠道气机阻滞，故里急后重；水液从大便外泄，故小便短赤；热盛伤津，则见口渴。若属外感，表邪未解，则见恶寒发热；热盛于里，则但热不寒；舌红苔黄腻，脉滑数或濡数，皆为湿热内蕴之象。

发展与转归

本病多见于痢疾早期，若久痢不愈，可导致脾胃虚弱证。如果湿热蕴结不解，可伤及阴分，出现阴虚证。

类证鉴别

大肠结热证与大肠湿热证：二者皆为热结大肠，属实证。一般多因嗜食肥腻，辛辣刺激性食物，或长期饮酒，肠道火热素盛，或热邪内移大肠，导致传导功能失职，气机郁滞，故均出现腹痛、大便不利、肛门灼热，舌苔黄，脉数有力等。但又有区别。大肠湿热证常由饮食不节，宿食与湿热互结，或湿热疫毒直接侵犯肠道，或湿邪困脾，进而化热，湿热蕴结大肠。表现为大便稀而黏稠不爽，或有黏液脓血，里急后重，舌苔黄腻，脉象滑数。既有热象，又有湿象。大肠结热多由外邪犯肺，肺移热于大肠，或湿热化燥，或热邪与食积互结，总为燥与热结。表现为大便干燥秘结，肛门灼痛，腹部胀满硬痛拒按。舌苔黄褐而燥，或生芒刺，脉象洪数。

治法

清利湿热。

主方

芍药汤（《素问病机气宜保命集》）。

组成：芍药30克，当归、黄连、黄芩、槟榔各9克，大黄6克，木香、炙甘草各5克，肉桂2克。

用法：水煎，每日1剂，分2～3次温服。

方解：方用芍药、黄芩、黄连、大黄清热燥湿，且大黄又能通里导滞而缓里急；芍药又与当归、木香、槟榔合用，理气血而行瘀滞；芍药与炙甘草相伍，缓急止痛，和中调药；妙在配入少量之肉桂，性热反佐而有诱导之功；服后痢下不减者，因积滞较重，可再酌情增加大黄之量以攻下去积。诸药合用，共奏清热燥湿，调气和血，通里导滞之功。

加减：若见舌苔黄干、热甚伤津，去肉桂之温燥；苔腻脉滑、兼有食滞，去炙甘草，加山楂；腹胀满、气滞较重，去肉桂、炙甘草，加枳壳；泻下赤多白少，甚或纯下赤冻，改当归为当归尾，并加牡丹皮以加强止血之力；伴有表证，加葛根。

治疗要点

治疗大肠湿热，主要遵循清热祛湿的原则。在临床上，淡渗利湿、清热行气为常见治法，在辨证的基础上可加行气的药物，从而增强疗效。

虫积肠道证

虫积肠道证指蛔虫等寄生肠道，以脐周腹痛、面黄形瘦、大便排虫及气滞症状为主要表现的证候。

临床表现

症状：胃脘嘈杂，时作腹痛，或嗜食异物，大便排虫，或突发腹痛，按之有条索状物，甚至剧痛，呕吐蛔虫，面黄体瘦，睡中龂齿，鼻痒，或面部出现白斑，唇内有白色粟粒样凸起颗粒，白睛见蓝斑。

舌象：舌尖红赤。

脉象：弦滑。

辨证要点

脐周阵发性绞痛、面黄形瘦、大便排虫，舌尖红赤，脉弦滑等。

病因

进食不洁的瓜果、蔬菜等，虫卵随饮食而入，在肠道内滋生繁殖所致。

病机

虫居肠道，争食水谷，噬耗精微，故觉胃中嘈杂不舒，久则面黄体瘦；蛔虫扰动，气机阻滞，则腹痛时作，虫安则痛止，或随便出而排虫；若蛔虫钻窜，聚而成团，抟于肠道，阻塞不通，则腹痛且按之有条索状物；蛔虫上窜，侵入胆道，气机逆乱则脘腹阵发剧痛，呕吐蛔虫；虫积肠道，湿热内蕴，循经上熏，可表现为鼻痒、龂齿、面部生斑、唇内颗粒；肺与大肠相表里，白睛属肺，蛔虫寄居肠道，故可见巩膜蓝斑。

发展与转归

虫寄生于人体肠道，吸取营养，扰乱脾胃功能，日久可出现气血两虚证、脾胃虚弱证，临床见面黄肌瘦，神疲乏力，食欲异常，治疗宜益气健脾养血。

类证鉴别

证名	共同症状	鉴别症状
虫积肠道证	体瘦疲乏，腹部胀大，按之有条索状包块，或腹痛，大便排虫	因进食不洁的瓜果、蔬菜等所致，睡中龂齿，鼻痒，或面部出现白斑，唇内有白色粟粒样凸起颗粒，白睛见蓝斑
脾虚虫积证		因脾气虚弱，虫积肠道所致，肢倦乏力，舌淡苔白

治法

驱蛔杀虫。

主方

化虫丸（《太平惠民和剂局方》）。

组成：苦楝根皮、鹤虱、槟榔、炒铅粉各30克，煅枯矾8克。

用法：水煎，每日1剂，分2～3次温服。

方解：方中铅粉杀虫，煅枯矾燥湿，二药均为矿石类药物，于驱虫常用方中较常见，且杀虫力强，加之配以苦楝根皮、鹤虱、槟榔驱虫杀虫，以增强驱杀肠寄生虫之功效。力专效宏，用之必效。

加减：若虫积较重者，去铅粉、枯矾，加使君子、芜荑、玄明粉、大黄以泻下驱虫。

治疗要点

本证以驱虫、化积、止痛为治疗大法，具体根据症状的不同，选用的治疗原则和方法有所差异。

肠热腑实证

肠热腑实证指邪热入里，与肠中糟粕相搏，以腹满胀痛、便秘为主要表现的证候。

临床表现

症状： 腹部硬满疼痛，拒按，大便秘结，或热结旁流，气味恶臭，壮热，或日晡潮热，汗出口渴，甚则神昏谵语、狂乱，小便短黄。

舌象： 舌质红，苔黄厚而燥，或焦黑起刺。

脉象： 沉数有力，或沉迟有力。

辨证要点

腹满胀痛，便秘，舌质红、苔黄厚而燥，甚至焦黑起刺，脉沉数有力，或沉迟有力等。

病因

- 邪热炽盛，汗出过多；
- 误用汗剂，津液外泄，致使肠中干燥，里热更甚，燥屎内结而成。

病机

热结大肠，气机壅滞，肠中燥屎内结，腑气不通，津液耗伤，肠道失润，故腹部硬满疼痛拒按，大便秘结；若燥屎内结，加之邪热迫津下泄，故所下稀水恶臭不堪，即所谓“热结旁流”。大肠属阳明经，其气旺于日晡之时，故日晡潮热；邪热与燥屎胶结，火热愈炽，上熏侵扰心神，故神昏谵语；里热蒸达，迫津外泄，故高热、汗出、口渴、小便短黄；舌红，苔黄厚而干燥，或焦黑起刺，脉沉数有力，或沉迟有力均为里热炽盛之象。

发展与转归

肠热腑实证后期，余热在肠胃，脾阴亏乏，肠中干燥，可形成脾约证。阳明证热邪侵入血分，可演变为血热证。

类证鉴别

鉴别点		肠热腑实证	肠燥津亏证
相同点		大便秘结	
不同点	病机	燥热内结肠道，燥屎内结，腑气不通	大肠阴津亏损，肠失濡润，传导失职
	腹部症状	腹部硬满疼痛，拒按	无腹胀满坚实
	兼症	里热炽盛	肠道津亏

治法

通腑泻热。

主方

大承气汤（《伤寒论》）。

组成：大黄（酒洗）、炙枳实各12克，厚朴（去皮，炙）24克，芒硝9克（烊化）。

用法：水煎，每日1剂，分2～3次温服。

方解：方中大黄泻热通便，荡涤肠胃，为君药。芒硝助大黄泻热通便，并能软坚润燥，为臣药，二药相须为用，峻下热结之力甚强；积滞内阻，则腑气不通，故以厚朴、炙枳实行气散结，消痞除满，并助硝、黄推荡积滞以加速热结之排泄，共为佐使。四药相辅相成，配伍得当，用治阳明腑实证重势急者，效果显著。因本方可泻热破结、化燥软坚、顺理腑气、攻下燥屎、力大而峻，故名“大承气汤”。

加减：如燥结不甚而湿热重者，可去芒硝加黄芩、栀子清热燥湿；如腹痛引及两胁者，可加柴胡、郁金疏达肝气；胀痛加槟榔、木香行气止痛。

治疗要点

本证为邪热积滞，阻于肠腑，治疗当峻下热结，以救阴液，即“釜底抽薪，急下存阴”。因攻下药力猛易伤正，不可过用，适可而止，或酌情加入生津养阴之品。

膀胱湿热证

膀胱湿热证指湿热侵袭，蕴结膀胱，以小便频急、灼涩疼痛及湿热症状为主要表现的证候。

临床表现

症状： 尿频、尿急、尿道灼痛，小便短黄，或混浊，或尿血，或尿中见砂石，小腹胀痛，或腰、腹掣痛，或伴发热。

舌象： 舌红，苔黄腻。

脉象： 滑数。

辨证要点

尿频、尿急、尿道灼痛、小便短黄与湿热症状共见。

病 因

- 外感湿热，蕴结膀胱；
- 饮食不节，湿热内生，下注膀胱。

病 机

湿热蕴结膀胱，气化不利，下迫尿道，则尿频尿急、尿道灼痛；湿热熏灼津液，则小便短黄或混浊；湿热灼伤血络，则为尿血；湿热久郁，煎熬尿中杂质成砂石，则砂石可随小便排出；膀胱湿热，气机不利，故小腹胀痛；若累及肾脏，可见腰、腹牵引而痛；若湿热外蒸，可见发热；舌红苔黄腻，脉滑数乃湿热胶结之象。

发展与转归

本证如未及时治疗，湿热由膀胱波及肾脏，使肾中湿热内蕴，进一步导致气化不利。湿热久恋不去，可演变成膀胱虚寒证，甚至出现膀胱失约证。

类证鉴别

证候	病机	共同症	不同症
小肠实热证	心火下移小肠，小肠热盛	尿频尿急，尿道灼痛，舌红，脉数	兼有烦渴失眠，口舌生疮等症
膀胱湿热证	湿热蕴结膀胱，气化不利		兼有小便短黄、腰痛等症

治法 清热利湿通淋。

主方

八正散（《太平惠民和剂局方》）。

组成：瞿麦、川木通、萹蓄、车前子、滑石、大黄、炙甘草、栀子各9克。

用法：上药共研粗末为散，每次用6～10克，灯心草煎汤送服。亦可作汤剂，加灯心草，水煎服。

方解：方中瞿麦利水通淋，清热凉血，川木通利水降火为主；辅以萹蓄、车前子、滑石、灯心草清热利湿，利窍通淋，以栀子、大黄清热泻火，引热下行；炙甘草和药缓急，止尿道涩痛。诸药合用，共奏清热泻火、利水通淋之功。

加减：若大便秘结、腹胀，可重用生大黄、枳实；伴寒热、口苦、呕恶，可合小柴胡汤；若湿热伤阴，去大黄，加生地黄、知母、白茅根。

治疗要点

本证治疗以清热利湿为主。在临床上，清热利水通淋为常见治法，在辨证基础上，可加用清解药物，不但能较快地改善临床症状，还有望提高治愈率。

膀胱虚寒证

膀胱虚寒证是指肾阳亏虚，膀胱气化失司，以畏冷肢凉，小腹冷痛及虚寒症状为主要表现的证候。

临床表现

症状： 小便频数清长或余沥不尽，夜尿频多，遗尿，或尿失禁，面白神疲，腰膝酸软，小腹冷痛，畏寒肢冷。

舌象： 舌淡，苔薄白。

脉象： 沉细弱。

辨证要点

小便频数清长或余沥不尽，夜尿频多，遗尿，或尿失禁，舌淡苔薄白，脉沉细弱等。

病因

- 先天禀赋不足，素体肾亏；
- 劳倦过度，房事不节；
- 久病及肾或年老体衰等。

病机

肾与膀胱相表里，膀胱的气化功能是肾气与肾阳的主宰，若肾阳不足，膀胱阳气亦虚，造成膀胱虚寒之证。下元虚冷，水液失于约束，故小便清长、频数，甚则余沥不尽，儿童、老年人多见为遗尿；膀胱虚冷，故小腹有虚冷感；元阳不足，故面色㿠白、神疲畏冷；舌淡，苔薄白，脉沉细弱均是虚寒之象。

发展与转归

本证日久不愈，阳气衰竭，可成阳虚水泛证。

类证鉴别

证名	病因	症状
膀胱虚寒证	多由先天不足、年老体衰、纵欲过度等因素所致	小便清长、尿后余沥不尽、小腹拘急、腰膝酸软、畏寒肢冷等
膀胱湿热证	多由久病、饮食不节等因素所致	尿频、尿急、小便灼热涩痛、腰酸低热、口干口苦、小便黄浊等

治法

温肾暖脬。

主方

巩堤丸（《景岳全书》）。

组成： 熟地黄、菟丝子（酒煮）、炒白术各60克，五味子、益智仁（酒炒）、补骨脂（酒炒）、制附子、茯苓、炒韭子各30克。

用法： 山药糊丸，桐子大。每服百余丸，空心滚汤或酒下。

方解： 方中制附子、补骨脂补肾壮阳；熟地黄补肾益精；炒白术、茯苓、山药补气健脾；菟丝子、益智仁、炒韭子、五味子温补肾阳，有收涩止遗之功。诸药配伍，有温阳益肾、固精缩溺之效。

加减： 如兼气虚，加人参；神疲乏力、气短者，加黄芪、党参以补气；遗精、滑精者，加煅龙骨、煅牡蛎、金樱子、芡实等以固肾涩精；畏寒肢冷明显者，加仙茅、淫羊藿、巴戟天、鹿角胶以加强温补肾阳之力。

治疗要点

本证之遗尿、小便不禁属虚证、寒证，为慢性病证，治以温补、固涩为大法，预后较好。在某些疾病过程中，出现以昏迷为主证的尿失禁，为危重的征象，不属本证之列。

胆郁痰扰证

胆郁痰扰证指痰热内扰，胆失疏泄，胆气不宁，以胆怯易惊、心烦失眠和痰热症状为主要表现的证候。

临床表现

症状： 胆怯，惊悸，失眠，烦躁，犹豫不决，口苦呕恶，胸胁闷胀，眩晕耳鸣。

舌象： 舌红，苔黄腻。

脉象： 弦滑数。

辨证要点

胆怯、惊悸、失眠等与痰热症状共见。

病因

情志不遂，气郁化火、生痰，痰热内扰，而致胆气不宁。

病机

胆为清净之腑，主决断，痰热内扰，胆气不宁，失于决断，故惊悸失眠，胆怯易惊，烦躁不安，犹豫不决；胆热犯胃，胃失和降，气逆于上，则口苦呕恶；胆居胁内，痰热内郁，胆气不舒，气机郁滞，则胸闷胁胀；痰阻清阳，火扰清窍，故眩晕耳鸣；舌红苔黄腻，脉弦数为痰热之象。

发展与转归

本证如果痰热得不到及时清解，郁而化火，容易导致痰火扰心之证，从而出现狂躁病；痰热不解，阻于络脉，出现胁痛等。

类证鉴别

证型	病因	病机	病位	临床表现	
				共同症	不同症
胆郁痰扰证	七情内伤，气郁化火	热灼津聚为痰，痰热互结而内扰	主要在胆	头晕失眠、烦躁、心悸、胸闷，舌红苔黄腻，脉滑数或弦数	热象不重，以惊悸失眠、胸胁闷胀为主症，兼胆怯易惊，善太息，口苦，呕恶等症
痰火扰神证	除情志刺激为致病因素外，尚有外感热邪夹痰内扰		主要在心		火热较重，多见狂躁谵语、神志狂乱等较严重的神志异常症状

治法

清热祛痰，清胆和胃。

主方

黄连温胆汤（《六因条辨》）。

组成：黄连5克，半夏、竹茹、枳实、茯苓各9克，陈皮6克，甘草3克，生姜2片，大枣2枚。

用法：水煎，每日1剂，分2~3次温服。

方解：方用黄连、竹茹清心泻火；配以半夏、陈皮、茯苓、甘草化痰除湿；枳实理气；生姜、大枣益脾和胃，以绝生痰之源。综观全方，既除内热，又祛痰湿，共奏其功效。

加减：若失眠较甚者，加远志、龙齿、朱砂、茯神、夜交藤；神情忧郁，加木香、郁金、白蒺藜、菖蒲。

治疗要点

本证治疗以清胆解郁化痰为大法，火清痰消则胆宁。肝与胆相表里，本证虽郁在胆，但常与肝证错杂出现，故应肝胆同治。

辨脏腑兼病证候

心肾不交证

心肾不交证是指心肾水火失调，以心烦、失眠、梦遗、耳鸣、腰膝酸软等为主要表现的证候。

临床表现

症状： 心烦失眠，惊悸多梦，头晕，耳鸣，腰膝酸软，梦遗，口燥咽干，五心烦热，潮热盗汗。

舌象： 舌红，少苔。

脉象： 细数。

辨证要点

心烦，失眠，腰膝酸软，耳鸣，梦遗，舌红少苔，脉细数等。

病因

- 劳神太过，郁而化火，耗伤心肾之阴；
- 因虚劳久病，房事不节等导致肾阴亏耗，虚阳亢动，上扰心神。

病机

阴亏虚，心火偏亢，上扰心神，故心烦失眠、惊悸多梦；肾阴亏虚，脑髓失养，故头晕、耳鸣；腰膝失养，故腰膝酸软；虚火扰动精室，则见梦遗；阴虚失濡，虚热内蒸，故口燥咽干、五心烦热、潮热盗汗；舌红少苔、脉细数为阴虚常见之象。

发展与转归

本证的病理演变涉及心、肾两脏，如心火独炽得不到遏制，则火扰神明，严重的可出现神气浮越之险证；若肾水不足可引起肾阴阳两虚之证；外感温热病中出现心肾不交之证，多在热病后期，真阴亏耗，严重的则阴分竭绝而亡。

类证鉴别

心肾不交证与心阴虚证：两证均有心悸失眠及阴虚内热的症状，不同之处在于心肾不交证尚兼有肾水不足的腰酸耳鸣、遗精等症状，而心阴虚证则无此症状。

心肾不交证与肾阴虚证：肾阴虚证无心火偏亢的征象，虽然也有失眠，但比较轻微，而心肾不交证则以失眠为主症。

治法

交通心肾。

主方

交泰丸（《韩氏医通》）。

组成：黄连15克，肉桂1.5克。

用法：上药为末，炼蜜为丸。每服1丸，每日2次。

方解：方中重用苦寒、主入心经之黄连，清心降火除烦，为君药；配伍辛热、主入肾经之肉桂，引火归元，并防止黄连苦寒伤阳，为佐药。二药相伍，使心火得降，肾阳得复，则肾水上腾于心，心火下达于肾，心肾相交，水火既济，则心神得安，不寐自除。

加减：若兼心阴不足，加生地黄、麦冬；兼肾阳不足，可加重肉桂用量。

治疗要点

本证的治疗原则是滋阴降火，交通心肾。如果偏于肾阴不足，治疗则以滋补肾阴为主，可合用知柏地黄丸、杞菊地黄丸或二益丸治疗。

心肾阳虚证

心肾阳虚证是指心肾阳气虚衰，以心悸怔忡、腰膝酸冷、肢体水肿和阳虚症状等为主要表现的证候。

临床表现

症状： 心悸怔忡，腰膝酸冷，肢体浮肿，小便不利，畏寒肢冷，神疲乏力，精神萎靡或嗜睡，唇甲青紫。

舌象： 舌胖，淡暗或青紫，苔白滑。

脉象： 沉微。

辨证要点

心悸怔忡、腰膝酸冷、肢体浮肿与虚寒症状共见。

病因

- 心阳虚衰，久病及肾，阴寒内盛，水气内停；
- 肾阳亏虚，气化无权，水气凌心。

病机

心阳不振，鼓动无力，故心悸怔忡；阳虚则寒，形体失于温养，脏腑功能衰退，则腰膝酸软，畏寒肢冷；肾阳不足，气化失司，水液内停，泛溢肌肤，故肢体浮肿，小便不利；阳气不振，正气亏虚，功能衰退，则神疲乏力，精神萎靡甚至嗜睡；阳虚温运无力，血行不畅，故唇甲青紫，舌淡紫；苔白滑，脉弱，为心肾阳虚，水湿内停之象。

发展与转归

本证进一步发展，阳微阴盛，可出现大汗淋漓，汗出清稀而冷，畏寒蜷卧，四肢厥冷、神昏、脉微欲绝等症。治疗宜回阳救逆。

类证鉴别

心肾阳虚证与脾肾阳虚证：两证均可见肾阳虚衰、水湿内停的表现，常见畏寒肢冷、腰膝酸软、浮肿、小便不利、舌淡胖、苔白滑等症状。鉴别症状在于：前者兼心阳虚衰，血行不畅，常见心悸怔忡、唇甲紫暗等症状；后者兼脾阳亏虚、运化无权，常见久泄久利、便质清冷等症状。

治法

温补心肾。

主方

真武汤（《伤寒论》）。

组成：附子、茯苓、白芍、生姜各9克，白术6克。

用法：水煎，每日1剂，分2～3次温服。

方解：方中附子大辛大热，温肾助阳散寒以化气行水，兼暖脾土，以运化水湿，为君药。白术健脾燥湿利水，茯苓健脾渗湿利水，使水气从小便而出，共为臣药。生姜辛温，既助附子温阳散寒，又助术、苓温散在里的寒水；白芍敛阴养阴，既补已伤之阴，又使利水而不伤阴，还可柔肝缓急止腹痛，尚能利小便而行水气，共为佐药。

加减：血瘀明显，水肿不退，加毛冬青、泽兰、益母草活血利水。

治疗要点

本证主要以补助肾阳为主，肾阳得补，则心阳恢复。

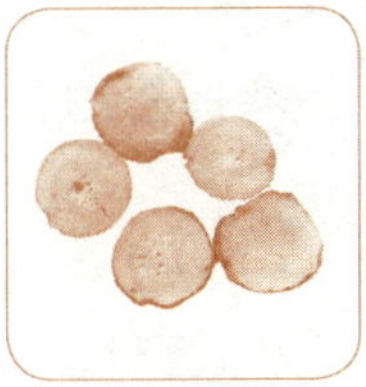
附子

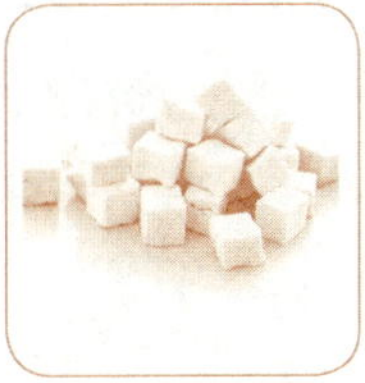
茯苓

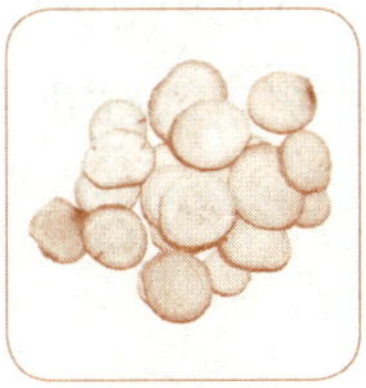
白芍

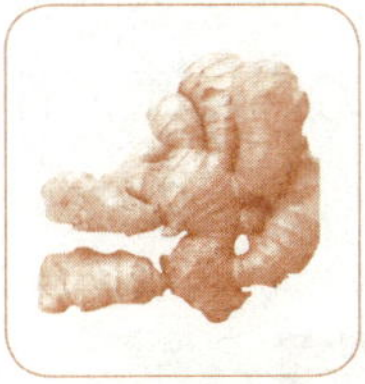
生姜

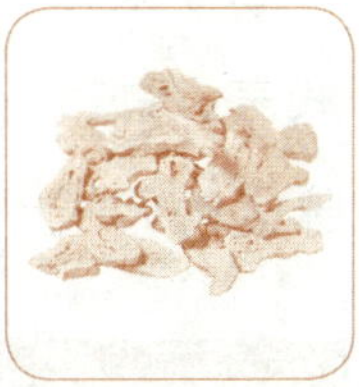
白术

心肺气虚证

心肺气虚证是指心肺两脏气虚，以心悸胸闷、咳喘气短和气虚症状等为主要表现的证候。

临床表现

症状： 心悸胸闷，咳喘气短，动则尤甚，吐痰清稀，神疲乏力，声低懒言，自汗，面色淡白。

舌象： 舌淡苔白，或唇舌淡紫。

脉象： 沉弱或结代。

辨证要点

咳喘无力、心悸胸闷等与气虚症状共见。

病因

- 久病咳喘，耗伤肺气；
- 心病日久，伤及心气；
- 禀赋不足，年高体弱，劳倦太过等，宗气之源亏乏。

病机

心主血，肺主气，而宗气贯心脉、司呼吸。心与肺主要表现在血液运行与呼吸之间的协调关系。心气亏虚，鼓动无力，气机不畅，故心悸胸闷；肺气亏虚，宣降失职，呼吸功能减弱，故咳嗽气短；津液输布无力而停聚为痰，故吐痰清稀；气虚而全身功能减弱，劳则耗气，故声低懒言、神疲乏力、自汗，且活动后诸症加重。面色淡白、舌淡、苔白、脉弱等为气虚常见之象。

发展与转归

本证多见于老年人，尤其是久病咳喘者。由于心肺气机不固，卫外功能不足，常易感受外邪。当心气虚影响到心阳不振，不能温化水液时，可引起水肿。外邪及痰饮的存在，又进一步影响心肺的功能，使咳喘、气短、心悸等症更加严重。

类证鉴别

证名	鉴别症状
心气虚证	心气虚证以心悸怔忡为主症，一般无他脏病证的临床表现
肺气虚证	以咳喘乏力等为主症，一般无他脏病证的临床表现
心肺气虚证	除见一般气虚证外，还同时存在心肺两虚的症状

治法

补益心肺。

主方

补肺汤（《永类钤方》）。

组成：人参、紫菀、桑白皮各9克，黄芪、熟地黄各24克，五味子6克。

用法：水煎，每日1剂，分2～3次温服。

方解：方中主药熟地黄补血滋肾阴，取其“壮水之主，以制阳光”之意；辅以人参、黄芪益气补肺，五味子收敛肺气而止咳；佐以桑白皮泻肺平喘，紫菀化痰止咳，使补中有泻，温中有寒。诸药合用，以补益肺肾，制虚火上炎。

加减：无咳嗽，可去桑白皮、紫菀；自汗较多，加牡蛎、麻黄根固表敛汗；若气阴两虚而兼见潮热、盗汗，加鳖甲、地骨皮、秦艽等养阴清热。

治疗要点

本证为上焦气虚，而气生于中焦，故补益心肺同时，仍要健脾益气，中焦气健，宗气方充。

心脾两虚证

心脾两虚证是指心血不足，脾气亏虚，以心悸头晕、食少便溏和气血两虚等为主要表现的证候。

临床表现

症状： 心悸怔忡，失眠多梦，食欲不振，腹胀便溏，面色萎黄，神疲乏力，或见皮下出血，妇女月经量少色淡，淋漓不尽。

舌象： 舌淡嫩。

脉象： 弱。

辨证要点

心悸、失眠、食少、腹胀，或兼慢性失血等与气血亏虚症状共见。

病因

- 久病失调，思虑过度；
- 饮食劳倦，损伤脾胃，生化不足；
- 慢性失血，气血亏耗。

病机

脾气亏损，气血生化不足，心失所养，心神不安，则心悸怔忡，失眠多梦；脾失健运，则食欲不振，腹胀，便溏；气血不足，功能减退，则眩晕耳鸣，面色萎黄；统血失职，则皮下紫斑，女子月经量少色淡，淋漓不尽；神疲乏力，舌淡嫩，脉弱，均为气血亏虚之象。

发展与转归

在病机演化过程中，血虚及阴，可出现心脾气阴两虚，除心悸怔忡、神疲乏力外，还会出现口干咽痛，午后潮热，手足心热等症。亦可因心脾俱虚，气血两亏，造成气虚血脱之重症，可见心动悸，面色苍白大汗淋漓，脉微细欲绝的症状，不可不慎。

类证鉴别

证名	共同症状	鉴别症状
脾不摄血证	均有脾气虚和慢性失血的症状	出血是主症而无明显的心血不足症状
心脾两虚证		必有心悸失眠的心神失养症状，而其出血是或见症

治法 补益心脾。

主方

人参养荣丸（《中国药典》）。

组成：人参、白术（土炒）、茯苓、炙黄芪、当归、白芍（麸炒）、陈皮、肉桂、炙甘草各100克，熟地黄、五味子（酒蒸）各75克，远志（制）50克。

用法：以上十二味，粉碎成细粉，过筛，混匀。另取生姜 50克、大枣100克，分次加水煎煮至味尽，滤过，滤液浓缩至相对密度为1.25（80℃）。每100克粉末加炼蜜35～50克与生姜、大枣液拌匀，泛丸，干燥，制成水蜜丸；或加炼蜜90～100克与生姜、大枣液拌匀，制成大蜜丸，即得。口服，水蜜丸一次6克，大蜜丸一次1丸，每日1～2次。

方解：方中熟地黄、当归、白芍补血养阴，人参、炙黄芪、白术、茯苓、炙甘草补气益脾，且可阳生阴长，补气以生血；远志、五味子宁心安神；肉桂能导诸药入营生血；陈皮理气，与诸药同用可以补而不滞。配合成方，共奏益气补血，宁心安神之功。

加减：咳嗽者，加麦冬、贝母、紫菀、款冬花；身热，加黄柏、知母；遗精、带浊，加牡蛎、龙骨；吐衄血腥，加牡丹皮、赤芍。

治疗要点

本证的病变部位主要在心脾，且多表现为气血两虚，治疗应在健脾益气的基础上养心血、安心神。

心肝血虚证

心肝血虚证指心肝血亏，以心悸、失眠、头晕目眩、肢麻等及心肝相关组织官窍失养为主要表现的虚弱证候。

临床表现

症状：心悸怔忡，失眠多梦，健忘，眩晕，视物模糊，雀盲，爪甲不荣，肢体麻木，甚则震颤、拘挛，面白无华，妇女月经量少色淡，甚则闭经。

舌象：舌淡，苔白。

脉象：细。

辨证要点

心悸、失眠、眩晕、肢麻等与血虚症状共见。

病因

- 思虑过度，暗耗心血，肝无所藏；
- 久病亏损，失血过多及气血化源不足，心肝失养。

病机

心血亏虚，心神失养，心神不宁，则心悸怔忡、失眠多梦、健忘；肝血亏虚，头目失养，则头晕目眩、视物模糊、雀盲；肝血虚，爪甲、筋脉失于濡养，则爪甲不荣，肢体麻木、震颤、拘挛；女子以血为本，心肝血虚，血海空虚，冲任失养，则月经量少色淡、甚则闭经；面白无华，舌淡，脉细等皆血虚常见之象。

发展与转归

本证以心肝两脏为主，但可能兼有他脏之病变，尤其是脾。因为脾虚不运则化源告竭，水谷精微不能化生营血，而致血虚。若脾不统血，则易有失血之患，更使心肝之血不足。故在心肝血虚证中常兼见脾气虚的证候。

类证鉴别

证名	共同症状	鉴别症状
心肝血虚证	两证均有心血不足，心神失养的表现，见心悸、失眠多梦等症	兼肝血不足，两目、爪甲、筋脉失于濡养而见眩晕、肢麻、视物模糊、爪甲不荣等症
心脾两虚证		兼脾虚失运，血不归经，可见食少、腹胀、便溏、慢性出血等症

治法

养血安神。

主方

酸枣仁汤（《金匮要略》）。

组成：酸枣仁15克，知母、茯苓、川芎各6克，甘草3克。

用法：水煎，每日1剂，分2～3次温服。

方解：方中重用酸枣仁为君，以其甘酸质润，入心、肝之经，养血补肝，宁心安神。茯苓宁心安神；知母苦寒质润，滋阴润燥，清热除烦，共为臣药。与君药相伍，以助安神除烦之功。佐以川芎之辛散，调肝血而疏肝气，与大量之酸枣仁相伍，辛散与酸收并用，补血与行血结合，具有养血调肝之妙。甘草和中缓急，调和诸药为使。诸药相伍，标本兼治，养中兼清，补中有行，共奏养血安神、清热除烦之效。

加减：虚火重而咽干口燥甚，加生地黄、麦冬以养阴清热；血虚甚而头目眩晕者，加白芍、当归、枸杞子以增强养血补肝的功效；兼见盗汗，加牡蛎、五味子以安神敛汗；寐而易惊，加珍珠母、龙齿以镇惊安神。

治疗要点

心主血，肝藏血，本证为母子同病，母病可及子，子病可盗母气，故治疗时应分清发病先后与主次，再进行调治。脾为生血之源，补益心肝之血，有必要兼以健脾益气。

脾肺气虚证

脾肺气虚证指脾肺两脏气虚，以咳嗽、气喘、食少、腹胀、便溏及气虚症状为主要表现的虚弱证候。

临床表现

症状： 久咳不止，气短而喘，咳声低微，咯痰清稀，食欲不振，腹胀便溏，面白无华，气短，神疲乏力，声低懒言，或见面浮肢肿。

舌象： 舌淡，苔白滑。

脉象： 濡弱。

辨证要点

咳嗽气喘、痰液清稀、食少便溏与气虚症状共见。

病因

- 久病咳喘，耗伤肺气，子病及母，运化失常；
- 饮食劳倦，脾胃受损，土不生金，累及于肺，宣降失司。

病机

久病咳喘，肺气受损，宣降失职，呼吸功能减弱，故咳嗽气短而喘；脾气亏虚，运化失健，故食欲不振，腹胀便溏；肺气虚不能输布津液，聚湿生痰，故咯痰清稀；气虚运血无力，肌肤失养，则面白无华；气虚推动无力，功能减退，则气短，神疲乏力，声低懒言；或脾虚水湿泛滥，则面浮肢肿；舌淡苔白滑，脉弱为肺脾气虚之象。

发展与转归

本证多出现于慢性咳喘之老年患者，多由肺气先虚而渐及脾脏，以致脾气也虚，脾既虚则气乏化源，肺气也愈见不足，甚者五脏之气俱不足，肾之精气也就来源日少，最终形成脾肺肾三脏俱虚之证。

类证鉴别

证名	共同症状	鉴别症状
心肺气虚证	均可见肺气亏虚、宣降失常，见咳嗽气喘、气短、咯痰清稀等症状。	兼见心气不足的表现，常见心悸怔忡、胸闷等症状
脾肺气虚证		兼见脾虚失运的表现，常见食少、腹胀、便溏等症状

治法

补脾益肺。

主方

六君子汤（《医学正传》）。

组成：人参、茯苓、炙甘草、陈皮各3克，白术、半夏各4.5克。

用法：加大枣2枚，生姜3片，水煎，每日1剂，分2～3次温服。

方解：六君子汤以四君子汤加陈皮、半夏而成，以益气健脾之品配伍燥湿化痰之药，补泻兼施，标本兼治。方中以四君子汤益气健脾，脾气健运则气行湿化，以杜生痰之源；重用白术，较四君子汤燥湿化痰之力益胜；半夏辛温而燥，为化湿痰之要药，并善降逆和胃止呕；陈皮既可调理气机以除胸脘痞闷，又能止呕以降胃气，还能燥湿化痰以消湿聚之痰，所谓“气顺而痰消”。

加减：呕吐甚者，加姜竹茹、旋覆花；脾胃虚寒者，加炮姜、吴茱萸；脾胃虚者，加附子、补骨脂；胃脘痛甚者，加延胡索、川楝子。

治疗要点

本证以健脾益气为根本，脾气健则肺气充，即“培土生金”。脾为生痰之源，肺为储痰之器，脾肺气虚，则痰湿内生，治疗时应兼以燥湿化痰。

肺肾阴虚证

肺肾阴虚证指肺肾两脏阴液亏虚，以干咳少痰、腰酸、遗精等为主要表现的阴虚证候。

临床表现

症状： 咳嗽痰少，或痰中带血、血色鲜红，或声音嘶哑，腰膝酸软，口燥咽干，骨蒸潮热，盗汗，颧红，形体消瘦、皮肤干皱，男子遗精，女子经少。

舌象： 舌红，少苔。

脉象： 细数。

辨证要点

干咳少痰、腰酸、遗精等与阴虚症状共见。

病因

- 燥热、痨虫、久病咳喘等损伤肺阴，病久及肾；
- 房劳太过，肾阴耗伤，肺失濡润。

病机

肺阴亏虚，虚火内生，清肃失职，则咳嗽痰少；肺失清肃，虚热灼伤血络上熏咽喉，则痰中带血，声音嘶哑；肾阴亏虚，腰膝形体失养，则腰膝酸软；虚火扰动精室，则为遗精；阴精不足，冲任空虚，则月经量少；肺肾阴虚，虚热内蒸，故口燥咽干、骨蒸潮热、颧红盗汗、形体消瘦；舌红少苔、脉细数等皆阴虚内热之象。

发展与转归

本证多见于久病或年老阴虚之人，或见于热病后期，燥热灼伤阴液，累及肺肾二脏，遂成本证。

类证鉴别

证名	共同症状	鉴别症状
肺阴虚证	均有阴虚症状，如潮热颧红，舌红少苔，脉细数	干咳少痰，或痰黏不易咯出，或痰中带血，口燥咽干，或音哑，或有盗汗
肾阴虚证		腰膝酸软而痛，男子遗精，女子经少或经闭，齿松发脱，眩晕耳鸣
肺肾阴虚证		除见一般阴虚症状外，还同时见肺肾阴虚的临床表现，如干咳、少痰、腰酸、遗精等

治法

润肺滋肾。

主方

百合固金汤（《医方集解》）。

组成：百合12克，生地黄、熟地黄、当归、麦冬各9克，贝母、白芍、桔梗各6克，甘草3克，玄参15克。

用法：水煎，每日1剂，分2～3次温服。

方解：方中百合、生地黄、熟地黄滋养肺肾阴液，共为君药；麦冬助百合以养肺阴、清肺热，玄参助生地黄、熟地黄益肾阴，降虚火，共为臣药；当归、白芍养血和营，贝母、桔梗化痰止咳为佐；甘草调和诸药为使。本方以百合润肺为主，服后可使阴血渐充、虚火自清、痰化咳止，以达固护肺阴之目的，故名“百合固金汤”。

加减：若痰多而色黄，加胆南星、黄芩、瓜蒌皮以清肺化痰；若咳喘甚，可加杏仁、五味子、款冬花以止咳平喘；若咳血重，可去桔梗，加白及、白茅根、仙鹤草以止血。

治疗要点

本证治疗，应肺肾双滋，金水并生，俾肾水得充则上润于肺，肺阴得补则下济于肾。

肝火犯肺证

肝火犯肺证指肝经气火上逆犯肺，以咳嗽阵作、痰黄或咳血、胸胁灼痛、急躁为主要表现的实热证候。

临床表现

症状： 胸胁灼痛，急躁易怒，头胀头晕，咳嗽阵作，痰黄黏稠，甚则咳血，烦热口苦，面红目赤。

舌象： 舌红，苔薄黄。

脉象： 弦数。

辨证要点

咳嗽阵作，痰黄或咳血，胸胁灼痛，急躁，舌红、苔薄黄，脉弦数等。

病因

- 郁怒伤肝，气郁化火，循经上逆；
- 邪热内蕴，肝火炽盛，上犯于肺，肺失清肃。

病机

肝经气火内郁，经气不利，肝失柔顺，则胸胁灼痛、急躁易怒、烦热口苦；肝火上扰，气血上逆则头胀头晕、面红目赤；肝火犯肺，肺失清肃而肺气上逆，故咳嗽阵作；火热灼津，炼液成痰，则痰黄稠黏；火热迫血妄行，火灼肺络，络损血溢，则咳血；舌红，苔薄黄，脉弦数亦为肝火内炽之象。

发展与转归

本病的转归与预后，与病情的轻重、是否及时进行干预等有关。若未能及时治疗，可耗气伤津，形成肺之气阴两虚证。严重者还可影响消化、泌尿、排便等功能。

类证鉴别

证名	共同症状	鉴别症状
燥邪犯肺证	均可以出现咳血	只发于秋季，必兼发热恶寒之表证
肺热炽盛证		多因外邪入里化热所致，一般与情志无关，肝经症状不明显
肺阴虚证		必有阴虚内热的潮热盗汗等症状
肝火犯肺证		多因情志化火，灼伤肺络所致，必兼有急躁易怒、胁肋灼痛等肝火内炽的症状

治法

清肝利肺。

主方

黛蛤散（《医说》）。

组成：蛤粉（炒令通红）300克，青黛30克。

用法：以上二味，粉碎成细粉，过筛，混匀，即得。每日1次，每次6克，布包水煎服，或温水调服，或随处方入煎剂。

方解：方中青黛咸寒，入肝、肺、胃经，善清肝经郁火，并清肺热以消痰止嗽。蛤粉苦咸寒，入肺、胃经，清肺化痰，软坚散结。二药配伍，使肝火得降，肺热得平，痰热得化，清肝宁肺化痰并举，标本兼顾。

加减：若痰少难咯，舌红少苔，加沙参、麦冬以清肺养阴；若咳血量较多，加侧柏叶、白茅根以凉血止血；若咳嗽痰多，加杏仁、贝母、胆星以清肺化痰；若见大便秘结，加瓜蒌仁以润肠通便。

治疗要点

本证为肝肺同病，但主要责之于肝，治疗原则是清肝泻肺，重在泻肝清火。肝主升，肺主降，本证为肝升太过，肺降不足，用药当重用沉降之药。

肝胆湿热证

肝胆湿热证指湿热内蕴肝胆，以胁肋胀痛、身目发黄等为主要表现的湿热证候。

临床表现

症状： 胁肋胀痛，纳呆腹胀，口苦厌油，泛恶欲呕，身目染黄，大便不调，小便短黄，或寒热往来。或为阴部潮湿、瘙痒、湿疹，阴器肿痛，带下黄臭等。

舌象： 舌红，苔黄腻。

脉象： 弦滑数。

辨证要点

胁肋胀痛、身目黄染，或阴部瘙痒、带下黄臭等与湿热症状共见。

病因

- 外感湿热之邪，侵犯肝胆或肝经；
- 嗜食肥甘，酿生湿热；
- 脾胃纳运失常，湿浊内生，郁结化热，湿热壅滞肝胆。

病机

湿热蕴阻肝胆，疏泄失职，经气不畅，故胁肋胀痛；湿热横逆脾胃，纳运失司，则纳呆腹胀，口苦，厌油腻，泛恶欲呕，大便不调；湿热郁蒸胆腑，胆汁外溢肌肤，则身目发黄；湿热内蕴肝胆，少阳枢机不利，正邪相争，则寒热往来；若湿热循肝经下注，则阴部潮湿瘙痒，或男子睾丸肿胀热痛，或妇人带下黄臭；舌红，苔黄腻，脉弦滑数为湿热常见之象。

发展与转归

本证的病理变化有以下几种情况：因肝胆湿热，乘袭脾土，形成脾胃湿热证；湿热久羁，伤及阴分，出现肝阴虚证；由于肝胆疏泄失职，气机郁滞，血行不畅，成为肝血瘀滞证，日久形成癥积鼓胀；湿热蕴结不解，热盛毒深，可发展成急黄危症。

类证鉴别

证名	共同症状	鉴别症状
肝胆湿热证	均有湿热影响脾胃的表现，常见纳呆、恶心、黄疸、苔黄腻等症状	病位在肝胆，故胁肋胀痛明显，或见阴痒等肝经湿热症状
湿热蕴脾证		病位在脾，以腹胀、便溏表现为主，而无胁肋胀痛

治法

清利肝胆。

主方

清肝利湿汤（《刘奉五妇科经验》）。

组成：瞿麦、萹蓄、木通各12克，车前子、黄芩、牛膝、牡丹皮、川楝子各9克，柴胡、荆芥穗各4.5克。

用法：水煎，每日1剂，分2～3次温服。

方解：方中黄芩苦寒入血分，凉血清肝；萹蓄、车前子、瞿麦、木通苦寒之药利湿清热；荆芥穗、川楝子、柴胡既能和肝升阳除湿，又能疏解血中之热；牛膝、牡丹皮活血通经，通因通用以清血中之伏热、可导血分之湿热外出。本方能清利湿热而不伤正，升阳散湿而不助热。

加减：胁肋胀痛甚，去木通，加延胡索、蒲公英、白芍诸药以增解毒活血、行气止痛之效。

治疗要点

本证由疏泄功能失常所致，必须以疏利肝胆与清利湿热之品相互为用，方能功效卓著。

肝胃不和证

肝胃不和证指肝气郁结，胃失和降，以脘胁胀痛、嗳气、吞酸、情绪抑郁等为主要表现的证候。

临床表现

症状：胃脘、胁肋胀痛或窜痛，呃逆，嗳气，吞酸嘈杂，饮食减少，情绪抑郁，善太息，或烦躁易怒。

舌象：舌淡红，苔薄白或薄黄。

脉象：弦。

辨证要点

脘胁胀痛，嗳气，吞酸，情绪抑郁，舌淡红、苔薄白，脉弦等。

病因

情志不舒，肝气郁结，横逆犯胃，胃失和降。

病机

肝气郁结，肝失疏泄，横逆犯胃，胃气郁滞，故胃脘、胁肋胀满疼痛，走窜不定；胃气上逆，胃失和降，则呃逆、嗳气；肝胃气滞，故吞酸嘈杂；胃纳失司，故饮食减少；肝失条达，甚则气郁化火，故情绪抑郁、善太息，或烦躁易怒；苔薄白、脉弦为肝气郁滞所常见；舌苔薄黄，则为气郁化火之象。

发展与转归

本证常可因肝气郁结，日久化火，火势之性急迫，火气克犯胃土，则表现为心烦易怒，泛酸嘈杂、口干口苦，舌红苔黄，脉象弦数之火郁证。

类证鉴别

本证的肝气犯胃型与脾胃湿热证：两者均可出现胃脘胀痛，嗳气吞酸，呃逆呕吐等症。但本证有肝气郁结、横逆犯胃的临床表现，脾胃湿热证无这一表现。

本证的寒邪侵袭肝胃型与寒邪犯胃证：两者都有胃寒疼痛、呕吐等表现，但本证有肝寒气郁的临床表现，寒邪犯胃证则无这一症状。

治法

疏肝和胃。

主方

左金丸（《丹溪心法》）。

组成：黄连18克，吴茱萸3克。

用法：水煎，每日1剂，分2～3次温服。

方解：方中重用黄连为君，清泻肝火，使肝火得清，自不横逆犯胃；黄连亦善清泻胃热，胃火降则其气自和，一药两清肝胃，标本兼顾。然气郁化火之证，纯用大苦大寒既恐郁结不开，又虑折伤中阳，故又少佐辛热之吴茱萸，一者疏肝解郁，以使肝气条达，郁结得开；二者反佐以制黄连之寒，使泻火而无凉遏之弊；三者取其下气之用，以和胃降逆；四者可引领黄连入肝经。如此一味而功兼四用，以为佐使。二药合用，共收清泻肝火，降逆止呕之效。

加减：若吞酸重者，加乌贼骨、瓦楞子以制酸止痛；胁痛甚者，可与四逆散、金铃子散合用以加强疏肝理气之功。

治疗要点

本证之根结主要在于气机涩滞，治疗以疏肝理气为关键，气为血帅，血为气母，气行则血行、气滞日久而致血瘀证，应加入活血化瘀药为好。

肝郁脾虚证

肝郁脾虚证是指肝失疏泄，脾失健运，以胁胀作痛、情志抑郁、腹胀便溏等为主要表现的证候，亦称肝脾不调证。

临床表现

症状： 胸胁胀满窜痛，腹胀纳呆，腹痛必伴泄泻，泻后痛减，或便溏不爽，肠鸣矢气，兼见善太息，情志抑郁，或急躁易怒。

舌象： 舌苔白。

脉象： 弦或缓。

辨证要点

胸胁胀痛，情志抑郁，腹胀，便溏，舌苔白，脉弦或缓等。

病因

- 情志不遂，郁怒伤肝，肝失条达而横乘脾土；
- 饮食劳倦，损伤脾气，脾失健运而反侮肝木。

病机

肝失疏泄条达，气机郁结不畅，故胸胁胀满窜痛；脾失健运，气滞湿阻，则纳呆腹胀，便溏不爽，肠鸣矢气，或大便溏泄；肝气犯脾，气机郁滞，运化失调，则腹痛欲泻，泻后气机调畅，故泻后痛减；肝失疏泄，则情志抑郁，善太息；若气郁化火，则急躁易怒；舌苔白，脉弦或缓为肝郁脾虚常见之象。

发展与转归

本证在临床上极为常见，且易反复发作，病情迁延，使脾气益虚，严重的损及脾阳，或肝气亢盛而化火，火灼阴伤，形成肝阴虚证、脾阴虚证。

类证鉴别

证名	共同症状	鉴别症状
肝胃不和证	两证均有肝郁气滞表现，见胸胁胀满疼痛、喜叹息，情志抑郁或烦躁易怒。	兼胃失和降，见胃脘胀痛、痞满、嗳气、呃逆等症
肝郁脾虚证		兼脾失健运，常见食少、腹胀、便溏等症

治法

疏肝理脾。

主方

痛泻要方（《丹溪心法》）。

组成： 炒白术9克，炒白芍6克，炒陈皮4.5克，防风3克。

用法： 水煎，每日1剂，分2～3次温服。

方解： 方中炒白术苦甘而温，补脾燥湿以治脾虚，为君药。炒白芍酸寒，柔肝缓急止痛，与炒白术相配，于土中泻木，为臣药。炒陈皮辛苦而温，理气燥湿，醒脾和胃，为佐药。配伍少量防风，具升散之性，与术、芍相伍，辛能散肝郁，香能舒脾气，且有燥湿以助止泻之功，又为脾经引经之药，故兼具佐使之用。四药相合，可以补脾胜湿而止泻，柔肝理气而止痛，使脾健肝柔，痛泻自止。

加减： 若肝体过虚，可加用当归、枸杞子等柔肝之品；肝用不足，可加柴胡、青蒿等疏肝之味；胸胁胀满者，可加川楝子、青皮以疏肝止痛；脾虚明显时，可加茯苓、白扁豆、山药等化湿健脾之药；胃纳不和，可加半夏、木香之品以和中。

治疗要点

本证当以抑木扶土、调理气机为要。但本证有肝旺乘脾和脾虚木乘两种情况，治疗时须先分清主次，前者以抑木为主，后者以扶土为主。

肝肾阴虚证

肝肾阴虚证指肝肾阴液亏虚，以腰酸、胁痛、眩晕、耳鸣、遗精等为主要表现的阴虚证候。

临床表现

症状： 头晕目眩，耳鸣健忘，胁部隐痛，腰膝酸软，失眠多梦，口燥咽干，五心烦热，或低热颧红，男子遗精，女子月经量少。

舌象： 舌红瘦裂纹，少苔。

脉象： 细数。

辨证要点

腰膝酸软、胁部隐痛、眩晕、耳鸣等与阴虚症状共见。

病因

- 久病失治、情志内伤，久郁化火，耗伤肝肾之阴；
- 因房事不节，耗伤肾阴；
- 温热病久，耗伤津液，致肝肾阴虚，阴不制阳，虚热内扰。

病机

肝肾阴虚，水不涵木，肝阳偏亢，髓海不足，故头晕目眩、耳鸣健忘；肝阴亏虚，肝络失滋，故胁部隐痛；肾阴不足，腰膝失养，故腰膝酸软；虚火上扰，心神不安，故失眠多梦；虚火扰动精室，精关不固，则见遗精；阴精不足，血海不充，冲任失养，则见月经量少；口燥咽干、五心烦热，或低热颧红，舌红少苔、脉细数等皆为阴虚失濡，虚热内灼之象。

发展与转归

如果失治误治，进一步发展，可出现阴不制阳，虚风内动的表现。精血可互为转化，肝肾阴血不足又常可相互影响，进一步发展，可出现阴不制阳，虚风内动表现。

类证鉴别

证名	共同症状	鉴别症状
心肾不交证	均有肾阴虚所致的腰膝酸软、头晕耳鸣、五心烦热等表现	伴有心悸、失眠、多梦等心阴亏虚的症状
肺肾阴虚证		伴有咳嗽气喘、咳痰、痰中带血等肺阴亏虚的症状
肝肾阴虚证		伴胸胁胀痛、头晕目眩等肝阴不足的症状

治法

滋补肝肾。

主方

杞菊地黄丸（《医级》）。

组成：熟地黄240克，山茱萸、怀山药、枸杞子各120克，泽泻、牡丹皮、茯苓、菊花各90克。

用法：蜜丸，每次6～9克，每日2次，空腹温水服。也可用作汤剂，各药用量酌减。

方解：本方在六味地黄丸的基础上，熟地黄、怀山药、山茱萸三补，泽泻、茯苓、牡皮三泻，三补三泻，滋阴补肾，合以枸杞子、菊花滋肾益精，养肝明目。

加减：肝阳上亢者，加牡蛎、钩藤、龙骨；肝肾阴虚者，加首乌、桑椹子、龟甲；目赤肿痛者，加石决明、羚羊角。

治疗要点

本证以滋养肝肾为主要治法。如果肝病及肾，当以补肝为主，滋肾为辅。如果肾病及肝，当滋肾为主，养肝为辅。另外，肝肾阴虚，水不涵木，容易导致肝阳上亢，应注意滋阴平肝息风法的运用。

脾肾阳虚证

脾肾阳虚证是指脾肾阳气亏虚，虚寒内生，以久泻久痢、水肿、腰腹冷痛和阳虚症状等为主要表现的证候。

临床表现

症状： 形寒肢冷，腰膝、下腹冷痛，久泻久痢不止，或五更泄泻，完谷不化，便质清冷，或腰下肿甚，小便不利，面色㿠白。

舌象： 舌淡胖，苔白滑。

脉象： 沉迟无力。

辨证要点

腰腹冷痛、久泄久利、五更泄泻与虚寒症状共见。

病因

- 久病，耗伤脾肾之阳；
- 久泄久痢，脾阳损伤，不能充养肾阳；
- 水邪久踞，肾阳受损，不能温暖脾阳，终致脾阳、肾阳俱虚。

病机

脾肾阳虚，温煦失职，故形寒肢冷、腰膝冷痛；虚寒内生，运化失常，故下腹冷痛、久泻久痢不止；命门火衰，阴寒凝滞，寅卯之交，阴气极盛，故黎明前腹痛泄泻、完谷不化、便质清冷，而称为“五更泻”；脾肾阳虚，不能温化水液，泛溢肌肤，故久病水肿、小便不利；阳虚水气上泛，故面色㿠白；舌淡胖、苔白滑、脉沉迟无力皆阳虚常见之象。

发展与转归

本证多见于多种慢性病的后期，是阳虚证中较严重的证候。其进一步发展可致阳虚欲脱，或脾肾机能衰竭。

类证鉴别

脾肾阳虚证与脾阳虚证：脾肾阳虚证多因先天禀赋不足，肾阳虚衰不能温养脾阳而由肾及脾，或因脾阳之虚不能充养肾阳，而由脾及肾，终使脾肾阳气俱伤。其病机特点，一是消化吸收机能障碍，二是水湿停聚，三是性机能的减退，故既有脾阳虚又有肾阳不足的复合证候，如形寒肢冷，腹胀，饮食减少，久泻久痢，或下利清谷，或五更泄泻，小便不利，全身水肿，腰膝酸冷，阳萎遗精，或妇女宫寒不孕，舌质淡胖或有齿痕，舌苔白滑，脉沉迟细弱等。而单纯脾阳虚证则无腰膝酸冷及性机能减退的表现。

治法

温肾暖脾。

主方

四神丸（《证治准绳》）。

组成：补骨脂12克，五味子6克，肉豆蔻6克，吴茱萸3克。

用法：上药共研细末，用生姜、大枣煮熟，取枣肉和末为丸，如梧桐子大。每次6～9克，每日2～3次，温开水或淡盐汤送服。也可用作汤剂，加生姜6克，大枣10枚，水煎服。

方解：方中补骨脂温肾壮阳，暖丹田，固下元；肉豆蔻温中暖脾涩肠兼行气；吴茱萸辛热散寒温中止痛；五味子酸收止泻，且能助脾阳。在久泻之人脾肾阳衰，阴寒内生，固摄失司的情况下，用上方标本兼顾。

加减：若见泄泻无度、腰酸肢冷者，加附子、肉桂；久泻气陷脱肛者，加人参、黄芪、升麻、柴胡；小腹痛甚者，加小茴香、木香；滑泄不止者，加诃子、石榴皮。

治疗要点

本证有由脾及肾者，有由肾及脾者，治疗上应分清主次，酌情用药。在温补脾肾的同时，加一些收涩固脱药，可提高治疗效果。

精室病辨证

精室亏虚证

精室亏虚证是指精血不足，精室失于濡养，以精液稀少、精子量少或无精和精血亏虚为主要表现的证候。

临床表现

症状： 男子不育，精液稀少，精子量少或无精；精神萎靡，倦怠乏力，性欲或能力减退，腰膝酸软，嗜睡，健忘等。

舌象： 舌淡白。

脉象： 弱。

辨证要点

精液稀少，精子量少或无精，舌淡白，脉弱等。

病因

- 先天禀赋不足，或房劳过度，耗伤肾精；
- 久病、久虚、劳伤心脾，暗伤精血；
- 温燥太过，灼伤阴精。

病机

精室亏虚，生殖之精乏源，则精液稀少；精血不足，不能化精，则精子量少或无精，男子不育；精血亏虚，不能充养，则精神萎靡，倦怠乏力；精血不能充养精室，则性欲或能力减退；精血不能上荣头目，则嗜睡，健忘；精血不能充养肾府，则腰膝酸软；舌淡白，脉弱均为精血亏虚之象。

发展与转归

精室亏虚的转归及预后，与体质的强弱、能否解除致病原因、是否得到及时正确的治疗以及护理等因素有密切关系。

类证鉴别

本证当与肾阳虚证、肾阴虚证辨别，三证均为肾虚证。肾阳虚证、肾阴虚证有明显的寒象与热象，而本证一般无明显寒象或热象，但以生长发育、生殖功能严重减退为特征，证情有轻重之别。

治法

补肾填精。

主方

生髓育麟丹（《辨证录》）。

组成： 人参、麦冬、肉苁蓉各180克，山茱萸、山药各300克，熟地黄、桑椹子各500克，鹿茸1对，龟甲胶、枸杞子各240克，鱼鳔、菟丝子各120克，当归150克，北五味子90克，紫河车2个，柏子仁60克。

用法： 上药共为细末，炼蜜为丸，每服15g，日服2次。亦可制成汤剂送服龟甲胶、紫河车，用量按原方比例酌减。

方解： 方中君以鱼鳔、龟甲胶、紫河车血肉有情之品添精补髓，补其不足；臣以鹿茸、肉苁蓉、菟丝子益肾气，补阳以益阴，熟地黄、桑椹子、枸杞子、麦冬、当归滋阴养血，培植育阴；佐以人参、山药补脾益气，健运中焦，使味厚浊腻之品不致碍胃，柏子仁养心安神，山茱萸、五味子并能益肾秘精、固摄精关。诸药合施，填精补髓，并能调补后天。

加减： 若兼有气滞者，则伍以疏肝理气之品；若兼有血瘀者，则伍以活血化瘀之品；若偏于肾阳虚或肾阴虚者，则加用滋阴壮阳之品；若血瘀明显者，则先以桃花四物汤加减治疗，待瘀血清除再用补肾之法。

治疗要点

本证以补益肾精为治疗大法。

精关不固证

精关不固证是指精失固藏，以遗精、滑精、精滑不固、早泄等为主要表现的证候。

临床表现

症状： 遗精，滑精，精脱不禁，早泄，阳痿，男子不育；或咽干舌燥，小便短赤，舌红，苔黄，脉数；或头晕耳鸣，腰膝酸软，五心烦热，舌红少苔，脉细数；或形寒肢冷，神疲乏力，夜尿频多，大便溏薄。

舌象： 舌淡胖。

脉象： 沉弱。

辨证要点

遗精，滑精，精脱不禁，早泄，舌淡，脉沉弱等。

病 因

• 虚热内扰，相火妄动，封藏失固；

• 先天禀赋不足，或房事劳伤，或他脏损及精关，阳虚不足，精关封藏失固。

病 机

精关失固，则遗精，滑精，精脱不禁，早泄；精气失充，则阳痿，男子不育；相火妄动，则兼有咽干舌燥、小便短赤、舌红、苔黄、脉数等热象；虚热内扰，则兼有头晕耳鸣、腰膝酸软、五心烦热、舌红少苔、脉细数等虚热之象；阳虚不足，则兼有形寒肢冷、神疲乏力、夜尿频多、大便溏薄、舌淡、脉沉弱等阳虚之象。

发展与转归

初起多因于火旺、湿热，以实证为主，久病则相火、湿热灼伤肾阴，而致肾阴亏虚，甚或阴损及阳而成阴阳两虚，肾阳衰惫等各种虚证。

类证鉴别

精关不固证与肾气不固证相同之处是两证均有遗精、滑精、早泄等征象。不同之处是肾气不固证病位在肾，故伴有夜尿频多、或遗尿、或尿后余沥不尽、或尿失禁等肾虚见症；而精关不固证病位在精室，故伴有精脱不禁、男子不育等。

治法

阳虚不固者，温肾固精。

主方

金锁固精丸（《医方集解》）。

组成： 炒沙苑子、蒺芡实、莲须各60克，煅龙骨、煅牡蛎各30克。

用法： 莲子粉糊丸，每次9克，空腹淡盐汤下；亦可加入莲子肉，水煎分服，剂量按原剂量比例酌减。

方解： 方中炒沙苑子甘温入肾，可补肾涩精为治腰痛泄精，虚损劳气之要药；莲子、蒺芡实补肾涩精，益脾养心；莲须功专固肾涩精；煅龙骨、煅牡蛎煅炙而用，以增强涩精止遗之力，兼可以潜心阳而敛心神。诸药合用，共奏其功效。

加减： 如滑泄久遗，阳痿早泄，阴部有冷感，以肾阳虚为主者，可加枸杞子、菟丝子、杜仲、鹿角胶、肉桂、锁阳、附子，或合右归丸；若头晕耳鸣，五心烦热，形瘦盗汗，以肾阴虚为主者，加熟地黄、黄柏、金樱子、龟甲、阿胶，或合左归丸。

治疗要点

精贵固藏而忌妄泄，以藏泄有度为宜。精液之得以藏泄有度，除肾气封藏，精关甚为重要，五脏之病，皆可引起失精，但精之藏制在肾，精之主宰在心，精之疏泄在肝。精关不固治有虚实之异，实者或降其火，或除湿热等，虚者宜补涩并投，可配合使用补心之气血阴阳的药物、潜镇安神之品、血肉有情之品及调和营卫之品等，可获良效。

精室虚寒证

精室虚寒证是指阳虚不能温养精室，以精冷不育，精子活力不足及虚寒症状为主要表现的证候。

临床表现

症状： 男子不育，精液稀薄清冷，阴囊湿冷，四肢不温，小便清长，大便溏薄。

舌象： 舌淡胖，苔白滑。

脉象： 弱。

辨证要点

精液稀薄清冷或黏稠不化、精子活力不足与虚寒症状并见。

病因

多因素体阳虚，或阴虚及阳，或寒邪伤阳，或寒凉克伐，以及他脏阳虚，日久及肾，不能温养精室所致。

病机

精室虚寒，失于温煦，则精液稀薄清冷或黏稠不化，精子活力不足；阳气不能鼓舞，则性欲减退、阳痿或早泄；四肢不温，小便清长，大便溏薄，舌淡，苔薄白，脉弱均为虚寒之象。

发展与转归

本证经过适当的治疗调养，大多可以得到治愈，预后良好。

类证鉴别

精室虚寒证与肾阳虚证：相同之处是两证均有形寒肢冷，性欲减退、阳痿、早泄、尿频清长等虚寒征象。不同之处是肾阳虚证病位在肾，故伴有腰膝酸软、神疲乏力等肾之元阳亏虚的症状；而精室虚寒证病位在精室，故伴有精液稀薄清冷或黏稠不化、精子活力不足等症状。

治法 温补精室，暖精散寒。

主方

赞育丹（《景岳全书》）。

组成：熟地黄、白术各240克，当归、枸杞子各180克，杜仲、仙茅、巴戟天、山茱萸、淫羊藿、肉苁蓉、韭菜子各120克，蛇床子、制附子、肉桂各60克。

用法：上药共研细末，蜜泛为丸。每次6～9克，每日1～2次，温开水送服。也可改用汤剂水煎服，各药用量可用常规剂量酌减。

方解：方用制附子、肉桂、仙茅、巴戟天、肉苁蓉、淫羊藿、韭菜子、蛇床子温肾助阳；配以熟地黄、枸杞子、山茱萸益肾填精；杜仲补肾壮腰；白术健脾；当归活血。诸药合用，共奏补肾壮阳之功。

加减：如见气虚阳微者，加人参、鹿茸；小便自遗者，加菟丝子、益智仁；小腹拘急疼痛者，加吴茱萸、茴香；大便溏薄者，加补骨脂、怀山药。

治疗要点

肾阳虚衰者，真阳既虚，真阴多损，应温肾壮阳，滋肾填精，忌纯用刚热燥涩之剂，宜佐少量滋阴药（如熟地黄、山茱萸）防湿燥伤阴。在温肾药的使用上应选用温而不燥，或燥性较小的血肉有情之品，如巴戟天、肉苁蓉、菟丝子、鹿角胶、楮实子，并加用黄精、熟地黄、女贞子等从阴引阳，另可适当选用牛膝、砂仁、小茴香、茯苓、泽泻、牡丹皮等灵动下行之药以引药归肾，并防补益太过。

精室湿热证

精室湿热证是指湿热之邪下注精室，以遗精、精浊、阴肿、尿浊及湿热症状为主要表现的证候。

临床表现

症状： 阳痿，遗精，不育，精浊，阴肿，尿浊，癃闭，淋证，常伴阴囊潮湿瘙痒，下阴灼热感，小便短赤灼痛，大便黏滞。

舌象： 舌红，苔黄腻。

脉象： 濡数。

辨证要点

遗精、精浊、阴肿、尿浊与湿热症状共见。

病 因

- 嗜食辛辣，膏粱厚味；
- 寒湿郁久化热；
- 射精不畅，积久成浊。

病 机

湿热蕴结精室，窍道失常，则阳痿、遗精、不育；湿热煎熬津液，则尿浊；湿热阻滞，气化失常，则癃闭、淋证；湿热下注阴部，则阴囊潮湿，下阴灼热，重则阴肿；尿黄便涩，舌红，苔黄腻，脉濡数为湿热之象。

发展与转归

遗精初起，调理得当，多可痊愈。若日久不愈者，可以导致早泄、阳痿、不育或虚劳等。

类证鉴别

精室湿热证与膀胱湿热证：相同之处是两证均可出现舌红，苔黄腻，小便赤涩，尿道灼痛，甚或血尿等症。不同之处是膀胱湿热证为湿热蕴结膀胱，气化不利所致，故见小腹急迫胀痛，尿频、尿急、尿痛明显，或尿中有砂石，或尿浊等；而精室湿热证属湿热之邪下注精室所致，故常伴有阳痿、遗精、不育、精浊、阴肿等表现。

治法

清热利湿，泄浊益肾。

主方

程氏萆薢分清饮（《医学心悟》）。

组成： 萆薢6克，黄柏（炒褐色）、石菖蒲各15克，茯苓、白术各3克，莲子心2.1克，丹参、车前子各4.5克。

用法： 水煎，每日1剂，分2～3次温服。

方解： 方中萆薢利湿浊，黄柏清下焦，茯苓、车前子清热利湿，莲子心、丹参清心安神，石菖蒲化浊通窍，白术健脾利湿。

加减： 若饮食不节，醇酒厚味损伤脾胃，酿痰化热，宜清热化痰，可用苍白二陈汤加黄柏；若湿热流注肝之经脉者，宜苦泄厥阴，用龙胆泻肝汤清热利湿；精中带血，又称血精，可加白茅根、小蓟、生地榆等清热凉血止血；若患者尿时不爽，小腹及阴部作胀不适，为病久夹有瘀热之症，可加虎杖、败酱草、丹参、川牛膝等以化瘀清热。

治疗要点

本证治疗以苦寒坚阴、清热利湿为原则，即《素问·藏气法时论》所谓“肾欲坚，急食苦以坚之”的原则。

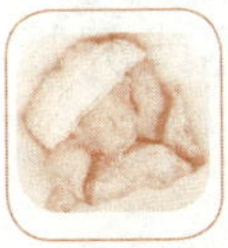
萆薢

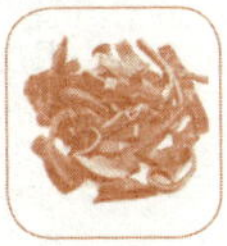
黄柏

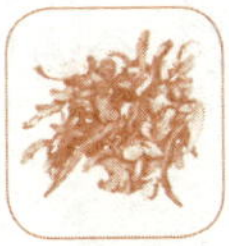
石菖蒲

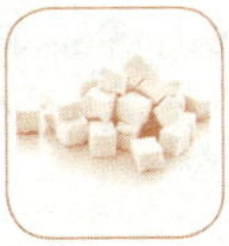
茯苓

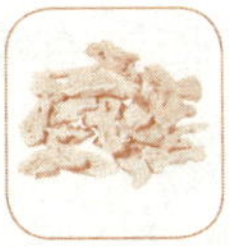
白术

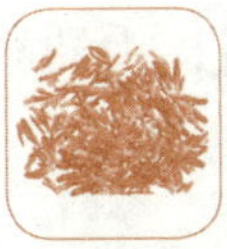
莲子心

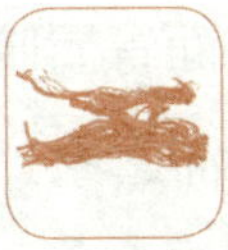
丹参

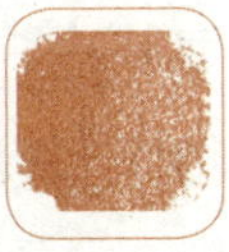
车前子

胞宫病辨证

寒凝胞宫证

寒凝胞宫证是指寒邪客于胞宫，凝滞不通，以小腹冷而绞痛，或痛经，或产后腹痛，或不孕等，以及实寒证为主要表现的证候。

临床表现

症状：小腹冷而绞痛，得热则缓；或痛经，经行不畅，甚则凝滞不行，经色紫暗有块；或产后腹痛，或胞衣不下，或恶露不绝，或阴冷，或不孕；畏寒肢冷，面青唇暗。

舌象：舌质紫暗，有瘀点或瘀斑，苔薄白。

脉象：沉迟或沉紧。

辨证要点

小腹冷而绞痛，或痛经，或产后腹痛，或不孕等，以及与实寒症状共见。

病因

饮食生冷，冒雨受寒，涉水游泳，寒冷时节衣着单薄裸露等，寒邪客于胞宫所致。

病机

寒凝胞宫，气血行涩，或拘急挛缩，故小腹冷而绞痛；得热血行，凝滞稍减，则疼痛缓解；适逢经期，经血凝滞不畅，则痛经，或经期延后，经色紫暗有块；产后寒凝气滞，则胞衣不下，或恶露不绝，或产后腹痛；寒邪凝滞，胞宫失却温养，则宫寒不孕；寒凝阴部，则阴冷；畏寒肢冷，面青唇暗，舌质紫暗，有瘀点或瘀斑，苔薄白，脉沉迟或沉紧为寒邪凝滞之象。

发展与转归

本证缘于经行产后血室正开，寒邪侵袭；或内伤生冷，阴寒内生，血为寒凝，阻滞胞宫所致。大多诱因明显，发病突然，以寒瘀不通为主要病理变化的一种实证。日久寒伤阳气，可形成实中有虚或转化为胞宫虚寒证候。

类证鉴别

证名	主要症状
寒凝胞宫证	小腹冷痛，或痛经，喜温，或月经后期、色紫暗，或带下清稀色白，苔白，脉沉紧等
瘀阻胞宫证	小腹固定刺痛、拒按，或有肿块，或月经后期、量少、色紫暗、夹块，或闭经、崩漏，舌紫暗或有斑点，脉弦涩等

治 法

温宫散寒止痛，活血化瘀。

主 方

温经汤（《金匮要略》）。

组成：吴茱萸、麦冬各9克，当归、芍药、川芎、人参、桂枝、阿胶、牡丹皮、生姜、甘草、半夏各6克。

用法：水煎，每日1剂，分2～3次温服。

方解：方中吴茱萸、桂枝温经散寒，通利血脉为君；当归、川芎，芍药、牡丹皮养血祛瘀为臣；阿胶、麦冬养阴润燥，人参、甘草益气健脾，半夏、生姜降逆温中为佐；甘草调和诸药为使。诸药相配，共奏其功效。

加减：若小腹冷痛甚者，去牡丹皮、麦冬，加艾叶、小茴香，以增强散寒止痛之力；寒凝而气滞者，加香附、乌药以理气止痛；漏下不止而血色暗淡者，去牡丹皮，加炮姜、艾叶以温经止血；气虚甚者，加黄芪、白术以益气健脾；傍晚发热甚者，加银柴胡、地骨皮以清虚热。

治疗要点

本证发病突然，属正盛邪实之候，治当祛邪为先，选用散寒、祛寒、温寒、逐寒之法，使阴寒邪去而胞宫自暖。

瘀阻胞宫证

瘀阻胞宫证是指胞宫气血瘀阻，以小腹刺痛拒按，伴经行不畅，色暗有块，以及血瘀症状为主要表现的证候。

临床表现

症状： 小腹刺痛，夜间加重，或痛引腰骶、肛门，伴经行不畅，色暗有块，或经行恶血，有如血崩之状；或痛经，或经迟，或经闭，或不孕，或胞宫癥瘕。

舌象： 舌紫暗，或紫斑、紫点。

脉象： 沉涩。

辨证要点

小腹刺痛，伴经行不畅，色暗有块，以及与血瘀症状共见。

病因

久病气滞血瘀，或高空坠落，或闪挫受伤等，使血行不畅，瘀阻胞宫所致。

病机

小腹为胞宫的府第，瘀血阻滞胞宫，不通则痛，故小腹刺痛，夜间加重，或经脉拘急，痛引腰骶、肛门；瘀血阻滞，故经行不畅，色暗有块；瘀血阻滞，新血不能归经，故离经而下，经行恶血，有如血崩；瘀血阻滞不通，则痛经或经闭；瘀血阻滞，血行不畅，则经迟；瘀阻胞宫，则不孕；瘀阻日久，则成胞宫癥瘕；舌紫暗，或紫斑、紫点，脉沉涩为瘀阻之象。

发展与转归

瘀阻胞宫日久，可蕴积化毒，湿毒下注，病情恶化，甚则癌变。

类证鉴别

证名	共同症状	鉴别症状
瘀阻胞宫证	两证均有月经错后、经少或闭经、不孕、下腹癥块等	月经色淡质稠，癥块按之柔软，伴口腻纳呆，恶心欲呕，脘腹痞胀，苔白腻，脉濡缓
痰湿阻胞证		月经色暗有块，伴舌紫暗、脉涩

治法

通经祛瘀。

主方

少腹逐瘀汤（《医林改错》）。

组成： 炒小茴香1.5克，炒干姜、延胡索、肉桂各3克，当归、蒲黄各9克，川芎、没药、赤芍、炒五灵脂各6克。

用法： 水煎，每日1剂，分2～3次温服。

方解： 方用炒小茴香、肉桂、炒干姜味辛而性温热，入肝肾而归脾，理气活血，温通血脉；当归、赤芍入肝，行瘀活血；蒲黄、炒五灵脂、川芎、延胡索、没药入肝，活血理气，使气行则血活，气血活畅故能止痛。

加减： 小腹胀甚，加莪术、青皮、木香；小腹疼痛拒按，加姜黄、三棱；虚寒甚，加附子。

治疗要点

本病疗程较长，药性猛烈的药物久用容易损伤正气，常使患者难以坚持治疗，或反而使病情加重。因此，在治疗此病的时候，要以活血化瘀法贯穿始终，在活血的同时也不要忘记扶正，并根据患者的年龄、体质、月经、症状以及病位，因人而异，选方用药，避免了一味攻伐所带来的不良反应。

胞宫湿热证

胞宫湿热证是指湿热侵袭，流注胞宫，以小腹灼痛、月经先期量多、带下量多色黄如脓及湿热症状为主要表现的证候。

临床表现

症状： 小腹灼痛，月经先期量多，质稠夹块；带下量多，色黄，黏稠臭秽；伴阴部瘙痒、糜烂；胸脘痞闷，呕恶纳差，口甜黏腻，便溏不爽，或身热不扬。

舌象： 舌红，苔黄腻。

脉象： 滑数。

辨证要点

小腹灼痛，月经先期量多，带下量多，色黄，以及与湿热症状共见。

病因

多因外感湿热，或产后感受湿热，或嗜食辛辣，或气候潮湿，久居湿地，湿郁日久化热，阻滞胞宫所致。

病机

湿热郁结，滞于小腹，则小腹灼痛；湿热蒸迫，则月经先期量多，质稠夹块；湿热交蒸，重浊黏滞，下趋阴位，则带下量多，色黄，黏稠秽臭；湿热相搏，郁于肌肤，则阴部瘙痒、糜烂；胸脘痞闷，呕恶纳差，口甜黏腻，便溏不爽，或身热不扬，舌红，苔黄腻，脉滑数均为湿热之象。

发展与转归

湿重于热，伤人阳气，可转变为胞宫寒湿证；热重于湿，则可伤人阴津而成为胞宫血热证。

类证鉴别

证名	共同症状	鉴别要点
胞宫湿热证	小腹灼痛，疼痛，带下量多，色黄，黏稠秽臭，舌红苔黄，脉数	月经先期量多，色黄，阴部瘙痒，糜烂
胞宫血热证		月经前期量多，色鲜红

治法 清利胞宫湿热。

主方

易黄汤（《傅青主女科》）。

组成： 炒山药、炒芡实各30克，黄柏（盐水炒）6克，车前子（酒炒）3克，白果（碎）10枚。

用法： 水煎，每日1剂，分2～3次温服。

方解： 方中炒山药、炒芡实健脾益肾固本；黄柏、车前子清热化湿解毒；白果固任止带，补中寓通。本方为脾虚湿热带下而设，具有健脾除湿，清热止带之功。

加减： 如带下量多，伴胸闷口腻、不思饮食、苔黄腻、脉濡数之湿热较重者，加茵陈、木通、猪苓、茯苓、椿根皮。

治疗要点

冲任之热治之以寒，亦即热者清之之法，抑其沸腾之势，清源遏流，宁静血海，冲任得固血不妄溢。然苦寒泻降之连柏之类，则宜慎用，以免苦寒伤阴之弊，宜用清滋之品，傅青主所云："必须于补阴之中行止崩之法"殆即此意。崩漏下血，慎用归、芎之走而不守之药，可用丹牡皮、生地黄、地榆、茅根之类，亦可用大剂量炒白芍(15～20克)，取其酸收入肝，炒黑重用，更增敛阴遏流之效，血去阴伤，治当养血敛肝，兼固血海。

胞宫虚寒证

胞宫虚寒证是指肾阳亏虚，胞宫失于温煦，以月经后期、量少色淡质稀、小腹隐痛和阳虚症状为主要表现的证候。

临床表现

症状：月经后期，量少色淡质稀，或带下清稀，或不孕，或小产；小腹隐痛，腰膝酸冷，喜温喜按；畏寒肢凉，面白。

舌象：舌淡胖齿痕，苔白。

脉象：弱。

辨证要点

月经后期，量少色淡质稀，小腹隐痛与阳虚症状共见。

病因

多因禀赋薄弱，或房劳多产、数堕胎损伤元阳，阳气不足，遂生内寒，胞失温煦，冲任失调所致。

病机

胞宫虚寒，失于温煦，则月经后期，量少色淡质稀；寒湿下注，则带下清稀；胞宫虚寒，寒不温通，虚不充养，则不孕；胞宫虚寒，升举无力，温养不足，则小产；胞宫虚寒，府第受累，则小腹隐痛，腰膝酸冷，喜温喜按；畏寒肢凉，面白，舌淡，苔白，脉弱为虚寒之象。

发展与转归

本证由阳气不足，胞失温煦所致。胞宫乃经行之所，恶露之源，寒则血行滞涩。故常常演变为虚寒挟瘀之证，而易引起癥瘕等疾；胞宫虚寒证因阳虚气化不利，易挟湿浊内阻，又可形成寒湿瘀结之证，导致带下、癥瘕等病。

类证鉴别

证名	共同症状	鉴别症状
胞宫寒凝证	两证均为胞宫寒证，均见小腹冷痛、肢冷、经少、不孕等症状	为实寒证，多由外寒侵袭，常表现为经色紫暗有块、经行小腹绞痛，或痛经，或产后腹痛
胞宫虚寒证		为虚寒证，多由阳虚生内寒，常表现为经量少色淡质稀，或带下清稀，小腹隐痛，腰膝酸冷，喜温喜按

治法

温宫散寒，调补冲任。

主方

艾附暖宫丸（《仁斋直指方论》）。

组成：香附（醋制）60克，艾叶、当归（酒洗）各30克，黄芪、吴茱萸、川芎、白芍各20克，熟地黄（酒蒸）10克，肉桂5克，续断15克。

用法：上药共研细末，醋糊为丸，如梧桐子大。每次6～9克，日服2次。或用饮片水煎服，各药用药按汤剂常规剂量。

方解：方用四物汤，活血调经；配以吴茱萸、艾叶、肉桂温经散寒；香附疏肝理气；续断补肾壮腰。诸药合用，共奏温经暖宫，益气补血之功。

加减：若见寒重者，加附子、细辛等；气滞者，加郁金、青皮、橘核等；肾阳不足者，加五灵脂、淫羊藿；气血不足者，加党参、何首乌、鸡血藤；血瘀明显者，去熟地黄，加丹参、红花、益母草；痰湿重者，加制半夏、陈皮等；崩中漏下者，加陈棕炭、炮姜炭等。

治疗要点

本证以阳虚为本，治宜助阳暖宫温经，经未行之前当以补虚为主，经行之际则以温阳为要。

胞宫不固证

胞宫不固证是指胞宫不固，以经、带、胎元失固及气虚症状为主要表现的证候。

临床表现

症状： 月经淋漓不尽，带下清稀量多，胎动不安或小产，伴腰膝酸软，神疲乏力，小便清长，夜尿频多。

舌象： 淡胖，边有齿痕。

脉象： 弱。

辨证要点

经、带、胎元不固及与气虚症状并见。

病因

- 先天禀赋不足，后天失养；
- 久病体弱；
- 房劳过度。

病机

胞宫不固，冲任失约，则月经淋漓不尽；带脉失固，则带下清稀量多；胞宫不固，托举不能，约束无力，则胎动不安，重则小产；腰膝酸软，神疲乏力，小便清长，夜尿频多，舌淡，脉弱皆为气虚之象。

发展与转归

本证经积极治疗，大多可继续正常妊娠，分娩健康胎儿。若安胎失败，均应尽快去医院接受治疗，随后积极查找原因。

类证鉴别

证名	共同症状	鉴别症状
胞宫不固证	两证均由先天禀赋不足、后天失养或房劳过度所致，均有血虚症状	月经淋漓不尽，带下清稀量多，胎动不安或小产伴腰膝酸软，神疲乏力，小便清长，夜尿频多
胞宫血虚证		月经后期，月经初潮延迟，量少色淡，或不孕，或胞宫早衰；面色、唇色淡白无华

治法 健脾益肾，固摄胞宫。

主方

泰山磐石散（《古今医统大全》）。

组成：人参、当归、川续断、黄芩、白芍、熟地黄各3克，黄芪、白术、糯米各6克，炙甘草、川芎各2克，砂仁1.5克。

用法：水煎服，其中人参宜另炖。原方水一盏半，煎七分，食远服。但觉有孕，三五日常用一服；四个月之后，方无虑也。本方用治习惯性流产，从孕8周(受精后6周)起，每周服用2～3剂，连续服用2～3个月为一疗程。

方解：方中重用白术益气健脾安胎，为君药。人参、黄芪助白术益气健脾以固胎元；当归、熟地黄、白芍、川芎养血和血以养胎元，共为臣药。君臣相伍，双补气血以安胎元。佐以川续断补肾安胎；黄芩清热安胎；砂仁理气安胎，且醒脾气，以防诸益气补血药滋腻碍胃；糯米补脾养胃以助安胎。炙甘草益气和中，调和诸药，为佐、使药。诸药配伍，使气血旺盛，冲任安固，自无堕胎之患。

加减：若见血热，可加重黄芩剂量，并加生地黄、白茅根；肝肾阴虚，加黄精、女贞子；寒凝胞宫，加炮姜、附子等。

治疗要点

本证以补肾固冲为治疗大法。并依据不同证型采用固肾、益气、养血、清热、利湿、化瘀等法。但治疗过程中若有他病，应遵循治病与安胎并举的原则。

胎热证

胎热证是指孕妇阴虚阳盛、热伏冲任而引起胎动不安的证候。

临床表现

症状： 妊娠期间，阴道下血，色鲜红，或腰腹坠胀作痛，心烦不安，口干咽燥，或有潮热，小便短赤，大便秘结。

舌象： 舌质红，黄欠润。

脉象： 滑数。

辨证要点

妊娠期间胎漏下血与实热症状共见。

病因

- 素体阳盛，嗜食辛辣；
- 七情郁结，五志化火；
- 阴虚生热，热伤胎气。

病机

阴虚内热，肝郁化热，外感热邪或因饮食，药物酿生内热，热邪直犯冲任，冲任失调，血为热迫，而妄行离经下走，致使妊期阴道不时少量下血，血为热灼其色鲜红；热邪内扰胎元，胎气不安，有下坠之势，则腰酸坠胀作痛；虚热内扰心神，故心烦不安；热灼阴津，津亏不得上承，故口干舌燥；热伤阴液，则小便短赤，大便秘结。若素体阴虚，妊娠后血聚养胎，阴血益虚，易生内热，热盛损伤胞络，而致胎漏或胎动不安，甚则应期而堕。舌质红，黄欠润，脉滑数均是阴虚阳盛，热伏冲任之象。

发展与转归

若治疗得当，热清血宁，胎元得固。若胎漏不止，出血过多，可致气血亏损；进一步发展，可发生流产。

类证鉴别

证名	共同症状	鉴别症状
胎热证	两证均为热扰胞宫，可见阴道下血，血色红，小腹胀痛等	经血妄行
冲任热证		胎漏下血

治法

清热安胎。

主方

保阴煎（《景岳全书》）。

组成：生地黄、熟地黄、白芍各6克，山药、续断、黄芩、黄柏各4.5克，生甘草3克。

用法：水煎，每日1剂，分2～3次温服。

方解：方中黄芩、黄柏、生地黄清热凉血；熟地黄、白芍养血敛阴；山药、续断补肾固冲；生甘草调和诸药。全方共奏清热凉血，固冲止血之效。便溏者慎用生地黄。

加减：伴气虚，加黄芪、党参；腹胀有血块，加泽兰、延胡索、茺蔚子；肝火盛而动血者，加牡丹皮、焦栀子；肺热汗多者，加乌梅、麦冬；夜热甚者，加地骨皮、秦艽；胎动不安，加杜仲、寄生、菟丝子；阴挺，加升麻、黄芪等。

治疗要点

本证为胎热而致胎动，治当清热养血为主，黄芩既可清热，又可安胎，故为治疗本证之要药。肾为水火之脏，肾中元气为冲任胞宫之根蒂，胎动之病无论属寒属热，均不可离于肾。本证可选滋补肾阴之甘寒之品，也可在清热养阴之中，配以性味平和，不温不燥之补肾药。

胎寒证

胎寒证是指孕妇素体阳气不足，阴寒内盛，孕后胎失温养引起胎元不安的证候。

临床表现

症状： 妊娠期间，小腹冷痛，绵绵不止，或腹形小于正常妊娠月份，伴形寒肢冷，腰部酸冷；手足不温，纳少便溏。

舌象： 舌淡紫，苔白。

脉象： 沉迟。

辨证要点

妊娠期间腰酸冷痛，全身寒象，舌淡苔白，脉沉迟等。

病因

- 素体阳虚，寒从中生，阴寒内盛，胎失温养；
- 脾虚阳气不足，肾虚命门火衰，阳虚阴盛，虚寒内生，以致宫寒胞冷。

病机

素体阳虚，孕后过食寒凉之物戕伐阳气，则阳气愈虚，阳虚则阴寒内盛，脏腑生化失期，或因阳虚而胞脏失煦，子宫虚冷，有碍于孕育胎儿之职，故胎动不安，或胎萎不长；因其血寒宫冷，胎元不实，如妊娠三月，未成形而胎下者，为堕胎；五月而下者称为小产；七月而下者称半产；若屡孕屡堕，越三次以上者称为滑胎；多因阳虚阴盛，肝胆之气挟冲气上逆而致吞酸、吐酸；胃气不降则恶心、呕吐；脾、胃不和则腹胀、泄泻。

发展与转归

本证常因阳虚内寒，影响气血运行，或兼挟停痰积饮，阻滞气机。若寒与气搏而上逆，则为胎寒气逆之证候，可致子悬之疾。

类证鉴别

胎寒证与肾气虚证：胞培系肾，两者病本在肾。胎寒证除具有肾气虚证的头晕耳鸣、腰酸腿软，胎动不安，小腹下坠，小便频数等症状外，还必须具有腰腹冷痛，泄泻腹胀，舌淡苔薄白，脉象沉迟之阴寒内盛之征。其鉴别要点在于胎寒证不单纯具有肾阳虚征，而且必有阴寒之症。然肾气虚证仅是气虚为主，而肾阳虚不突出，寒象则更不明显。

治法

温阳散寒。

主方

理阴煎（《景岳全书》）。

组成： 熟地黄30克，当归9克，炙甘草4.5克，炮姜6克。

用法： 水煎，每日1剂，分2～3次温服。

方解： 方用炮姜温中散寒；炙甘草益气温中；合以熟地黄、当归滋阴养血。合而用之，共奏温中祛寒，益阴养血之功。药少力专，其功不凡。

加减： 若见脘腹冷痛，加高良姜、吴茱萸，或荜茇、荜澄茄；恶心呕吐，炮姜改用干姜或再加半夏、吴茱萸；腹痛泄泻，加肉豆蔻；经迟腹痛，加白芍、川芎或艾叶、香附。

治疗要点

本证以温肾暖宫安胎为大法，用药多以温性为主。但因妊娠重身，辛热燥裂之桂、附等药，有伤阴之弊，宜慎用或禁用，可选用平正温和的助阳药，如补骨脂、巴戟天、菟丝子、杜仲等。

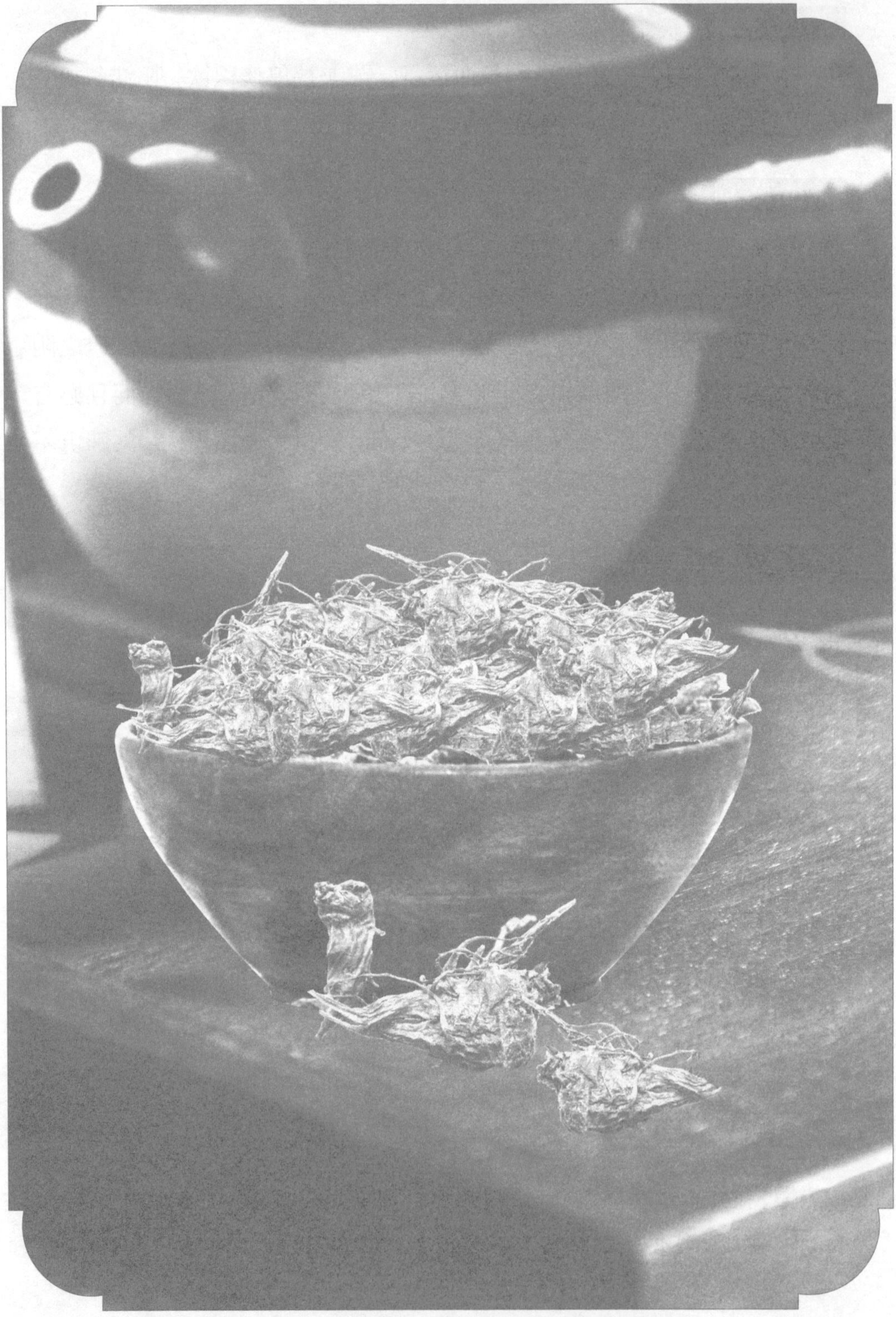

第三章

六经辨证

太阳病候

太阳伤寒证

太阳伤寒证指以寒邪为主的风寒之邪侵犯太阳经脉，卫阳被遏，以恶寒、无汗、脉浮紧等为主要表现的证候。

临床表现

症状： 恶寒战栗，发热，头项强痛如裹，肢体疼痛，无汗而喘。

舌象： 苔薄白。

脉象： 浮紧。

辨证要点

恶寒、无汗、脉浮紧等症状共见。

病因

外感六淫之邪所致，尤以风寒之邪为多见。

病机

外感寒邪，束于肌表，卫阳被郁，肌表失于温煦，则见恶寒；寒邪郁表，卫阳被遏，郁而不宣，故发热；卫阳郁遏，寒凝收引，营阴郁滞，太阳经气不利，故头身疼痛；寒性阴凝，致使肌腠致密，玄府不开，故虽身热而无汗；正气欲驱邪于外而寒邪紧束于表，故脉浮而紧；寒邪袭表，若内舍于肺，肺气失宣，则可见呼吸喘促。

发展与转归

本证为外感热病的早期证候，一般情况下通过解表发汗法治疗，汗出而解；如果进一步演变，入里化热，可转为阳明证和少阳证；如果素体阳虚，或寒邪深重，则寒邪伤阳，可出现虚寒证。

类证鉴别

太阳表寒里饮证与太阳伤寒证：两证都有发热恶寒、头痛身痛、无汗、脉浮紧等表现。但太阳表寒里饮证是由于素有内饮，复感风寒引起的。寒饮内动、上迫于肺的咳喘，咳声不一定重浊，痰多色白而呈清稀泡沫状；水饮内停，苔白而滑润，脉见浮弦而滑或弦紧而滑；水邪可随气机升降到各处，比如水饮内停导致津气不化则渴，水停于胃则干呕、为噎，水渍于肠则为下利，水蓄下焦则表现为小便不利、小腹胀满。而太阳伤寒证则无以上症状。

治法 发汗解表、宣肺平喘。

主方

麻黄汤（《伤寒论》）。

组成：麻黄（去节）9克，桂枝（去皮）6克，杏仁（去皮尖）6克，炙甘草3克。

用法：水煎，每日1剂，分2～3次温服。

方解：方中麻黄苦辛性温，归肺与膀胱经，善开腠发汗，祛在表之风寒；宣肺平喘，开闭郁之肺气，故本方用以为君药。用透营达卫的桂枝为臣药，解肌发表，温通经脉，既助麻黄解表，使发汗之力倍增；又畅行营阴，使疼痛之症得解。二药相须为用，是辛温发汗的常用组合。杏仁降利肺气，与麻黄相伍，一宣一降，以恢复肺气之宣降，加强宣肺平喘之功，是为宣降肺气的常用组合，为佐药。炙甘草既能调和麻、杏之宣降，又能缓和麻、桂相合之峻烈，使汗出不致过猛而耗伤正气，是使药而兼佐药之用。

加减：若喘急胸闷、咳嗽痰多、表证不甚者，去桂枝，加紫苏子、半夏以化痰止咳平喘；若鼻塞流涕重者，加苍耳子、辛夷以宣通鼻窍；若夹湿邪而兼见骨节酸痛，加苍术、薏苡仁以祛风除湿；兼里热之烦躁、口干，酌加石膏、黄芩以清泻郁热。

治疗要点

太阳伤寒证的治疗应以发汗解表、宣肺平喘为主要治则，根据实际病变情况在麻黄汤的基础上进行加减用药，以尽快驱除病邪。

太阳中风证

太阳中风证指以风邪为主的风寒之邪侵袭太阳经脉，卫强营弱，以恶风、汗出、脉浮缓等为主要表现的证候。

临床表现

症状：发热，恶风，头痛，自汗出。或见鼻鸣、干呕。

舌象：苔薄白。

脉象：浮缓。

辨证要点

恶风、汗出、脉浮缓等症状共见。

病因

风邪侵袭太阳经脉。

病机

太阳主表，统摄营卫，风邪外袭，营卫失调，肌表失于温煦则恶风；风为阳邪，邪正交争于表则发热；风性开泄，以致卫外不固，营不内守则汗出；汗出肌腠疏松，营阴不足，脉道松弛，故脉浮缓；至于鼻鸣干呕，乃是风邪袭表，表气不利，肺胃之气不和之象，非本证主症。

发展与转归

其病位虽以太阳经脉为主，然亦可病传阳明、少阳、三阴。如果治疗不及时或不恰当，则病邪可能循经入腑，成为太阳腑证；或入里化热，导致阳明证、少阳证。

类证鉴别

证名	共同点	病因	体质	症状	性质
太阳伤寒证	同为太阳病经证，均有恶风寒，头身痛，脉浮等症	寒邪为主	较强	无汗，脉浮紧	表实证
太阳中风证		风邪为主	较弱	有汗，脉浮缓	表虚证

治法 祛风解肌，调和营卫。

主方

桂枝汤（《伤寒论》）。

组成：桂枝、白芍、生姜（切）各9克，炙甘草6克，大枣3枚。

用法：水煎，每日1剂，分2～3次温服。

方解：方中桂枝为君，助卫阳，通经络，解肌发表而祛在表之风邪。白芍为臣，益阴敛营，敛固外泄之营阴。生姜辛温，既助桂枝辛散表邪，又兼和胃止呕；大枣甘平，既能益气补中，且可滋脾生津。姜枣相配，是为补脾和胃、调和营卫的常用组合，共为佐药。炙甘草调和药性，合桂枝辛甘化阳以实卫，合白芍酸甘化阴以和营，功兼佐使之用。综观本方，药虽五味，但结构严谨，发中有补，散中有收，邪正兼顾，阴阳并调。

加减：恶风寒较甚，宜加防风、荆芥、淡豆豉疏散风寒；体质素虚，可加黄芪益气，以扶正祛邪；兼见咳喘，宜加杏仁、紫苏子、桔梗宣肺止咳平喘。

治疗要点

本证的治疗应以解肌祛风、调和营卫为主要治则，根据实际病变情况在桂枝汤的基础上进行加减用药，以尽快改善机体状态。

太阳蓄水证

太阳蓄水证指太阳经证不解而内传膀胱腑，邪与水结，膀胱气化不利，水液停蓄，以太阳经证及小便不利、小腹胀满为主要表现的证候。

临床表现

症状： 发热，恶寒，小便不利，小腹胀满，渴欲饮水，或水入即吐。

舌象： 苔薄白根部厚腻。

脉象： 浮或浮数。

辨证要点

太阳经证及小便不利、小腹胀满等症状共见。

病因

太阳经证不解，邪气内传足太阳膀胱腑。

病机

太阳经证不解，故仍见发热、恶寒、苔薄白、脉浮或浮数等表证症状；邪气内传入腑，与水内结于膀胱，膀胱气化不利，水液内停，故小腹胀满，小便不利；水停而气不化津，津液不能上承，故口渴欲饮；饮多则水停不化，反蓄于胃，则出现饮入即吐的“水逆”之症。

发展与转归

本证为太阳腑证，邪热已有入里内传之趋势。一般用化气、利水、解表之法即可向愈，如果水不能利则发为水肿，热不得解则进一步内传里证。

类证鉴别

证名	共同症状	鉴别症状
膀胱湿热证	两证均为病在膀胱，膀胱气化不利	主要表现为小便短赤、涩痛等
太阳蓄水证		无涩痛的症状

治法

化气行水兼以解表。

主方

五苓散（《伤寒论》）。

组成：猪苓、白术、茯苓各9克，泽泻15克，桂枝6克。

用法：水煎，每日1剂，分2～3次温服。

方解：方中重用泽泻为君，以其甘淡，直达肾与膀胱，利水渗湿。臣以茯苓、猪苓之淡渗，增强其利水渗湿之力。佐以白术、茯苓健脾以运化水湿；以桂枝温阳化气以助利水，解表散邪以祛表邪，《伤寒论》示人服后当饮暖水，以助发汗，使表邪从汗而解。

加减：水肿而有表证者，加麻黄、石膏；水气壅盛者，加桑白皮、姜皮、大腹皮；湿热泄泻者，去白术、桂枝，加车前子、黄连、黄芩。

治疗要点

太阳蓄水证的治法是化气利水。水饮停在下焦必然要利水，水液要能利出必须依靠膀胱的气化功能，因此化气与利水两者缺一不可，而又以化气为主。

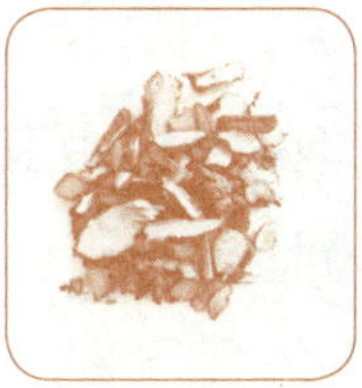
猪苓

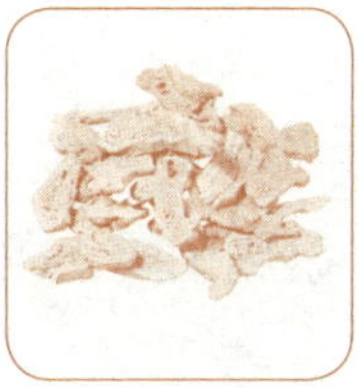
白术

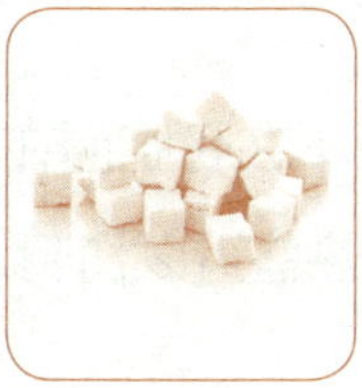
茯苓

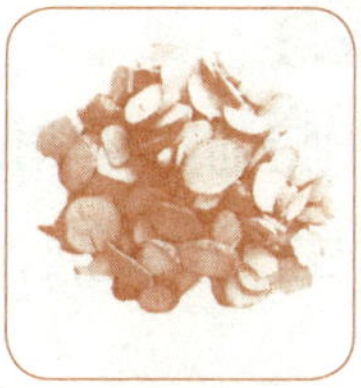
泽泻

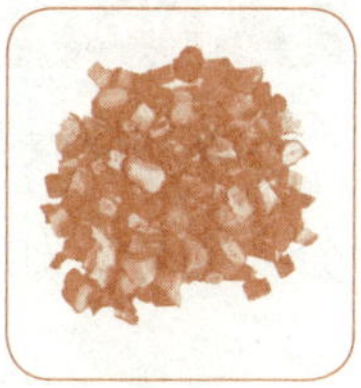
桂枝

太阳蓄血证

太阳蓄血证指太阳经证未解，邪热内传，邪热与瘀血互结于小腹所表现的证候。

临床表现

症状： 小腹急结或硬满，小便自利，如狂或发狂，善忘，大便色黑如漆。

舌象： 舌紫或有瘀斑。

脉象： 沉涩或沉结。

辨证要点

小腹急结、神乱如狂，但小便自利等症状共见。

病因

太阳经证未解，邪热内传，与瘀热互结。

病机

太阳经证失治，邪热循经内传，与血搏结，瘀热阻于下焦小腹，故致小腹急结、硬满胀痛；邪在血分，膀胱气化如常，故小便自利；瘀热互结，上扰心神，轻则如狂、善忘，重则发狂；瘀热下行，随大便而出，故见大便色黑似漆；舌紫或有瘀斑及脉沉涩或沉结，是因瘀热阻滞，脉道不利所致。

发展与转归

本证为太阳腑证，其病位不在膀胱而在下焦小腹部位，但病变已由卫分入血分，如果进一步发展，热盛可以伤阴，瘀热相搏，成为血瘀证。

类证鉴别

太阳蓄水证与太阳蓄血证：二证均由太阳病经邪不解内传于腑所致，但有传入气分和血分之不同。蓄水者为膀胱气化受阻，水液内停；蓄血者为经热入里，与瘀血互结于下焦血分。前者小便不利而烦渴，后者小便自利而小腹急结，此乃两证主要区别所在。

治法

活血化瘀，通下瘀热。

主方

桃核承气汤（《伤寒论》）。

组成：桃仁（去皮尖）、大黄各12克，桂枝、炙甘草、芒硝各6克。

用法：水煎，每日1剂，分2～3次温服。

方解：方中桃仁苦甘平，活血破瘀；大黄苦寒，下瘀泻热。二者合用，瘀热并治，共为君药。芒硝咸苦寒，泻热软坚，助大黄下瘀泻热；桂枝辛甘温，通行血脉，既助桃仁活血祛瘀，又防硝、黄寒凉凝血之弊，共为臣药。桂枝与硝、黄同用，相反相成，桂枝得硝、黄则温通而不助热，硝、黄得桂枝则寒下又不凉遏。炙甘草护胃安中，并缓诸药之峻烈，为佐使药。诸药合用，共奏破血下瘀泻热之功。服后“微利”，使蓄血除，瘀热清，而邪有出路，诸症自平。

加减：如兼气滞者，酌加香附、乌药、枳实、青皮、木香等以理气止痛；对跌打损伤，瘀血停留，疼痛不已者，加赤芍、当归尾、红花、苏木、三七等以活血祛瘀止痛；对于火旺而血郁于上之吐血、衄血，可用本方釜底抽薪，引血下行，并可酌加生地黄、牡丹皮、栀子等以清热凉血。

治疗要点

本证为邪热与瘀血互结于下焦，治疗重在活血化瘀或破血逐瘀，以缓解病痛。如果表邪还没有解除的话，应当先解表。

阳明证候

阳明经证

阳明经证指邪热亢盛，充斥阳明之经，弥漫于全身，而肠中糟粕尚未结成燥屎所表现的证候。

临床表现

症状： 身大热，不恶寒反恶热，汗出黏衣，口渴引饮，或心烦躁扰，气粗似喘，面赤。

舌象： 舌红，苔黄燥。

脉象： 洪大。

辨证要点

大热、大汗、大渴、脉洪大“四大”症状共见。

病因

邪热亢盛，充斥阳明经。

病机

邪入阳明，化热化燥，正邪交争，充斥阳明经，弥漫于全身，故周身大热，不恶寒反恶热；邪热炽盛，热迫津液外泄，故汗出；热盛伤津，且汗出复伤津液，故口渴引饮；邪热上扰，心神不安，则见心烦躁扰；热斥气血，涌盛于面，故面赤；热迫于肺，呼吸不利，故气粗似喘；脉洪大有力，苔黄燥为阳明里热炽盛之象。

发展与转归

本证为阳证、热证、实证。但发展到严重阶段，也会出现真热假寒的厥证，症见胸腹灼热而手足厥冷。这是由于阳明热极，阳郁于内而不能达于四末所致。

类证鉴别

阳明经证与阳明腑证：两证均为里实热证，但邪入阳明，弥漫全身，往往先出现阳明经证。邪热持续亢盛，消烁津液，继而导致肠燥便结，最终形成阳明腑证，故阳明腑证的病情较阳明经证为重。

阳明经证与阳气暴脱证：阳气暴脱证可见大量汗出，脉形也较大，且经常发生在高热之中，易与阳明经证混淆，但其汗为冷汗，四肢常厥冷，脉形大而空。

治法

清热生津。

主方

白虎汤（《伤寒论》）。

组成：见阳盛格阴证。

用法：水煎，每日1剂，分2～3次温服。

方解：见阳盛格阴证。

加减：见阳盛格阴证。

治疗要点

本证为阳明里热炽盛，根据《素问·至真要大论》“热者寒之”的治疗原则，应当首选大清里热之品。但因热盛伤津，若用苦寒直折，则恐伤津化燥，愈伤其阴。因此，当以甘寒滋润，清热生津之法治之，常用石膏、知母等。为防寒凉伤中之弊，可加粳米、甘草和胃护正。

阳明腑证

阳明腑证指邪热内炽阳明之腑，并与肠中糟粕相搏，燥屎内结，肠腑不通所表现的证候。

临床表现

症状： 日晡潮热，手足濈然汗出，脐腹胀满、硬痛而拒按，大便秘结不通，甚则谵语、狂乱、不得眠。

舌象： 舌苔黄厚干燥，或起芒刺，甚至苔焦黑燥裂。

脉象： 沉迟而实，或滑数。

辨证要点

潮热汗出、腹满便秘、舌苔黄燥、脉象沉实等症状共见。

病因

- 阳明经证大热汗多；
- 误用汗法，使津液外泄，以致热邪与肠中燥屎互结，腑气不通。

病机

肠腑实热弥漫，阳明经气旺于晡时，邪正相争更剧，故潮热日晡尤甚；四肢禀气于阳明，热逼津泄甚于四末，故手足濈然汗出；邪热与糟粕互结肠中，腑气闭阻不通，故脐腹胀满、硬痛而拒按，大便秘结；邪热亢盛，上扰心神，轻则不得眠，重则见谵语，甚至狂乱不宁；燥热内结，津液被劫，故舌苔黄厚干燥，边尖起刺，甚则焦黑燥裂；邪热与燥屎内结于肠，脉道壅滞，故见脉沉迟而实，若邪热迫急，结而不甚，亦可见脉滑数。

发展与转归

本证是外感热病的邪热亢盛期，邪盛正未衰，邪正相争十分激烈，热邪燔灼，最易消亡津液，此时存得一分津液，便有一分生机。否则可导致阴液枯竭的亡阴证；如有热邪内结，阳气不能宣畅，可引起热厥证；如热盛气竭，严重的可导致内闭外脱证。

类证鉴别

证候	阳明经证	阳明腑证
神昏	有	有
谵语	有	有
发热	大热	日晡潮热，发热有时
汗出	大汗	手足濈然汗出，较少
口渴	大渴	无或虽渴不明显
脐腹	无胀满	腹满疼痛，拒按
燥屎	无	大便秘结或热结旁流
脉象	洪大	沉实或沉迟实或滑数
舌苔	舌红苔黄	舌边尖起刺，焦黑燥裂

治法 峻下燥结。

主方

大承气汤（《伤寒论》）**见肠热腑实证，或小承气汤**（《伤寒论》）。

组成：大黄（酒洗）12克，厚朴（去皮，炙）6克，炙枳实9克。

用法：水煎，每日1剂，分2～3次温服。

方解：方中大黄泻下阳明热结，厚朴行气消满，炙枳实理气消痞。厚朴、枳实合用，有协同作用，能更好地发挥行气导滞的功效，以增强大黄的泻下作用。因本方大黄倍厚朴，是以气药为臣，与厚朴倍大黄的气药为君之大承气汤有别，故泻下之力较大承气汤稍弱，而名“小承气汤”。

加减：若心烦者，加栀子、知母，以清心除烦；若口渴者，加芦根、石膏，以清热生津；若恶心者，加竹茹、陈皮，以降泄浊逆等。

治疗要点

大承气汤主治痞、满、燥、实俱备之阳明腑实重证，凡气虚阴亏、燥结不甚者，以及年老、体弱等均应慎用；注意中病即止，以免耗损正气。小承气汤主治痞、满、实而燥证不明显的阳明腑实轻证，具有轻下热结的功用。

少阳病证候

少阳病证

少阳病证指邪犯少阳，正邪分争，枢机不利，胆火内郁，经气不畅所表现的证候。

临床表现

症状： 寒热往来，口苦，咽干，目眩，胸胁苦满，默默不欲饮食，心烦喜呕。

舌象： 苔薄白。

脉象： 弦。

辨证要点

寒热往来、口苦、咽干、目眩苔薄白、脉弦等症状共见。

病因

- 太阳经证不解，邪传少阳；
- 厥阴病转出少阳；
- 外邪直入少阳，胆气被郁，正邪分争而成。

病机

少阳阳气较弱，邪正分争，正胜则发热，邪胜则恶寒，邪正互有胜负，故见寒热往来；少阳受病，邪热熏蒸，胆热上泛必致口苦；津为热灼则咽干，少阳风火上逆，所以目为之眩；少阳之脉布于胁肋，邪郁少阳，经气不利，故胸胁苦满；胆热木郁，横犯胃腑，胃气上逆，故默默不欲食，甚或时时欲呕；胆热上逆，内扰心神，故心中烦扰；苔薄白，脉弦为肝胆受病之象。

发展与转归

本证属正虚邪实之候。正虚是气血虚弱，阳气不能卫外，腠理疏松；邪实则为胆火内郁，或兼挟有气郁、邪热、水饮、外感邪气。其病位虽以肝胆为主，然往往波及多个脏腑如脾、胃、肺等，使病情复杂而重。

类证鉴别

本证的特有热型——往来寒热，是与其他证型区别的要点。但若本证不出现往来寒热而以胸胁苦满为主症时，则须与寒饮停留证、实热结胸证相鉴别。寒饮停留证有发热起伏，汗多、短气，而本证则无；实热结胸证发热不高，有腹痛硬而拒按，胸痛、气急明显表现，本证则无。

治法 和解少阳，条达枢机。

主方

小柴胡汤（《伤寒论》）。

组成：柴胡20克，黄芩、半夏（洗）、生姜（切）各9克，人参6克，炙甘草5克，大枣（擘）4枚。

用法：水煎，每日1剂，分2～3次温服。

方解：方中柴胡清透少阳半表之邪，从外而解为君；黄芩清泄少阳半里之热为臣；人参、炙甘草益气扶正，半夏降逆和中为佐；生姜助半夏和胃，大枣助参、草益气，姜、枣合用，又可调和营卫为使。诸药合用，共奏和解少阳之功。

加减：口渴者，是热伤津液，去半夏，加天花粉以生津止渴；胸中烦而不呕，为热聚于胸，去人参、半夏，加瓜蒌以清热理气宽胸；不渴，外有微热，是表邪仍在，宜去人参，加桂枝以解表；咳者，是素有肺寒留饮，宜去大枣、人参、生姜，加五味子、干姜以温肺止咳；腹中痛，是肝气乘脾，宜去黄芩，加白芍以柔肝缓急止痛；心下悸，小便不利，是水气凌心，应去黄芩，加茯苓以淡渗利水。

治疗要点

本证邪在表里之间，故用和解一法，柴胡是最常用之药。因多有气血不足，胆胃不和，故治宜以祛邪为主，兼顾正气，调和胆胃。

太阴病证候

太阴病证

太阴病证指脾阳虚弱，邪从寒化，寒湿内生，以腹满时痛、自利不渴为特征的证候。

临床表现

症状： 腹满而吐，食不下，口不渴，自利，时腹自痛，四肢欠温。

舌象： 舌淡胖边齿痕，苔白。

脉象： 沉缓而弱。

辨证要点

腹满而吐、食不下、自利、腹痛与虚寒症状共见。

病因

- 三阳病失治、误治，损伤脾阳，邪传太阴；
- 脾阳素虚，风寒之邪直中太阴。

病机

太阴脾土主湿，中焦虚寒则脾失健运，寒湿内生，气机郁滞，故腹部胀满，腹痛时发；脾虚失运，寒湿中阻，胃失和降，故腹满而吐，食不下；脾阳失于温煦运化，寒湿内停，故口不渴；寒湿下注，水走肠间，故自利；脾主四肢，中阳内虚，温煦失职，故四肢欠温；舌淡、苔白，脉沉缓而弱为脾胃受病之象。

发展与转归

本证属本虚邪陷之候。本虚以脾虚为主，邪陷则为寒湿直犯太阴。其病位虽以脾胃为主，然往往波及多个脏腑如心、肾等，使病情复杂而多变。

类证鉴别

太阴与阳明同居中焦，互为表里，生理上相互为用，病理上相互影响，两经病证在一定的条件下常易相互转化。阳明病证苦寒清下太过，损伤脾阳，易转为太阴病证；而太阴病证滥用温燥，或寒湿郁久化热，亦可转为阳明病证。故有“实则阳明（热），虚则太阴（寒）”之说，辨证须时刻注意病情虚实寒热的转化。

主方

理中汤（《伤寒论》）。

组成：人参、干姜、炙甘草、白术各9克。

用法：水煎，每日1剂，分2～3次温服。

方解：方用人参、白术健脾和胃；干姜、炙甘草甘温和中。四药相配，温中阳，补脾虚，燥湿浊，合而用之，调理中焦，强健脾胃，故言“理中”。

加减：若虚寒甚者，加附子、肉桂以增强温阳祛寒之力；呕吐甚者，加生姜、半夏降逆和胃止呕；腹泻甚者，加茯苓健脾渗湿止泻；阳虚失血者，可易干姜为炮姜，加艾叶、灶心土温经止血。

治疗要点

本证的治疗应以温阳散寒为主要治则，扶正为第一要义。根据实际病变情况在理中汤（丸）的基础上，酌情加入山药、茯苓、薏苡仁等具有温中健脾化湿功效的中药，以免戕伐正气，损伤脾胃，使病情进一步恶化。

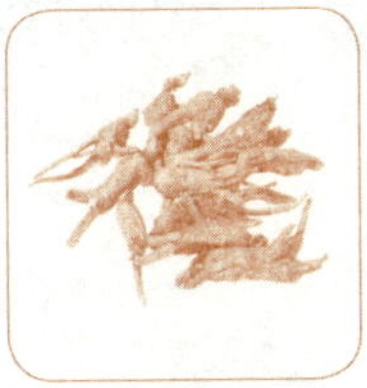
人参

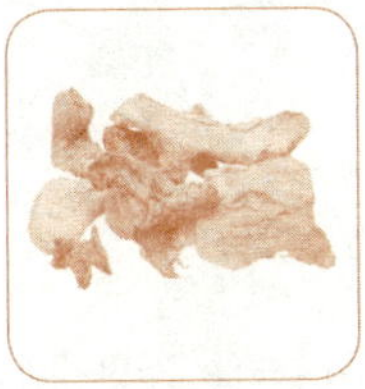
干姜

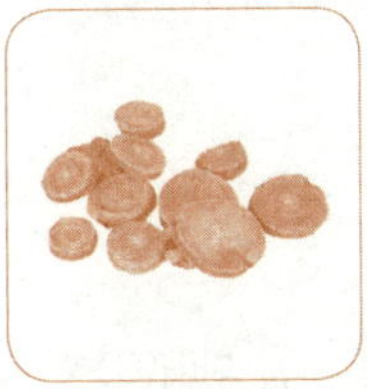
炙甘草

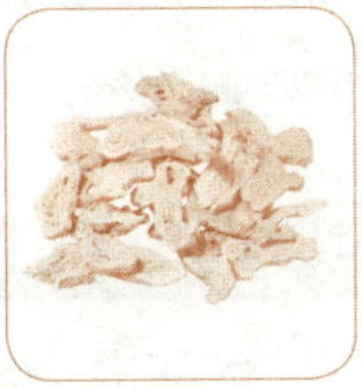
白术

少阴病证候

少阴寒化证

少阴寒化证指病邪深入少阴，心肾阳气虚衰，从阴化寒，阴寒独盛所表现的虚寒证候。

临床表现

症状： 无热恶寒，但欲寐，四肢厥冷，下利清谷，呕不能食，或食入即吐，或见身热反不恶寒，甚则面赤如妆。

舌象： 舌淡紫，苔白。

脉象： 微细甚或欲绝。

辨证要点

无热恶寒、肢厥、小便清长、下利清谷、脉微细与虚寒症状共见。

病因

- 素体阳弱，病邪直中少阴；
- 他经病久渐入少阴，损伤心肾之阳，阳虚阴盛而成。

病机

少阴阳气衰微，阴寒独盛，失于温养，故无热恶寒；心肾阳气衰微，神失所养，故但欲寐；四肢为诸阳之本，阳衰失于温运，故四肢厥冷；肾阳虚衰，火不暖土，脾胃纳运升降失调，故下利清谷，呕不能食，或食入即吐；若阴寒盛极，格阳于外，虚阳外浮，则表现出身热反不恶寒，或面红如妆的假热之象；心肾阳衰，无力鼓动血行，是以脉微细甚则欲绝。

发展与转归

本证进一步发展，出现阴盛格阳，可转化为阳脱证。

类证鉴别

少阴寒化证腹泻与太阴病证腹泻：二者证虽同为阳气虚衰，但太阴病证为便溏腹泻，手足尚温；而少阴寒化证为严重腹泻，或大量水样便，或完谷不化，且手足厥冷。

治法

回阳救逆。

主方

四逆汤（《伤寒论》）。

组成：炙甘草、干姜6克，附子（生用，去皮，破八片）15克。

用法：水煎，每日1剂，分2～3次温服。

方解：方中以大辛大热之生附子为君，入心、脾、肾经，温壮元阳，破散阴寒，回阳救逆。生用则能迅达内外以温阳逐寒。臣以辛热之干姜，入心、脾、肺经，温中散寒，助阳通脉。附子与干姜同用，一温先天以生后天，一温后天以养先天，相须为用，相得益彰，温里回阳之力大增，是回阳救逆的常用组合。炙甘草之用有三：一则益气补中，使全方温补结合，以治虚寒之本；二则甘缓姜、附峻烈之性，使其破阴回阳而无暴散之虞；三则调和药性，并使药力作用持久，是为佐药而兼使药之用。综观本方，药简力专，大辛大热，使阳复厥回，故名“四逆汤”。

加减：若兼见气短、气促，加人参益气固脱；若阴盛格阳于外，见身热面赤者，本方倍姜、附以破阴回阳通脉。

治疗要点

治疗少阴寒化应以扶阳为要点，宜温补法。但用药宜遵从个人体质以及进行药性分析，少阴寒化证亦是六经辨证中的一部分，不能因此凡见寒证皆用大剂温热药，应根据具体病情斟酌。此外，温热药物的运用也要遵从法度，选药有法，用量有度，不可过用滥用。

少阴热化证

少阴热化证指病邪深入少阴，心肾阴虚，从阳化热，虚火内炽所表现的虚热证候。

临床表现

症状：心烦不得眠，口燥咽干，或咽痛。

舌象：舌尖红，少苔。

脉象：细数。

辨证要点

心烦失眠、口燥咽干、舌尖红、脉细数与虚热症状共见。

病因

- 热邪不解，耗伤真阴；
- 素体阴虚火旺，邪入少阴从阳化热，热灼真阴。

病机

邪入少阴，从阳化热，灼耗真阴，不能上承，故口燥咽干；心肾不交，水火失济，水亏则不能上济于心，心火独亢，心神不宁，故心烦不得眠；阴不制阳，虚火循肾经上攻咽喉，故咽痛；少阴心肾阴虚，虚火内炽，故可见舌尖红少津，脉细数等虚热之象。

发展与转归

本证经过正确的治疗多数可以好转。如出现心悸、脉虚大或结代等精竭气脱之象者，预后较差，还可以出现由阴虚向阳虚的转化，已属十分危重。

类证鉴别

少阴热化证与阴虚证：二者均有阴虚和热性见症，但阴虚证属内伤杂病，没有由表入里过程，表现为长期慢性过程，多无发热而仅自觉烦热或烘热；少阴热化证属于外感病，多有由表入里过程，具有发热且日轻夜重的特点。

治法 滋阴清热，交通心肾。

主方

黄连阿胶汤（《伤寒论》）。

组成： 黄连12克，白芍、黄芩各6克，阿胶9克，鸡子黄2个。

用法： 先煎前三味，去渣取汁，阿胶烊化，待稍冷，再入鸡子黄搅匀，分早、晚2次温服。

方解： 方中黄连、黄芩除热以坚阴；白芍、阿胶、鸡子黄滋肾阴而养血。其中，白芍佐阿胶，于补肾阴中敛阴气；鸡子黄佐黄芩、黄连，于泻心火中补阴血，故能心肾相交，水升火降。

加减： 若面热微红，眩晕，耳鸣，不寐可加牡蛎、龟甲、磁石等以重镇潜阳，使阳升得平，阳入于阴，即可入寐。

治疗要点

本证既有阴虚，又有虚热，治宜滋阴降火，苦寒与咸寒并用，滋阴与泻火兼施，泻火而不宜伤阴，滋阴而不得碍邪。

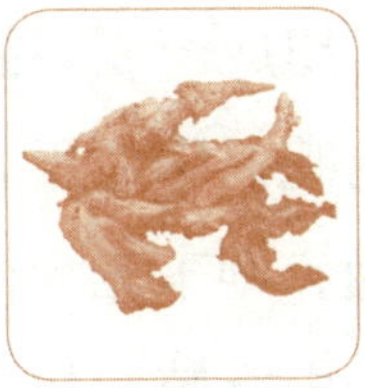
黄连

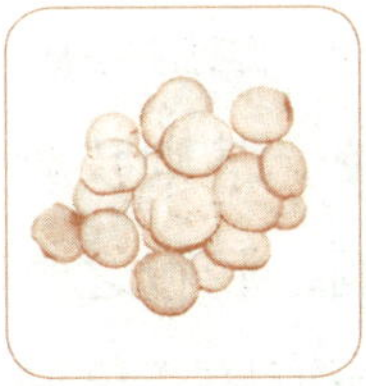
白芍

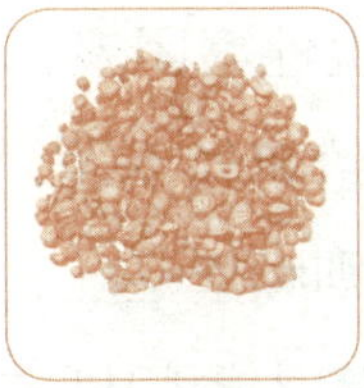
黄芩

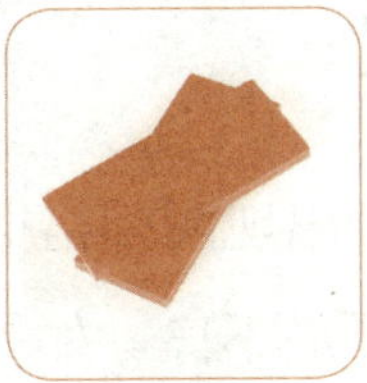
阿胶

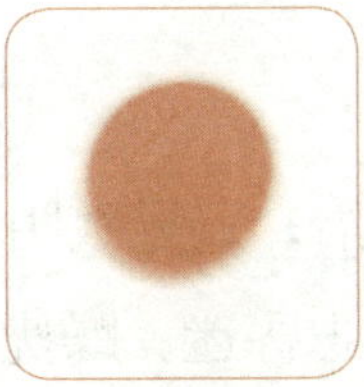
鸡子黄

厥阴蛔厥证候

厥阴蛔厥证

厥阴蛔厥证是指肠道中蛔虫窜动，进入胆道或结聚成团，使气机阻滞，阴阳之气不相顺接的证候。

临床表现

症状： 时烦时静，得食则呕，其人常吐蛔虫，有时口渴不止，气上撞心，心中疼热，饥不欲食，甚则四肢厥冷，舌脉依其寒热，虚实错杂情况不同而各异。

舌象： 舌淡，苔薄。

脉象： 弦。

辨证要点

右上腹痛或绕脐痛、呕吐、吐蛔虫与四肢厥冷并见。

病因

虫体阻塞胆道，气机不利，疏泄失常。

病机

蛔虫性喜团聚，又喜钻窜。蛔虫为患，有时可扭成一团，阻塞肠道，遂致腑气不通，痛如刀绞，甚则肢厥，痛时肠鸣，腹部胀满，腑气上逆则频繁呕吐，并可吐蛔，肠腹之气隔塞不通，则下无大便及矢气；如窜入阑门则右下腹痛而拒按，足筋挛急，牵引下肢，故屈而不能伸。

发展与转归

本证若不及时治，可导致阴阳失衡，出现阴阳格拒，或阴竭阳亡，出现手足厥冷，神志昏迷，躁扰不安，预后不良。如果引起厥阴病的病因没有彻底根除，或者平时调护不当，可能会引起疾病再次发作。

类证鉴别

脏厥与厥阴病均可见脉微，四肢发冷，但病势、症状及预后皆迥然有异。脏厥的病情危重，手足厥冷的程度严重，不仅肢冷，尚可见周身肌肤清冷，真气欲脱而见患者躁扰不宁，预后极差；而蛔厥的厥冷程度较轻，无肌肤清冷，且蛔虫遇酸而安，遇寒而窜，所以患者时静时烦，进食则呕且烦，并有吐蛔症状，预后较好，与脏厥不难区分。

治法

安蛔定痛，继之驱虫。

主方

乌梅丸（《伤寒论》）。

组成：乌梅、黄连各480克，干姜300克，细辛、黄柏、附子、人参、桂枝各180克，蜀椒、当归各120克。

用法：乌梅用50%醋浸一宿，去核捣烂，和入余药捣匀，烘干或晒干，研末，加蜜制丸，每服9克，日服2～3次，空腹温开水送下；亦可作汤剂，水煎服，用量按原方比例酌减。

方解：方中重用味酸之乌梅，取其酸能安蛔，使蛔静则痛止，为君药。蛔动因于肠寒，蜀椒、细辛辛温，辛可伏蛔，温可祛寒，共为臣药。黄连、黄柏性味苦寒，苦能下蛔，寒能清解因蛔虫上扰，气机逆乱所生之热；附子、桂枝、干姜皆为辛热之品，既可增强温脏祛寒之功，亦有辛可制蛔之力；当归、人参补养气血，且合桂枝以养血通脉，以解四肢厥冷，均为佐药。以蜜为丸，甘缓和中，为使药。本方的配伍特点：一是酸苦辛并进，使“蛔得酸则静，得辛则伏，得苦则下”；二是寒热并用，邪正兼顾。

加减：体不虚者，可去当归、人参；寒重者，可去黄柏、黄连；热重者，可去附子、干姜；呕吐甚者，可加生姜、半夏；腹痛甚者，可加川楝子、木香；欲加强杀虫之力时，加用苦楝皮、使君子、榧子等，则驱蛔之力更强。

治疗要点

本证既有虚寒的一面，又有虫扰气逆化热的一面，针对寒热错杂、蛔虫上扰的病机，治宜寒热并调、温脏安蛔之法。柯琴说“蛔得酸则静，得辛则伏，得苦则下。”

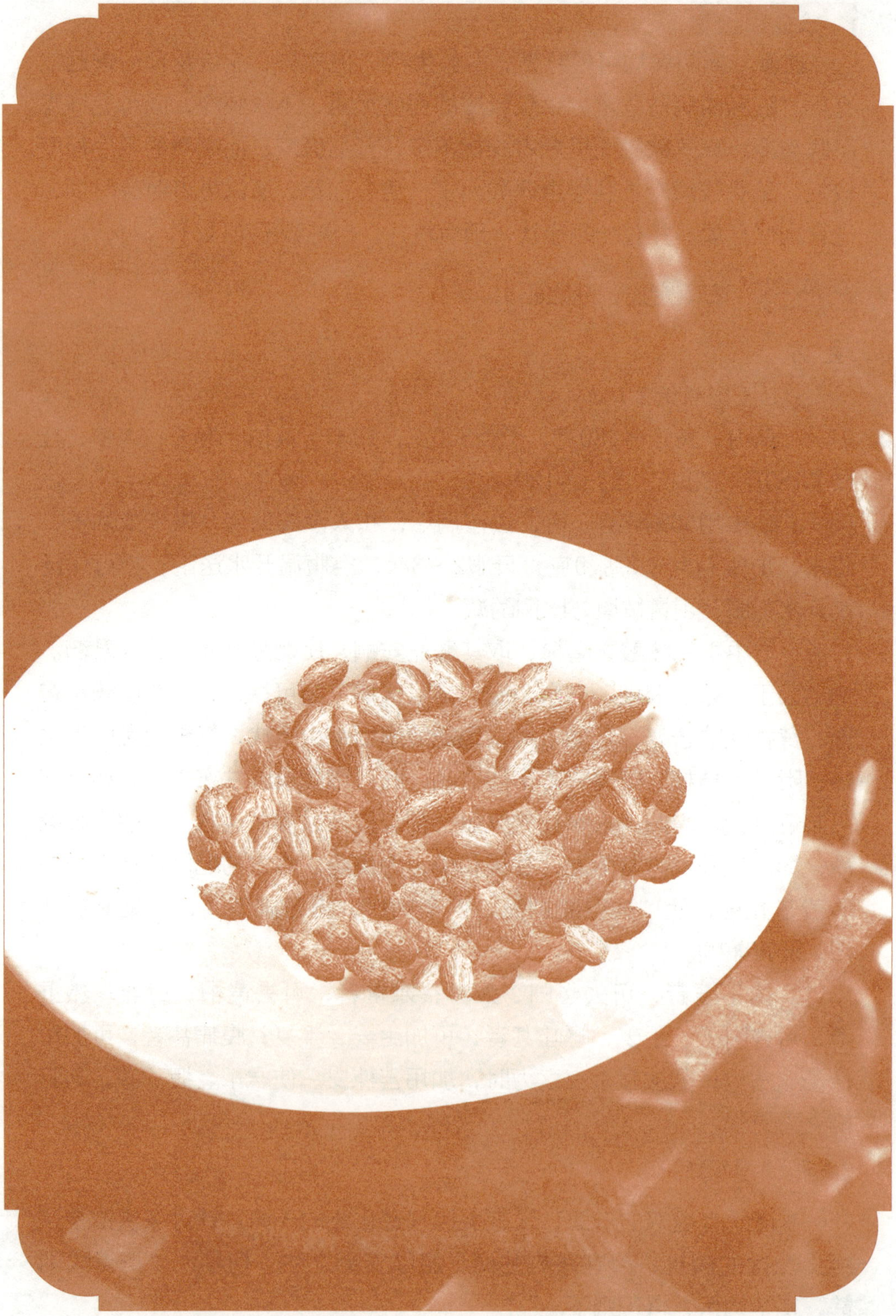

第四章

卫气营血辨证

湿遏卫气证

湿遏卫气证指多因湿热病邪、阻遏脾胃、壅滞肠道，致身热不扬，头重身困，胸痞腹胀，苔腻脉缓等为主症的病证。

临床表现

症状： 头重如裹，身重肢倦，身虽热而其势不扬，午后身热较显，胸闷脘痞，面色淡黄，口不渴。

舌象： 苔白腻。

脉象： 濡缓。

辨证要点

身热不扬，头重身困，胸痞腹胀，苔白腻脉濡缓等。

病因

湿热病邪、阻遏脾胃、壅滞肠道所致。

病机

卫被湿遏，腠理疏泄失常，恶寒阻遏清阳，故头重如裹；湿困肌腠，故身重肢倦；热处湿中，为湿所遏，故身虽热而其势不扬，且午后身热较显；湿阻中焦，气机失畅，故胸闷脘痞；面色淡黄，口不渴，苔白腻，脉濡缓等，均为湿邪偏盛之象。

发展与转归

湿热之邪由表入里，由卫至气，可致气分湿热证。

类证鉴别

湿遏于卫，头痛恶寒，身重疼痛，有似伤寒表证，但脉不浮紧而见濡缓，则非寒邪伤表。胸脘痞闷，有似食滞里证，但苔不黄腻，而见白腻，且无嗳气食臭等症，则非食滞伤中。午后身热，状若阴虚，但两颧不见潮红，而面色淡黄，且脉不细数，又无五心烦热，可资鉴别。总之，湿遏于卫，虽系初起，由于湿性黏腻，其气袭人不专在表，而是表里同病，虽属于温，但初起之时，偏重于湿而邪热不甚。

治法 芳香宣化。

主方

藿朴夏苓汤（《医原》）。

组成：藿香、赤茯苓各15克，淡豆豉、杏仁、厚朴、姜半夏、泽泻、白蔻仁（后下）各10克，猪苓6克，通草3克，生薏苡仁20克。

用法：水煎，每日1剂，分2～3次温服。

方解：方用藿香、淡豆豉、白蔻仁芳香化浊，宣通肺卫以疏表湿，使阳不内郁则身热自解；藿香、白蔻仁、厚朴芳香化湿；厚朴、姜半夏燥湿运脾，使脾能运化水湿，不为湿邪所困，则胸闷肢倦、苔滑、口腻等证即愈。再用杏仁开泄肺气于上，使肺气宣降，则水道自调；茯苓、猪苓、泽泻、薏苡仁、通草淡渗利湿于下，使水道畅通，则湿有去路。

加减：若见表证明显、恶寒发热，加苍术、白芷；兼有身痛，加羌活、防风；兼有暑邪，加佩兰叶。

治疗要点

本证为湿温病初起，湿邪困阻上焦中焦，湿重热轻之证候，治疗应双解表里之湿，合用解表化湿、通畅宣湿、苦温燥湿、淡渗利湿之法，以开上、畅中、渗下。本证禁汗、禁下、禁滋腻。

卫气同病证

卫气同病是指既有气分证又有卫分证的证候。

临床表现

症状： 发热较高，头痛，微恶风寒，或身痛、身重，或鼻塞、咳嗽，口渴心烦明显，汗出较多，小便黄赤，更见咽痛、口苦、恶心。

舌象： 舌边尖红，苔中根部黄。

脉象： 浮数。

辨证要点

发热，微恶风寒，心烦口渴，汗多，尿黄，舌红苔黄，脉浮数等。

病因

卫分之邪未解，邪热已传气分，内外皆热，卫气同病。

病机

气分邪热炽盛，故发热较高；表卫未罢，故头痛、微恶风寒、身痛或身重、鼻塞咳嗽；气热内炽，故口渴心烦明显、汗出较多、小便黄赤、咽痛口苦；胃失和降，则恶心；气分热盛故舌红苔黄，表热尚存故脉浮数。

发展与转归

本证若进一步发展则卫分证消失，成为各种气分证或深入营分证。

类证鉴别

本证与卫分证之区别，在于已有明显的里热证。与气分证之区别，为尚有卫表症状。此外本证与卫营同病虽皆为表里同病，但卫营同病有营阴耗伤、心神被扰之象。

治法 清热透表。

主方

防风通圣散（《宣明论方》）。

组成：防风、川芎、当归、白芍、大黄、薄荷叶、麻黄、连翘、芒硝各6克，甘草10克，石膏、黄芩、桔梗各12克，滑石20克，荆芥、白术、栀子各3克。

用法：上药为末，每次6克，加生姜3片，水煎服。

方解：方中防风、荆芥、麻黄、薄荷叶疏风解表，使邪从汗解；桔梗上浮清肺热，主升主出主开；大黄、芒硝泻热通便；栀子、滑石清热利湿，使热从便解；石膏、黄芩、连翘清肺胃之热；川芎、当归、白芍养血活血；白术健脾燥湿，主降主入主合；甘草和中缓急。

加减：若兼心阴不足，加生地黄、麦冬；兼肾阳不足，可加重肉桂用量。

治疗要点

本证为卫气同病、表里共患，治宜解表清里、表里同治。治疗中要处理好表与里、邪与正的关系，做到汗不伤表，清、下不伤里。

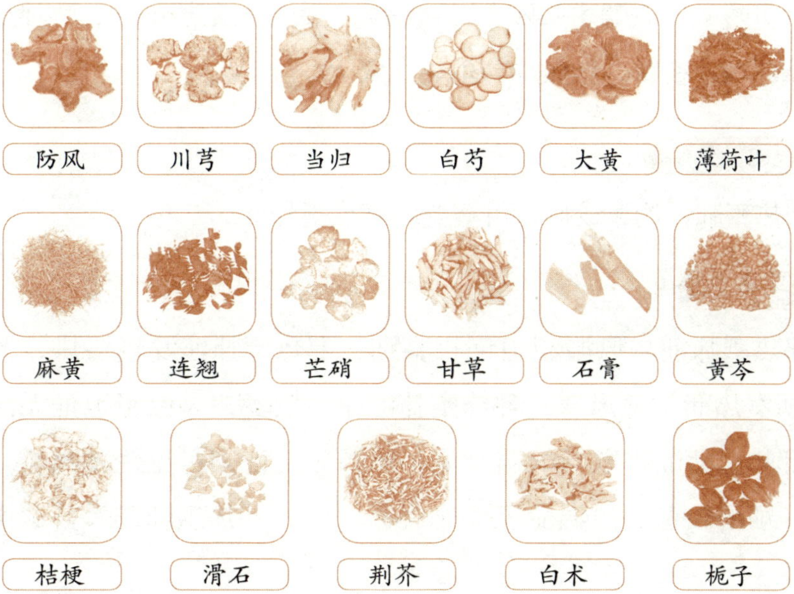

邪热壅肺证

邪热壅肺证是指温热邪气卫分未解，内传入里，肺失清肃，肺气上逆所表现的证候。

临床表现

症状： 壮热汗出，烦渴引饮，咳喘气粗，痰稠色黄，胸痛咽痛，尿黄便秘。

舌象： 舌红，苔黄腻。

脉象： 滑数。

辨证要点

高热汗出或不汗出，咳喘痰稠，舌红苔黄，脉数等。

病 因

邪在肺卫不解，热壅肺气所致。

病 机

肺热郁蒸，则身热汗出；热盛伤津则烦渴引饮；邪热壅肺，肺气失宣，则见咳嗽、气喘、胸闷，甚或胸痛；津液被阳热煎灼，炼津成痰，则痰稠色黄；苔黄，脉数均为里热之象。

发展与转归

邪热壅肺，灼津成痰，可演变为痰热壅肺证。

类证鉴别

邪热壅肺证与风温犯卫证相鉴别：邪热壅肺证发热恶热，风温犯卫证则发热而微恶风寒；邪热壅肺证汗出较多，风温犯卫证无汗或少汗；邪热壅肺证咳嗽与气喘互见，风温犯卫证则可见轻微咳嗽；邪热壅肺证烦渴较甚，风温犯卫证则轻微口渴；邪热壅肺证舌苔黄燥、脉滑数，风温犯卫证则舌苔薄白、脉浮数。二者病情轻重悬殊，症候上亦有差异，容易鉴别。

治法 清热宣肺，平喘止咳。

主方

定喘汤（《摄生众妙方》）。

组成： 白果（去壳炒黄捣碎）、麻黄、款冬花、桑白皮、制半夏各9克，紫苏子、杏仁、黄芩各6克，甘草3克。

用法： 水煎，每日1剂，分2～3次温服。

方解： 方用白果敛肺定喘而祛痰，麻黄宣肺散邪以平喘，共为君药。紫苏子、杏仁、制半夏、款冬花降气平喘，止咳祛痰，共为臣药。桑白皮、黄芩清泄肺热，止咳平喘，共为佐药。甘草调和诸药为使。诸药合用，使肺气宣降，痰热得清，风寒得解，则喘咳痰多诸症自除。

加减： 痰多难咯，可酌加瓜蒌、胆南星；肺热偏重者，加石膏、鱼腥草、金银花；大便干结者，加瓜蒌仁、天冬、麦冬、枳壳。

治疗要点

本证为邪热壅肺，肺失宣降，治当清泄肺热，宣降肺气。痰热阻肺宜加清热化痰药物；热伤肺津，应佐以养阴生津药物，以护阴液。

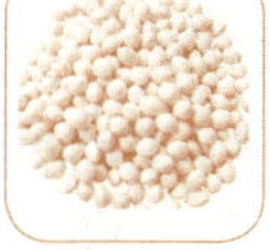
白果

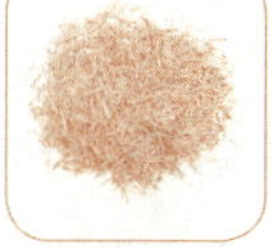
麻黄

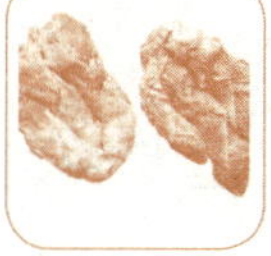
款冬花

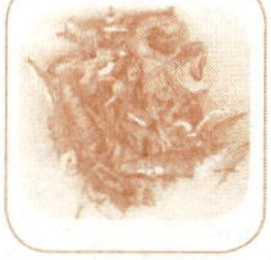
桑白皮

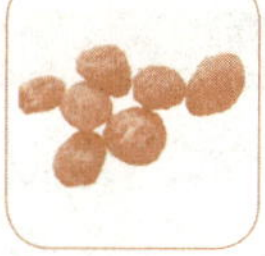
制半夏

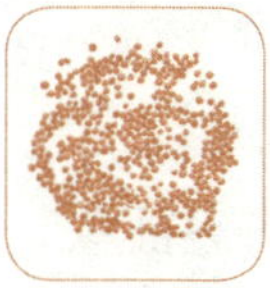
紫苏子

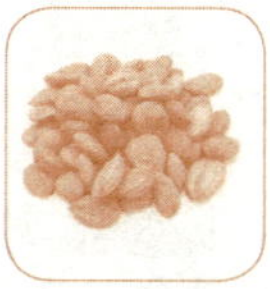
杏仁

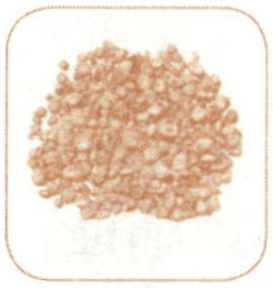
黄芩

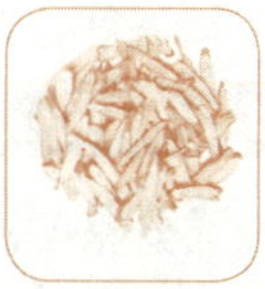
甘草

气分热盛证

气分热盛证是指热邪炽盛，充斥全身，津液被灼，里热亢盛所表现的证候。

临床表现

症状： 高热，口渴，面赤，心烦，大汗，口渴喜冷饮。

舌象： 舌红，苔黄干。

脉象： 洪大。

辨证要点

高热，口渴，大汗出，脉洪大等。

病因

饮食失节，长期过食肥甘，醇酒厚味，辛辣香燥所致。

病机

邪盛正旺，正邪剧争，里热蒸迫，故见高热，汗大出，面赤心烦；由于邪在气分而不在卫分，故不恶寒而反恶热；里热蒸腾，则见面赤心烦，甚则双目红赤；里热炽盛，迫液外泄，津液耗伤过甚，故口渴喜冷饮；舌红苔黄干，脉洪大，均为里热炽盛之象。

发展与转归

本证为阳证、热证、实证。但发展到严重阶段，也会出现真热假寒的厥证。症见胸腹灼热而手足厥冷。这是由于阳明热极，阳郁于内而不能达于四末所致。

类证鉴别

气分热盛证与邪热壅肺证：两证均有正盛邪实、阳热亢盛征象，如高热、汗多、苔黄、脉数等。但邪热壅肺证重点在于肺失肃降、肺气不利，以咳喘、胸痛、咯痰黄稠为主。

气分热盛证与阳明热结证：两证均有气分实热的症状。但阳明热结证是气分邪热与大肠燥结而成，临床以腹满胀痛、大便秘结或热结旁流为特征。

治法 清泻内热。

主方

白虎汤（《伤寒论》）。

组成： 见阳盛格阴证。

用法： 水煎，每日1剂，分2～3次温服。

方解： 见阳盛格阴证。

加减： 见阳盛格阴证。

治疗要点

“热者寒之”，本证为气分大热，治应以辛寒之品大清气分热邪。热邪能伤津耗气，要注意护顾阴津，方法有清热保津、甘寒生津、泻下存津等。

热郁胆经证

热郁胆经证是指邪热郁蒸少阳或胆腑，胆热犯胃而出现的证候。

临床表现

症状：身热不扬，口苦而渴，干呕，心烦，小便短赤，胸胁满闷不舒。

舌象：舌红，苔黄。

脉象：弦数。

辨证要点

身热，口苦，干呕，心烦，舌红苔黄，脉弦数等。

病因

素体阴亏，感受温热病邪，热郁少阳，致使胆火上炎。

病机

少阳邪热郁蒸则身热；胆火上扰则口苦，心烦；胆火犯胃，胃失和降，则干呕不止；里热郁蒸，津液受损则口渴，小便短赤；热郁少阳，经腧不利，故有胸胁满闷不舒；舌红苔黄、脉弦数均系热郁胆腑之象。

发展与转归

本证病程较长，但一般变化较少，经治后大多逐步痊愈。少数有传变者，或热邪炽盛，化燥伤阴；或湿热结聚于胆胃，出现便秘、潮热、谵语、局部疼痛等阳明腑证；或日久不愈转为慢性过程。

类证鉴别

证名	共同症状	鉴别症状
热郁胆经证	两证均为热在气分，见发热、口渴、心烦等	乃胆经郁闭之热，其热内蕴，不得发越于外，故里热虽盛而外不扬，见口苦、干呕、胸胁满闷不舒、脉弦数等
阳明气分证		为肺胃热炽，邪热蒸腾，津伤亦甚，以大热、大渴、大汗、脉洪大等为特征

治法 苦寒清热，养阴祛邪。

主方

黄芩汤加豆豉玄参方（《温热逢源》）。

组成：黄芩、芍药、玄参各9克，炙甘草3克，大枣（擘）3枚，淡豆豉12克。

用法：水煎，每日1剂，分2～3次温服。

方解：本方由《伤寒论》黄芩汤加豆豉、玄参而来。黄芩苦寒直清胆火，配玄参清热解毒，养阴生津；芍药、炙甘草酸甘化阴，若热盛以赤芍和生甘草为宜；豆豉透邪外达，宣发郁热；大枣甘温，在此可不用。春温初起用此方，治里热阴伤之证，当以清热坚阴为主，并佐以宣透。柳宝诒在《温热逢源》中说："黄芩汤加豆豉、玄参，为至当不易之法。"本方一而清热，一而透热，符合胆腑郁热之治。

加减：如伴见头痛、恶寒等表证，可加葱白、桑叶、蝉蜕、薄荷以透解表邪；大便不通，可加少许生大黄，以引热下行。

治疗要点

本证病机为热郁少阳胆经、胆腑，介于表里之间，邪不在卫表，汗之徒伤卫气，病变不属阴阳里证，下之徒伤胃气，故宜清泄胆热，清、养、透并用，以宣展气机，透解邪热。

热扰胸膈证

热扰胸膈证是指外邪化热初传入里，郁于胸膈，扰及于心，而气机不利，心神不安的证候。

临床表现

症状：身热不已，心神不宁，心烦懊侬，坐卧不安，大便秘结，唇焦口燥。

舌象：舌尖红，苔黄。

脉象：寸脉滑数。

辨证要点

烦热胸闷或痛，舌尖红、苔黄，寸脉滑数等。

病因

- 外邪袭表，化热内传；
- 表证误用发汗、吐、下等法，外邪内侵。

病机

风热由表入里，里热亢盛，故身热不已；热灼胸膈，则心神不宁，心烦懊侬，胸膈灼热如焚；上焦风热化燥伤津，故唇焦干燥；上焦气分热盛，故舌尖红，苔黄，寸脉滑数；邪热下灼胃津，腑气不通，则大便秘结；腹部不硬满胀痛，脉不沉实说明并非阳明结热腑实之证。

发展与转归

本证的病机为邪热郁阻胸膈气分，常易内传阳明经演变为壮热、烦渴、大汗出、脉洪大等阳明经证。

类证鉴别

热扰胸膈证与伤寒少阳证的鉴别：两者同为邪热传里所致。热扰胸膈证邪热在里，位于胸膈，身热或甚或不甚，绝无恶寒，心中懊侬，坐卧不安。伤寒少阳证为邪热内传，郁于胆经，以寒热往来、胸胁苦满为主要表现。

热扰胸膈证因热扰胸膈，症见心烦懊侬，胸膈灼热，须与结胸、痞气鉴别。一般“心下痞硬而痛者，为实，为结胸；硬满不痛者，为虚，为痞气。”故结胸、痞气病位在心下，与胸膈似近而有差别。结胸心下痞硬而痛，痞气心下硬满不痛，与热扰胸膈之心烦懊侬不同。

治法

清热除烦。

主方

栀子豉汤（《伤寒论》）。

组成：栀子（劈）9克，香豉（绵裹）4克。

用法：水煎，每日1剂，分2～3次温服。

方解：方中栀子味苦性寒，泄热除烦，降中有宣；香豉体轻气寒，升散调中，宣中有降。二药相合，共奏清热除烦之功。

加减：外感热病、热在气分而表邪未解者，可加薄荷、牛蒡子辛凉解表药；口干、口苦、舌红苔黄等里热较盛，加连翘、黄芩、芦根等加强清泄里热之力。

治疗要点

本证为邪热初入气分，郁阻上焦胸膈气机，治疗宜轻宣气机，清透邪热，金银花、连翘、竹叶、薄荷等质轻味薄，为轻清宣气之常用之药。

湿热中阻证

湿热中阻证是指湿热传入中焦脾胃，多见于湿热为患的中期阶段，以身热不扬，午后热甚，脘腹痞胀等为常见症的证候。

临床表现

症状： 身热不扬，午后热甚，脘腹痞胀，呕恶不食，渴不多饮，尿黄便溏。

舌象： 苔黄腻燥。

脉象： 濡数。

辨证要点

身热不扬，脘腹痞胀，呕恶，便溏不爽黏厕，苔黄腻，脉濡数等。

病因

为湿热传入中焦脾胃所致，多见于湿热为患的中期阶段。

病机

湿热蕴结中焦，纳运失司，升降失常，故脘腹痞胀，呕恶不食；湿遏热伏，郁蒸于内，故身热不扬，口渴不多饮，小便色黄；湿又为阴邪，易阻气机，故便溏不爽；苔黄腻，脉濡数，为湿热内蕴之象。

发展与转归

湿热久留不去，伤及阴分，造成脾胃不足或胃阴亏虚证；湿热熏蒸肝胆，使肝胆为湿热所困，疏泄失职，出现黄疸等病；湿热由脾胃影响胃肠，形成胃肠热结证。

类证鉴别

湿热中阻证与上焦湿热之湿温犯肺证鉴别：彼有上焦表证表现，如头痛、恶寒等，一般无汗；湿热中阻证病在中焦，无头痛、恶寒，可有汗出。两者虽可俱见胸闷不饥的表现，但中焦湿热证脾胃运化受阻症状较明显，可有胸脘痞闷腹胀、泛恶、欲吐等症，彼则较轻。

治法 清热化湿，理气和中。

主方

连朴饮（《霍乱论》）。

组成：制厚朴6克，姜黄连，石菖蒲、制半夏各3克，炒淡豆豉、焦栀子各9克，芦根60克。

用法：水煎，每日1剂，分2～3次温服。

方解：方中姜黄连清热燥湿，制厚朴行气化湿，共为君药。石菖蒲芳香化湿而悦脾，制半夏燥湿降逆而和胃，增强君药化湿和胃止呕之力，是为臣药。栀子、炒淡豆豉清宣胸脘之郁热；芦根性甘寒质轻，清热和胃，除烦止呕，生津行水，皆为佐药。诸药相合，清热祛湿，理气和中，清升浊降，则湿热去、脾胃和而吐泻止。

加减：可加滑石、鲜荷叶清利渗湿；若热甚者，加黄柏、黄芩清热燥湿；湿重者，加藿香、佩兰芳香化湿；黄疸者，加茵陈除湿退黄。

治疗要点

本证属湿热并重，治疗宜清热与燥湿并行。因湿性黏滞，易困脾胃，用药时应以清热与辛开化气、淡渗利湿、芳香化浊诸法配伍应用。

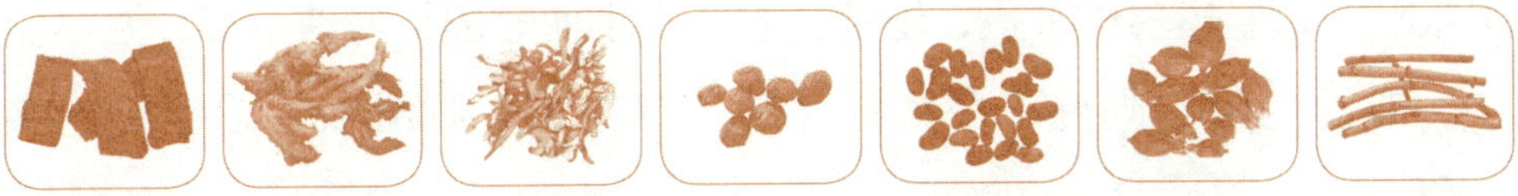

制厚朴　姜黄连　石菖蒲　制半夏　炒淡豆豉　焦栀子　芦根

湿热弥漫三焦证

湿热弥漫三焦证是指湿热弥漫全身，累及上中下三焦，三焦宣散、升降、排泄功能失常的证候。

临床表现

症状： 身热不扬，面赤，耳聋如蒙棉，眩晕，咳嗽胸闷，腹胀呕恶，渴喜热饮不多，便溏不爽，小便涓滴涩痛。

舌象： 舌红，苔黄腻。

脉象： 滑数。

辨证要点

上、中、下三焦湿热之症共见。

病因

感受暑湿或湿热之邪，或湿邪入里化热，蕴结于阳明经、太阴经，湿性黏滞，与热交结不解，进而蒸迫上焦，下注于下焦，湿热弥漫三焦。

病机

湿热内郁，故身热不扬；湿乃重浊之邪，热乃熏蒸之气，热蒸湿动，上迫清窍，则面赤、耳聋、眩晕；湿热弥漫上焦，阻滞气机，则胸闷；侵犯于肺，肺气失于宣畅，则咳嗽；湿热郁阻中焦，气机不利，则腹胀呕恶；湿热蕴结下焦，泌别失职，则小便短涩，便溏不爽；湿热偏盛，兼湿内阻，则渴不多饮；舌红、苔黄腻、脉滑数，为湿热内盛之象。

发展与转归

湿热弥漫三焦证多见于湿温、暑温中期，邪气正盛，波及三焦，严重的可引起神昏窍闭，乃至内闭外脱之证。

类证鉴别

湿热弥漫三焦证与中焦湿热证：湿热弥漫三焦证为湿热弥漫三焦，上有面赤、耳聋、眩晕，中有腹胀呕恶，下有便溏不爽、小便短涩等症；而中焦湿热证以腹胀呕恶等中焦症状为主，而上、下焦症状不明显。

治法

苦辛开泄，清利三焦湿热。

主方

杏仁滑石汤（《温病条辨》）。

组成：杏仁、滑石、厚朴、半夏各9克，黄芩、郁金各6克，橘红4.5克，黄连、通草各3克。

用法：水煎，每日1剂，分2～3次温服。

方解：方中杏仁、滑石、半夏行气利湿；黄芩、厚朴、郁金清热行气；橘红、黄连、通草清利湿热。全方用苦、辛之品开上、畅中、渗下而达分消走泄湿热之效，用寒凉之品清湿中之热。

加减：湿重者，加佩兰、大腹皮、泽兰、苍术；热重者，加生石膏、金银花、连翘；大便溏者，加葛根、败酱草；寒热如疟、热势弛张不退者，加青蒿、赤茯苓、青黛。

治疗要点

本证因病在三焦，故治宜宣上、畅中、导下并用，因湿热并重，故用药宜清热与化湿并用，使气化湿亦化，湿化而热孤，热退而毒解。

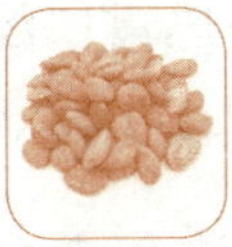
杏仁

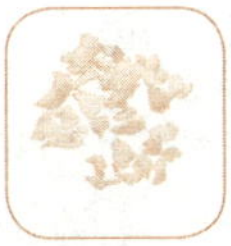
滑石

厚朴

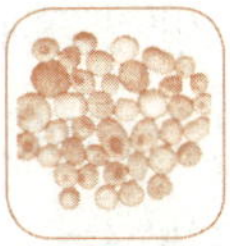
半夏

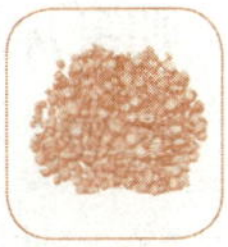
黄芩

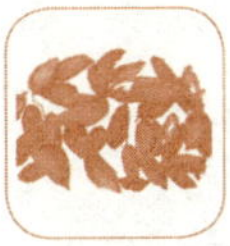
郁金

橘红

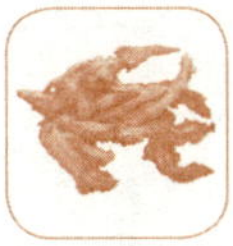
黄连

通草

营血证候

营分证

营分证指温病邪热内陷，劫伤营阴，心神被扰所表现的证型。其病变涉及心、肝、肾脏功能改变，是温热病发展过程中病邪内陷，较为深重的阶段。

临床表现

症状： 身热夜甚，口不甚渴或不渴，心烦不寐，甚或神昏谵语，皮下紫纹。

舌象： 舌质红绛，无苔。

脉象： 细数。

辨证要点

身热夜甚，心烦不寐，舌红绛，脉细数等。

病因

- 气分邪热传入营分；
- 卫分证直接传入营分而成，称为“逆传心包”；
- 营阴素亏，初感温热之邪盛，来势凶猛，发病急骤，起病即见营分证者。

病机

营行脉中，内通于心。邪热入营，灼伤营阴，夜与入阴之卫阳相搏，则身热夜甚；邪热蒸腾营阴上潮于口，故口渴不如气分热重口渴之甚；热深入营，易扰心神，故心烦不寐，甚至神昏谵语；邪热入营，灼伤血络，则见皮下紫纹；营分有热，劫伤营阴，故舌质红绛，无苔，脉细而数。

发展与转归

营分病变介于气分与血分之间，温邪既可外传气分，又可内传血分。一般而言，温邪初入营分，营阴未至大伤，犹可透热转气；邪热久炽营分，营阴劫灼较甚，或失治、误治，其邪则深传血分，病情加重转危。

类证鉴别

营分证之神昏谵语须与六经辨证之阳明腑证的神昏谵语鉴别：营分证为身热夜甚，阳明腑证为日晡潮热；营分证口渴不甚，而阳明腑证口渴较甚；营分证斑疹隐隐可见，阳明腑证无斑疹；营分证心烦不寐，阳明腑证烦躁不安；营分证一般无腹部及大便症状，阳明腑证可见腹痛、大便秘结等症；营分证舌质红绛、脉细数，阳明腑证则舌苔垢而黄燥、脉沉实而数。

治法

清营泄热。

主方

清营汤（《温病条辨》）。

组成：生地黄15克，犀角（水牛角代）、玄参、麦冬、金银花各9克，丹参、连翘各6克，竹叶3克，黄连2克。

用法：水煎，每日1剂，分2～3次温服。

方解：方中水牛角清营凉血，合黄连泄热解毒；生地黄、玄参、麦冬、丹参，均能养阴增液，使热去而津液得以补充；金银花、竹叶、连翘清热解毒，使营热因开达作用透热转气而解。

加减：可酌加紫草、茜草凉血止血，化斑消瘀。若发热口渴，烦躁不安，紫斑密集成片者，可加用生石膏、龙胆草，并冲服紫雪以增强清热泻火解毒之效；还可合用十灰散以增强凉血止血、活血化瘀之效。

治疗要点

本证为邪热内传营分，耗伤营阴，治疗以清营解毒、透热养阴为主，配以养阴生津和“透热养阴”，使入营之邪透出气分而解。本证清热当慎用苦寒，以免凉遏气机；滋阴当慎用滋腻，以免恋邪。

卫营同病证

卫营同病证指温热病中，邪热入于营分，而卫分病证未解，卫分、营分病变同在的病理变化。

临床表现

症状： 发热、微恶风寒，或头痛、身痛或鼻塞咳嗽，心烦躁扰，斑疹隐隐，或胸闷、身重。

舌象： 舌绛少苔，或苔薄黄而干。

脉象： 浮细数。

辨证要点

卫分、营分病兼见，发热、微恶风寒，斑疹隐隐，舌绛等。

病因

温热之邪侵犯肌表，卫分之邪未解，邪热内陷心营，肺气失宣，营阴受灼。

病机

邪袭于表，卫气被遏，则发热、微恶风寒，头痛、身痛，鼻塞咳嗽；营分伏邪因外邪引发，则发热、口渴，心烦躁扰；营热损及脉络，则见斑疹隐隐；舌红少苔，脉浮细为营热兼表之象。如湿热由卫入营则有胸闷、身重、苔白腻等症。

发展与转归

本证若治疗适当可表解里和而渐见痊愈。如失治则卫分之证很快消失而成为营分证。也有卫分之邪进入气分而转变为气营两燔之证。表里热退之后也留有肺胃津伤或阴液亏虚之证。

类证鉴别

卫营同病证与卫分证之区别在于其已见营分之症，与营分证之区别在于其尚有卫表之症。

治法

辛凉透表，佐以凉营。

主方

银翘散去豆豉加生地、丹皮、大青叶、倍玄参方（《温病条辨》）。

组成：金银花、连翘、玄参各30克，桔梗、薄荷、牛蒡子各18克，竹叶、荆芥、细生地各12克，生甘草15克，大青叶、牡丹皮各9克。

用法：水煎，每日1剂，分2～3次温服。

方解：方中银翘散诸药辛凉清解，疏散风热，以除肺卫之邪。因豆豉性温，恐其耗伤营阴，故去之。吴氏原方仅去豆豉，未去芥穗，恐系遗漏，盖芥穗辛温之力更胜于豆豉，故亦宜减去。方中加细生地、玄参，甘寒与咸寒相配，清营热而养营阴。牡丹皮辛寒，泄血中伏热，活血行瘀。大青叶清热解毒。本方诸药互用，有清透卫营之邪热，宣畅气机，凉营散瘀之功。使肺卫宣通，营热得除，气血畅达，则诸症自愈。实为两解卫营之方。倍元参即重用元参之意，是取其滋阴降火解毒之功。

加减：方中荆芥性温，为增强透邪外达之力而用，若表邪见证不明显，可去之；如皮疹透发不畅，按之退色者，可加入蝉蜕、浮萍等透疹。若为暑热内郁营分或风热袭表卫营同病证，可用银翘散加生地黄、牡丹皮、赤芍、麦冬。

治疗要点

本证邪在卫营，治疗既要泄卫透表，又要清泄营热。轻清宣透之竹叶、薄荷，既可辛凉清卫，又可清营透营，是本证常用之药。

血分实热证

血分实热证是指温热病邪深入血分，闭扰心神，迫血妄行，或燔灼肝经所表现的证候。本证多为血分证的前期阶段。

临床表现

症状： 身热夜甚，躁扰不宁，甚者神昏谵语；或见斑疹显露、色紫黑，或吐血、衄血、便血、尿血；或见四肢抽搐，颈项强直，角弓反张，目睛上视，牙关紧闭。

舌象： 舌质深绛。

脉象： 弦数。

辨证要点

身热夜甚、神昏、舌质深绛、脉弦数与出血或动风症状共见。

病因

- 邪在营分不解，传入血分；
- 气分热炽，劫营伤血，径入血分；
- 素体阴亏，已有伏热内蕴，温热病邪直入血分。

病机

热深入血分，病情更加深重，除身热夜甚、心烦不寐等营分证表现之外，还可见血热内扰心神之躁扰不宁或神昏谵语；邪热迫血妄行，溢于脉外，则见斑疹显露、斑色紫黑，或吐血、衄血、便血、尿血等；邪热燔灼肝经，炽伤筋脉，则可引动肝风，导致四肢抽搐、颈项强直，甚至角弓反张、目睛上视、牙关紧闭等。

发展与转归

其病理演变，一是邪热炽盛，耗伤阴血，血不养筋，筋脉拘挛，出现虚风内动的症状；二是血热妄行，失血过多，出现血脱证。

类证鉴别

血分实热证，出现昏狂谵妄时须与太阳蓄血证之如狂、阳明实热证之发狂相鉴别。血分实热证出现昏狂谵妄，其舌质必深绛或紫，小便必黄赤而涩，发热夜甚，斑疹显露，出血或动风。太阳蓄血证其人如狂，小腹硬满，小便自利，大便黑色，虽如狂但不如发狂之甚。阳明实热证之发狂，病在气分，发热而见腹胀便秘，绝无斑疹或出血之症。

此外，血分实热证而见斑疹透露时，须与阴阳毒鉴别。阴阳毒系感受疫毒所致，面赤斑斑如锦纹，咽喉痛，唾脓血，为阳毒；面目青，身痛如被杖，咽喉痛，为阴毒。而血分实热证出现吐衄及斑疹透露者，热甚者多与昏迷谵妄并见，脉多细数，血色鲜红，挟瘀则血色深红带紫。斑疹见于胸腹或面部，疹色红高而出皮肤，斑融合成片，抚之不见碍手，其色鲜红，或带青紫。

血分实热证出现四肢抽搐等动风症状时，应注意与阴虚证、气血俱虚证的动风相鉴别。阴虚证动风，多兼有心悸、心烦、神疲、脉数无力等症；气血俱虚证动风，多兼头目眩晕、自汗、气短、疲乏等症。

治法

凉血散血。

主方

神犀丹（《温热经纬》）。

组成：犀角（水牛角3倍量易犀角）1800克，石菖蒲、黄芩各180克，生地黄（绞汁）、金银花各500克，金汁、连翘各300克，板蓝根270克，淡豆豉240克，玄参210克，天花粉、紫草各120克。

用法：各生晒研细，以水牛角、地黄汁、金汁和捣为丸，每丸重3克，凉开水化服，每日2次，小儿减半。

方解：水牛角、生地黄、玄参、板蓝根、紫草清营凉血，合金汁、金银花、连翘、黄芩、天花粉清热解毒，佐淡豆豉宣达郁热，石菖蒲芳香开窍。

加减：出血严重者，可加大蓟、小蓟、仙鹤草凉血止血。

治疗要点

本证为血分热毒炽盛，动血动风，治疗宜清热、凉血、散瘀、息风等。关键是清热解毒，毒不去则热不除，热不清则血不平。

血分虚热证

血分虚热证是指血热久羁，耗伤肝肾之阴，以持续低热，并见机体失养，或虚风内动等所表现的证候。本证多为血分证的后期阶段。

临床表现

症状： 持续低热，暮热早凉，五心烦热，或见口干咽燥，形体干瘦，神疲耳聋，或见手足蠕动，瘛疭。

舌象： 舌干，少苔。

脉象： 虚细。

辨证要点

低热持续不退与形体干瘦，或手足蠕动、瘛疭等症状共见。

病因

多由温病邪热深入阴血，血热久羁，耗伤肝肾之阴所致。

病机

邪热久羁，劫灼阴分，余热未清，故持续低热，暮热早凉，五心烦热；伤阴耗液，穷必及肾，上窍失润，则口干咽燥，舌干少苔；形体失于充养，故见形体干瘦，脉虚细；阴耗精损，不能上充脑髓，神窍失养则神疲耳聋；肝阴亏损，筋脉失濡，虚风内动则手足蠕动，甚或瘛疭。

发展与转归

本证一般预后良好。治疗应用养阴透热的方法，代表方如青蒿鳖甲汤、加减复脉汤，有较好的疗效。

类证鉴别

血分虚热证与血分实热诸证比较，其特点为热势缓，热度低并伴见神倦、口干、肢瘦等虚象。血分虚热证与内伤阴虚证之鉴别为血分虚热证原有高热烦渴等热病表现，彼则无。

治法 滋阴养血。

主方

青蒿鳖甲汤（《温病条辨》）。

组成：青蒿、知母各6克，鳖甲15克，生地黄12克，牡丹皮9克。

用法：水煎，每日1剂，分2~3次温服。

方解：方中鳖甲咸寒，直入阴分，滋阴退热，入络搜邪；青蒿苦辛而寒，其气芳香，清中有透散之力，清热透络，引邪外出。两药相配，滋阴清热，内清外透，使阴分伏热有外达之机，共为君药。即如吴瑭自释："此方有先入后出之妙，青蒿不能直入阴分，有鳖甲领之入也；鳖甲不能独出阳分，有青蒿领之出也。"生地黄甘寒，滋阴凉血；知母苦寒质润，滋阴降火，共助鳖甲以养阴退虚热，为臣药。牡丹皮辛苦性凉，泄血中伏火，以助青蒿清透阴分伏热，为佐药。诸药合用，共奏养阴透热之功。

加减：若暮热早凉，汗解渴饮，可去生地黄，加天花粉以清热生津止渴；兼肺阴虚，加沙参、麦冬滋阴润肺；如用于小儿夏季热，加白薇、荷梗祛暑退热。

治疗要点

本证为邪气深伏阴分，混于气血之中，不能纯用养阴，又非壮火，更不能任用苦燥，而应滋阴透热，滋而不腻，清中有透，引导伏于阴分之邪热外出，使热去阴复，其病自愈。

气血两燔证

气血两燔证是指气分邪热未解，血分邪热又炽，形成既有气分证又见血分证的气血两燔证候。

临床表现

症状：壮热口渴，烦躁不宁，或神昏谵语，斑疹显露、色紫暗，或鼻衄、齿衄、便血、尿血。

舌象：舌绛。

脉象：数。

辨证要点

壮热口渴，斑疹显露，舌绛与既有气分证又见血分证的症状共见。

病因

- 气分证候未罢，营血热盛已著，邪热弥漫；
- 热病初起，即入气入血；
- 病邪由血分而发，波及气分。

病机

气分热盛则见壮热，血分热盛则肌肤灼热，热灼津亏故烦渴喜饮；气血热盛，内扰心神，故神昏狂乱；热入血分伤络，瘀热交结，则斑疹紫黑；血热妄行则吐血、衄血；舌绛、脉数皆为热盛而阴液亏虚之象。

发展与转归

本证进一步演变，为气分证候渐去，血分证候加重。热盛可见动风之症，热灼津伤，后期表现热伤阴亏的证候，亦可深入下焦，伤及肝肾之阴。此时若治疗得法，热退阴渐复，则生机有望；反之，阴竭而亡。

类证鉴别

气血两燔证与气分证的区别在于气血两燔证有耗血动血之证；与热入营血证之区别在于气血两燔证更有气分见症；与气营两燔证颇为相似，不过气营两燔证只有营热而未有耗血动血之象，气血两燔证则有血热妄行及阴血损伤之见症。

治法

清热凉血。

主方

清瘟败毒饮（《疫疹一得》）。

组成：生石膏15～60克，生地黄9～30克，犀角（水牛角代）3～9克，黄连3～9克，栀子、黄芩、知母、赤芍、玄参、连翘、牡丹皮各9克，桔梗、甘草、鲜竹叶各6克。

用法：水煎，每日1剂，分2～3次温服。

方解：方中重用生石膏直清胃热。胃是水谷之海，十二经的气血皆禀于胃，所以胃热清则十二经之火自消。生石膏配知母、甘草，有清热保津之功，加以连翘、鲜竹叶，轻清宣透，清透气分表里之热毒；再加黄芩、黄连、栀子通泄三焦，可清泄气分上下之火邪。诸药合用，目的清气分之热。水牛角、生地黄、赤芍、牡丹皮共用，为犀角地黄汤，专于凉血解毒，养阴化瘀，以清血分之热。此外，玄参、桔梗、甘草、连翘同用，还能清润咽喉；竹叶、栀子同用则清心利尿，导热下行。

加减：大渴不已，加石膏、天花粉；胸膈遏郁，加黄连、枳壳、桔梗、瓜蒌霜。

治疗要点

本证治疗要气血同清，但要辨别气分与血分孰重孰轻，若气分热盛，则偏于清气；若血分热盛，则偏于凉血。

邪陷心包证

邪陷心包证是指温邪内陷，阻闭包络，以致神志被蒙的证候。

临床表现

症状：高热，神昏，谵语，舌强语謇，四肢厥冷，甚则痉厥抽搐。

舌象：舌绛，无苔。

脉象：细数。

辨证要点

外感发热过程中，出现高热、神昏、谵语。

病因

- 肺病逆传，心包受邪；
- 热邪由表入里，渐次传于心包；
- 邪热直中，径入心包，扰乱神明。

病机

邪热闭遏于里，心窍为邪热所阻，气血运行郁滞，四肢失于温煦，则身体灼热，四肢厥冷不温，甚则痉厥抽搐；邪热内陷，灼液为痰，痰热阻闭包络，乃见神昏谵语或昏愦不语；舌为心之苗，心之别络上系舌本，今心包痰热阻塞舌本，脉络不利，故见舌强语謇；舌绛，脉细数皆为心营热盛伤阴之象。

发展与转归

本证若治疗不当，则热邪鸱张，心窍闭塞，形成内闭外脱证，兼见大汗淋漓，面色苍白，遗溺手撒等。或因热邪炽盛，耗灼气阴，形成气阴两脱证，出现神昏谵语，汗出黏腻，面红气短，神情躁动，舌红苔光，脉细欲绝等。此二证皆属危候，需全力救治。

类证鉴别

证名	共同症状	鉴别症状
邪陷心包证	两证均有神昏谵语或昏愦不语、身热、脉数等邪热内陷、阻塞机窍症状	多有身体灼热、舌绛、脉细数等营热见症
湿热蒙蔽心包证		身热不扬午后热甚、苔黄腻、脉濡滑而数等湿热酿痰的征象

治法 清心凉营，豁痰开窍。

主方

清宫汤（《温病条辨》）。

组成：玄参心、连心麦冬各9克，莲子心1.5克，竹叶卷心、连翘心、水牛角尖（磨，冲）各6克。

用法：水煎，每日1剂，分2～3次温服。

方解：方中水牛角尖、玄参清心解毒养阴为君；连翘、竹叶卷心以清心热为臣；莲子心、连心麦冬补养心肾之阴，共为佐使药。诸药合用，共成清热养阴之功。

加减：痰热盛，加竹沥、梨汁；咯痰不清，加瓜蒌皮；热毒盛，加金汁、人中黄；渐欲神昏，加金银花、荷叶、石菖蒲。

治疗要点

本证病情危重，治疗应及早清心开窍，可加服安宫牛黄丸，或至宝丹，或紫雪丹。

热灼真阴证

热灼真阴证是指温邪热邪，侵入下焦，劫灼肝肾之阴，表现为阴虚阳亢的证候。

临床表现

症状： 低热不退，手足心热甚于手足背，口干咽燥，齿黑，或神疲多眠，耳聋。

舌象： 舌干绛或干萎，甚或紫暗而干。

脉象： 虚细或结代。

辨证要点

见于多种温病的后期，低热不退，手足心热甚于手足背，舌干绛或干萎。

病因

温邪热邪，侵入下焦，劫灼肝肾之阴。

病机

邪入营分，热灼营阴，故低热不退，手足心热甚于手足背；精乏不能上奉，则神疲多眠，耳聋，口干咽燥，齿黑；舌干绛或干萎，甚或紫暗而干，脉细数为热灼营阴之象；若邪热由气传营者，可见舌上多有薄黄之苔；若邪已深入营分，则舌呈纯降而少苔。

发展与转归

阴虚之人易患温病，须防邪热直入下焦，劫灼真阴，气阴两虚之人感受温热而为病，或误用辛温表药，劫津液，耗心气，症见心中震震，汗泄不止等阳气欲脱之象，若治疗失当，则阴阳两脱而莫救。

类证鉴别

证名	共同症状	鉴别症状
热灼真阴证	两证均发生于温热病后期，均有阴液亏损之象	纯属虚证，低热不退，手足心热甚于手足背为特征
血分虚热证		余邪留伏阴分，虚中夹实，以夜热早凉为特征

治法

滋养阴液。

主方

加减复脉汤（《温病条辨》）。

组成： 炙甘草、干地黄、生白芍各18克，麦冬（不去心）15克，阿胶、麻仁各9克。

用法： 水煎，每日1剂，分2～3次温服。

方解： 本方是由炙甘草汤（复脉汤）加减衍化而成。方中干地黄、白芍、麦冬、阿胶滋阴养血，生津润燥，为方中主药。炙甘草补益心气，调中和胃；麻仁润肠通便。全方合用，达养血敛阴，生津润燥功效。

加减： 气虚者，加人参或太子参；阳虚者，加桂枝；夜寐不安者，火麻仁改为炒酸枣仁，加茯苓；胸闷重者，加瓜蒌、枳壳、郁金；脘痞纳差者，加广藿香、薏苡仁、厚朴。

治疗要点

本证在阳虚之人或误下之后，如见大便溏泄者，不宜大剂滋腻，恐其滑润助泄，宜滋阴养液与涩肠止泄并施。温病至此，阴液将竭，留得一分津液，便有一分生机，执此大纲，统筹全局，则不致贻误。